MANUEL

DE

TECHNIQUE MICROSCOPIQUE

MANUEL

DE

TECHNIQUE MICROSCOPIQUE

PAR

Alexandre BÖHM et Albert OPPEL

PROSECTEUR   PROFESSEUR

AUX UNIVERSITÉS DE :

Munich   Fribourg en B.

TRADUIT DE L'ALLEMAND PAR

ÉTIENNE DE ROUVILLE

Chef des travaux de Zoologie à la Faculté des Sciences de l'Université de Montpellier

AVEC UNE PRÉFACE DU

Professeur Armand SABATIER

Correspondant de l'Institut
Doyen de la Faculté des Sciences de Montpellier
Directeur de la station maritime de Cette

Deuxième édition française revue et considérablement augmentée
d'après la troisième édition allemande

PARIS

VIGOT FRÈRES, ÉDITEURS

10, RUE MONSIEUR-LE-PRINCE, 10.

1897

PRÉFACE

Quand, il y a trois ans, parut la traduction française du *Manuel de Technique microscopique* de Böhm et Oppel, nous avons prédit à cet excellent petit livre un succès rapide parmi la jeunesse universitaire. Il nous avait paru impossible qu'un résumé si complet, si pratique de presque tous les procédés connus de Technique microscopique ne fût pas favorablement accueilli par tous ceux qui ont à se mesurer avec les difficultés des recherches micrographiques. L'étudiant, notamment, qui désire se livrer à quelque recherche, se trouvera immédiatement en possession d'une direction précise dans les manipulations à faire subir au tissu ou à l'organe, dans les moyens de le rendre accessible à un examen fructueux. C'est incontestablement un avantage de premier ordre.

Ceux qui, ayant devancé l'époque actuelle, ont dû se débrouiller et créer pour leur usage une Technique jusque-là ignorée, ceux-là, dis-je, ont connu les longues hésitations, les tentatives infructueuses, les résultats vains et décourageants, et les longues heures perdues. Aussi, peuvent-ils, mieux que personne, apprécier à leur valeur, la richesse et la précision des moyens actuels de la Technique.

Mais il faut reconnaître que, de leur côté, les chercheurs, nés dans des temps plus heureux à cet égard, ont su à leur tour apprécier l'importance de la valeur des procédés récents du travail micrographique. On en trouve la preuve dans le succès obtenu par la première édition de la traduction française du manuel de Böhm et Oppel. Elle a été, en effet, très promptement écoulée.

Le traducteur, M. Etienne de Rouville, a été appelé à en préparer une seconde, et c'est elle que nous présentons aujourd'hui au public studieux.

Cette seconde édition se recommande par des particularités qu'il est bon de faire connaître. Elle est la traduction de la troisième édition allemande qui vient de paraître il y a quelques mois à peine. C'est dire qu'elle est mise entièrement à jour, et que les procédés récemment découverts y sont soigneusement rapportés. De là résultent des additions nombreuses et importantes que je me borne à signaler dans cette préface.

Voici, en effet, quelques-unes des additions :

Le mode d'inclusion (*Field* et *Martin*, 1894);

la fixation par le formol (*Rabl*, 1894) ; le collage des coupes (*P. Mayer*, 1896 ; *Reinke*, 1895) ; les procédés de coloration (*M. Heidenhain*, 1894 ; *P. Mayer*, 1896 ; *Hansen*, 1895 ; *Rawitz*, 1895) ; les décalcifiants (*v. Kahlden*, 1895) ; la cellule (*Unna*, 1894) ; les muscles, nerfs et terminaisons nerveuses (*Golgi*, 1894 ; *Gad*, 1895 ; *Stœhr*, 1894) ; la moelle, le cerveau et les ganglions (*Golgi*, 1894 ; *Ramon y Cajal*, 1894 ; *Weigert*, 1894, 95 ; *Azoulay*, 1894 ; *Nissl*, 1895 ; *Flemming*, 1895 ; *Meyer*, 1895 ; *Bethe*, 1895 ; *Kopsch*, 1896) ; l'intestin et ses glandes (*P. Mayer*, 1896) ; les canalicules urinifères (*Sauer*, 1895 ; *Bœhm* et *Davidoff*, 1895 ; la technique embryologique (*W. Roux*, 1894) ; la peau (*Barlow*, 1895) ; la rétine (*Ramon y Cajal*, 1894, 96) ; la muqueuse nasale (*Ramon y Cajal*, 1894).

L'*Index bibliographique* qui se trouve à la fin du volume a été notablement accru ; il permet de remonter aux sources pour connaître plus intimement les détails de la technique. Le Manuel français contient, en outre, quelques renseignements techniques et un *tableau des dilutions d'alcool* très complet et très pratique qui ont été obligeamment communiqués au traducteur par M. le docteur Azoulay.

Je ne doute pas que la deuxième édition française du *Manuel de Technique microscopique* de Böhm et Oppel ne retrouve auprès de la Presse scientifique et des Micrographes, l'accueil empressé qui a fait si rapidement le vide dans les rayons de l'éditeur de la première.

Le nouveau succès que l'on peut considérer comme certain prouvera une fois de plus combien M. Etienne de Rouville a été bien inspiré en pensant à doter les laboratoires français d'un formulaire si bien conçu et si pratique. En cela, le Chef des travaux de l'Institut de zoologie de l'Université de Montpellier aura rendu un excellent service à nos laboratoires français, et ce service mérite d'autant plus d'être apprécié que le traducteur s'est appliqué à être un interprète fidèle et bien informé du texte original et qu'il y a pleinement réussi.

A. Sabatier,

Correspondant de l'Institut,
Directeur de l'Institut zoologique de Montpellier
et de la station maritime de Cette.

PARTIE GÉNÉRALE

Iʳᵉ SECTION

Le Microscope

L'emploi du microscope comme instrument de recherches demande que l'on connaisse sa construction, la destination de chacune de ses parties, le mode et les conditions de leur action commune ; ces notions une fois acquises, le maniement en est plus facile : toutefois ce ne sera qu'après un long exercice qu'on arrivera à voir avec netteté une image en peu de temps.

Iᵉʳ CHAPITRE

Description du Microscope

1. Le microscope est un instrument composé, formé de parties susceptibles d'une grande simplicité ou d'une très grande complication ; les instruments de cette dernière sorte ne sont nécessaires que pour les recherches très délicates ; nous n'avons en vue, dans la description suivante, que les microscopes d'usage quotidien.

2. Il existe aussi ce qu'on appelle des *microscopes simples* : on désigne sous ce nom les loupes ou lentilles convexes ; elles sont d'ordinaire portées sur un statif. Comme elles laissent les mains de l'observateur libres, et qu'elles ne renversent pas l'image, elles peuvent être employées comme *microscopes de préparation*. Les microscopes simples ne donnent jamais que de faibles grossissements.

3. Chacune des parties du microscope est fixée à un **statif** ; c'est un **pied** lourd et solide généralement en forme de fer à cheval ; perpendiculairement au pied s'élève la **colonne** qui supporte les autres parties du microscope ; ces dernières sont au nombre de trois, étagées l'une au-dessus de l'autre et fixées à la colonne ; ce sont, de bas en haut : le miroir, la platine et le tube.

4. Le **miroir** a généralement deux faces réfléchissantes différemment conformées : l'une plane, l'autre concave ; le miroir doit être mobile dans tous les sens.

5. La **platine** présente en son milieu une ouverture qui donne passage aux rayons lumineux venant du miroir, et qui doivent éclairer l'objet placé au-dessus d'elle ; cette ouverture peut être agrandie ou diminuée au moyen d'un appareil adapté à la platine, appelé **diaphragme**. Les diaphragmes les plus en usage sont en forme de disque et de cylindre. Les premiers sont d'un maniement plus facile.

6. Le *diaphragme-disque* est un disque fixé à la face inférieure de la platine, susceptible de tourner autour de son axe médian. Il est disposé de telle sorte que son bord, s'il n'était pas troué, couvrirait l'ouverture de la platine, et empêcherait tout rayon lumineux de la traverser ; mais le bord est percé d'un certain nombre de trous de différents diamètres qu'un mouvement de rotation du disque peut amener en coïncidence avec l'ouverture de la platine de manière à l'agrandir ou à la rétrécir à la façon d'un *diaphragme*. Le disque est fixé dans une position déterminée au moyen d'un ressort muni, à sa pointe, d'une goupille, qui, au moment précis où l'un des trous du disque arrive à coïncider avec le centre de l'ouverture de la platine, s'engage dans une légère excavation ; une faible pression suffit pour mettre de nouveau le disque en mouvement.

7. Le *diaphragme-cylindre* consiste en une douille placée sur la platine au-dessous de l'ouverture ; un cylindre peut s'y introduire, et, dans ce cylindre, on peut disposer une série de diaphragmes de différents diamètres, qui sont adjoints au microscope.

8. Sur la platine se trouve le **tube** ; celui-ci, **vrai** tuyau, s'enfonce dans une **douille** fixée par un bras à la colonne ; la main peut l'y mouvoir et le faire monter et descendre à volonté.

Dans la plupart des instruments récents, le tube se

compose, non plus d'un tuyau *unique*, mais de deux tuyaux qui, poussés en dedans ou tirés en dehors l'un de l'autre, le raccourcissent ou l'allongent ; grâce à une certaine longueur du tube donnée par le fabricant, on obtient une excellente image ; toutefois, le tube mobile a l'avantage de permettre de changer les dimensions de celle-ci, qui s'agrandit quand le tube s'allonge ; on peut choisir ainsi le grossissement, ce qui importe surtout quand on doit dessiner.

Les deux extrémités du tube portent les lentilles : la supérieure, près de l'œil, l'**oculaire**, l'inférieure, la plus rapprochée de l'objet, l'**objectif**.

9. L'**oculaire** consiste en un tuyau de facile introduction dans le tube, portant à ses deux bouts des lentilles et dans son intérieur un diaphragme ; les lentilles de l'extrémité supérieure, les plus près de l'œil, se nomment les *lentilles oculaires* ; les lentilles opposées ont reçu, pour des raisons que nous verrons plus tard, l'appellation de *lentilles collectives*.

10. L'**objectif** est formé de plusieurs lentilles qui ne doivent pas être séparées les unes des autres ; cet ensemble est aussi appelé système de l'objectif ou simplement système. La lentille placée le plus près de l'objet se nomme la *lentille de front*. Toute observation exige absolument l'emploi d'au moins deux objectifs, un plus faible, un autre plus fort.

11. Pour observer au microscope, il est nécessaire de pouvoir rapprocher ou éloigner le tube et ses lentilles de l'objet placé sur la platine.

Il suffit, en gros, pour cela, que le tube puisse se mouvoir dans la douille.

12. On obtient un mouvement du tube graduel et régulier au moyen d'une **vis micrométrique** placée dans la colonne. Le **tube** n'est pas seul à entrer en mouvement ; le bras qui le supporte se meut aussi dans quelques statifs avec une partie de la colonne. La colonne renferme un fort ressort qui soulève le support du tube en agissant en sens inverse de la vis micrométrique. Serre-t-on la vis dans le sens de l'aiguille d'une montre, le ressort se trouve comprimé et, par suite, le tube descend ; la fait-on tourner en sens inverse, le ressort soulève le tube. Telle est, par exemple, dans les statifs fabriqués par Leitz, la disposition de la vis micrométrique à l'extrémité supérieure de la colonne.

D'autres constructeurs placent la vis micrométrique au bas de la colonne.

13. Les parties constituantes du microscope que nous venons de passer en revue sont les parties absolument indispensables.

On les trouve, entre autres, chez
E. Leitz de Wetzlar. — Statif III ou IV.
   avec les objectifs 3 et 7 et les oculaires I et III.
        (Catalogue 1891. N° 34).
C. Zeiss d'Iena. — Statifs VI et VII
    avec les objectifs C. et E. Oculaires 2 et 4.
        (Catalogue N° 29. 1891).
W et H. Seibert de Wetzlar. — Statifs 5, 6 et 8
   avec les objectifs III et V et les oculaires I et III.
       (Catalogue N° 22. 1891) (1).

Une série d'appareils se trouvent dans les microscopes plus chers. Beaucoup d'entre eux sont précieux ou même indispensables pour les recherches délicates ; ils sont commodes et facilitent le travail.

14. Le statif peut se mouvoir suivant plusieurs axes; il peut en bloc changer de place.

15. D'ordinaire, à ce mouvement de rotation autour de l'axe horizontal s'en associe un de rotation autour de l'axe *optique*, très utile, par exemple, dans les recherches à la lumière polarisée ; ces sortes de statifs sont généralement plus grands et plus forts.

16. Ils possèdent pour une première mise au point des *dents* et une *manivelle*. Ces appareils qui facilitent le déplacement du tube consistent en un système de dents fixées au tube dans lesquelles s'engrène une roue dentée

---

(1) Nos constructeurs français : Dumaige, Nachet, Vérick etc., construisent des microscopes d'une précision parfaite ; la maison Nachet, en particulier, a mis l'année dernière en vente un modèle de microscope pour les étudiants qui a le double mérite d'être un excellent instrument et d'un prix très abordable.
                (*Note du traducteur.*)

adaptée au bras qui porte le tube ; ce dernier s'élève ou s'abaisse par le mouvement de la roue.

17. Comme revolver, pour obtenir le changement rapide des objectifs, on se sert le plus souvent d'un disque percé de trous creusés de pas de vis pour visser l'objectif. Ce disque est vissé à la partie inférieure du tube et a assez de mobilité pour amener sous le tube par son déplacement tantôt un objectif, tantôt un autre. Un revolver pour trois objectifs répond à toutes les exigences (1).

(1) On se sert aujourd'hui, en guise de revolver, du *changeur d'objectifs à coulisse*. La fig. 1 ci-contre représente cet appareil : il possède un mécanisme au moyen duquel chaque objectif peut

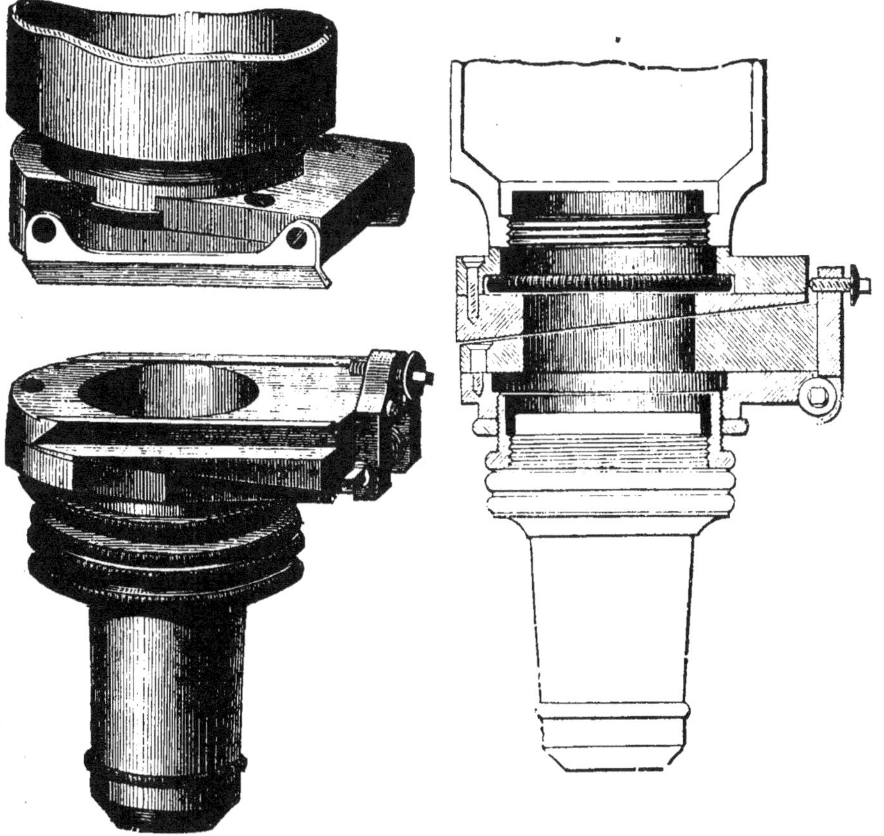

FIG. 1.   FIG. 1; en coupe.

être facilement centré par l'observateur lui-même ; il permet l'emploi d'un nombre indéterminé d'objectifs. Ces parties cons-

18. La platine porte des *valets* qui se retrouvent, d'ordinaire même dans les petits statifs, permettant de fixer le porte-objet dans une position déterminée. Ils consistent en une goupille à laquelle est fixée une lame d'acier ; la platine est percée de trous où peuvent s'introduire les goupilles. Ce valet est appliqué sur le porte-objet, et est fixé sur lui par suite d'une pression exercée sur la goupille.

Ces valets présentent le grand avantage d'empêcher le déplacement de l'objet que l'on veut dessiner.

19. Un diaphragme d'un maniement à la fois facile et très heureusement indépendant du nombre des disques est le *diaphragme iris*. Son ouverture est susceptible de varier de diamètre d'une manière tout à fait graduelle, grâce à la présence de plaques de métal courbes imbriquées les unes sur les autres, que l'on meut avec une poignée.

tituantes sont :

a) *Pièce se vissant au tube.* Cette partie se fixe au tube de la même manière que le revolver ordinaire ; elle est vissée solidement au tube, la conduite de la coulisse dirigée en avant. La direction de la coulisse n'est pas perpendiculaire à l'axe, mais un peu inclinée sur celui-ci.

b) *Pièce portant l'objectif.* La coulisse a ici la même inclinaison par rapport à l'axe optique que celle de la pièce précédente. Il en résulte que lorsqu'on enlève l'objectif, il s'élève un peu et n'endommage pas l'anneau de vernis closant la préparation. Une vis butoir qu'on tourne avec une clef de montre, est adaptée au patin, et l'arrête dans une position déterminée, qu'il reprendra toujours après chaque enlèvement. Cette vis constitue le mécanisme de centrage dans le sens de la direction de la coulisse. Une vis sans fin, se tournant à l'aide de la même clef, produit le centrage perpendiculairement à la coulisse. Les objectifs, dont l'entonnoir n'est établi qu'à peu près pour la distance focale, peuvent être mis au point exactement, à l'aide d'un mécanisme que possède la pièce destinée à les recevoir, et fixés à demeure dans la position voulue, par une vis de pression.

Les patins destinés à porter des objectifs glissent très exactement dans la coulisse de l'autre pièce, et peuvent être achetés au fur et à mesure qu'on en a besoin.

Après un bon centrage, le même point de la préparation revient toujours exactement au milieu du champ, après chaque changement d'objectif ; il reste en outre à peu près également bien au foyer, de sorte qu'il suffit ordinairement de toucher très légèrement à la vis micrométrique.

Ce changeur d'objectifs à coulisse se trouve chez Carl Zeiss d'Iéna.

(Note du traducteur.)

20. *Platine chauffante* ; voir § 331.

21. On peut faire mouvoir simultanément la platine et l'objet tout en laissant le tube en repos, en tournant la plaque de la platine sans déranger le centrage de l'objet.

22. Dans beaucoup de statifs, deux vis latérales permettent de déplacer très graduellement la platine et l'objet ; on obtient ainsi, dans le cas de forts grossissements, pour centrer un point, par exemple, un déplacement que la main serait impuissante à produire.

23. La platine mobile permet, au moyen de vis, d'imprimer un mouvement régulier à l'objet suivant deux directions perpendiculaires entre elles. Cette disposition est particulièrement avantageuse pour passer en revue d'une manière systématique les préparations ; elle permet d'y noter des points spéciaux et de les retrouver plus tard rapidement.

24. La netteté de l'image dépend essentiellement de l'**objectif** ; aussi établit-on des séries d'objectifs allant des plus faibles aux plus forts ; ils sont désignés de façons diverses par les différents fabricants : Leitz 1-9, Zeiss (A—F.) 1 et A sont les plus faibles ; à partir de là, leur force augmente jusqu'à 9 et F.

Une base rationnelle d'appellation est la distance focale ; elle n'a, jusqu'ici, été employée que pour les objectifs à immersion à huile (v. § 28).

25. Les objectifs forts portent parfois une *correction* permettant de compenser les erreurs dues aux différences d'épaisseur du couvre-objet. On suppose que l'observateur connaît l'épaisseur de son couvre-objet ; un observateur moins exercé devra se procurer un système fixe sur lequel le fabricant aura porté une correction moyenne.

26. L'épaisseur du couvre-objet se mesure au moyen d'un instrument spécial ; c'est une pince qui saisit le couvre-objet ; l'aiguille d'un cadran en désigne l'épaisseur. L'emploi de cet appareil ne saurait évidemment qu'être antérieur à la confection de la préparation microscopique.

27. Les **systèmes à immersion** sont les objectifs les plus puissants. Le propre du système gît dans la circonstance que les rayons lumineux n'y ont pas, comme dans les systèmes secs, à traverser la couche d'air intermédiaire ; condition qui, amenant la déviation des rayons, entraîne nécessairement des erreurs. On pourrait d'ailleurs facilement compenser ces dernières, en ayant soin de tailler dans un même morceau de verre couvre-objet et lentille ; on y remédie en interposant entre la lentille et le couvre-objet une goutte d'un liquide, dont l'indice de réfraction n'est pas éloigné de celui du verre. Si on choisit l'eau, ces objectifs s'appellent objectifs à immersion à eau.

28. On a réussi à préparer des sortes d'huile dont l'indice de réfraction est presque le même que celui du verre. Les systèmes qu'on obtient ainsi s'appellent *systèmes à immersion homogène*.

29. Des systèmes particulièrement soignés, pour lesquels on s'est servi de nouvelles sortes de verres, mais aussi beaucoup plus chers, sont sortis des ateliers de Zeiss ; ils se construisent actuellement, aussi, chez d'autres fabricants. Ce sont les « objectifs apochromatiques » ou, plus brièvement, les apochromatiques avec leurs oculaires compensateurs propres. Les apochromatiques donnent une correction bien plus complète des déviations chromatiques et sphériques, et, par suite, une concentration de la lumière sur l'image, bien plus entière.

30. Les différents pouvoirs de grossissement des *oculaires* sont désignés par Zeiss, Leitz et Seibert au moyen de chiffres s'élevant des plus faibles aux plus forts. Les mêmes numéros ne correspondent pourtant pas chez les divers fabricants aux oculaires d'égale force.

31. Les apochromatiques ont, eux aussi, leur série d'excellents oculaires de force différente.

32. Le **grossissement** ne dépend pas seulement des objectifs, mais bien plus et surtout de la puissance des oculaires employés. Il faut aussi tenir un grand compte de la longueur du tube ; il importe donc, dans le cas où le fabricant n'aurait pas fourni une table de grossissement des systèmes pour un oculaire et une longueur de tube donnés, d'établir cette table au moyen d'un micromètre-oculaire et d'un micromètre-objet, ou d'un dessin du micromètre-objet, suivant les instructions des §§ 57 et 58.

33. L'emploi de systèmes puissants rend insuffisante la source de lumière que donne le miroir. Il existe des appareils destinés à renforcer l'intensité lumineuse appelés *Condensateurs*.

34. Le seul encore aujourd'hui qui soit à recommander est l'**appareil d'éclairage Abbe**, indispensable pour les observations délicates.

Il se place sous la platine ; il se compose d'un certain nombre de lentilles superposées, qui font converger sur l'objet les rayons lumineux envoyés par le miroir. — Il reste encore à signaler une série d'appareils auxiliaires, indispensables pour certaines fins particulières.

35. La pensée directrice dans la construction des différents appareils à dessiner c'est d'obtenir la coïncidence dans l'œil des rayons lumineux émanés de l'image microscopique et du plan de la feuille de dessin sur le crayon. Cette coïncidence se réalise en raison de ce que l'image et la feuille envoient toutes deux les rayons lumineux à l'œil, la première directement, la seconde par réflexion. Il est indifférent d'employer comme source de lumière la face d'un miroir ou des faces de prismes à réflexion totale. Ces conditions optiques peuvent se ramener à deux appareils principaux : dans l'un, l'image microscopique est vue directement et la feuille de dessin rendue visible par le miroir : c'est le système *Abbe*. Dans le second, c'est la feuille qui est vue directement et l'image microscopique rendue visible par les faces réfléchissantes : c'est l'appareil à dessin d'*Oberhœuser*. Dans les deux appareils, la déviation s'opère par un miroir placé au-dessus du plan de la platine avec lequel il fait un angle de 45° (nous supposons, pour plus de simplicité, avoir toujours affaire à un miroir et jamais à des faces de prismes). Vis-à-vis, et tournant vers lui sa face réfléchissante, se trouve placé parallèlement un second miroir vers lequel on dirige l'œil ; de cette manière, les rayons partis d'un objet arrivent sur le premier miroir, de ce miroir sur le second, et enfin de ce dernier, à l'œil. Ce second miroir est percé d'un trou qui laisse arriver directement à l'œil les rayons lumineux partis du deuxième objet placé au-dessous.

36. Pour dessiner avec un faible grossissement, on se sert d'appareils spéciaux construits d'une manière analogue aux précédents. Nous mentionnerons l'*appareil à dessin de Thoma*, qui permet d'obtenir un dessin grossi jusqu'à dix fois ou, au contraire, réduit ; avec un faible grossissement il possède un grand champ optique.

37. La description des appareils en usage pour la photographie des images microscopiques, ne doit pas prendre place ici. Si l'on veut se mettre au courant de cette branche de la technique microscopique, on consultera avec fruit le travail de *Neuhauss*, cité dans notre note bibliographique.

38. Pour compléter l'outillage microscopique, il faut ajouter l'*appareil de polarisation*, consistant en un polarisateur fixé sur la platine, et un analyseur placé sur l'oculaire ou à l'extrémité supérieure du tube. Cet appareil, quoique plus rarement employé pour les recherches histologiques que pour les études minéralogiques, peut néanmoins trouver aussi très bien sa place même dans les petits statifs. Quiconque voudra s'en servir devra en connaître à fond la construction.

39. Un microscope ne satisfera à tous les besoins, qu'autant qu'il sera possible d'y adapter l'appareil d'éclairage d'Abbe. On pourra se nantir d'abord d'un statif avec toutes ses pièces indispensables et plus tard y ajouter l'appareil Abbe et un système à immersion.

Les statifs signalés dans le § 13 ne répondent pas à ces besoins ; il faut s'adresser aux suivants :

E. Leitz. Stat. III. 14. Stat. II, Statif I a ou II.
C. Zeiss. Stat. IV et V Stat. IV b ou V b.
W. et H. Seibert. Stat. N. 3.

40. Indépendamment de ceux-ci, les mêmes fabricants construisent des statifs encore plus grands : par exemple :

E. Leitz. Stat. I.
C. Zeiss. Stat. I et II a.
W. et H. Seibert. Stat. N. I et N. II.

IIe CHAPITRE

Examen microscopique

41. Ce ne sont pas les lois de la dioptrique que nous allons étudier dans ce chapitre ; l'exposition de ces lois est du domaine des traités de physique ; nous voulons seulement donner quelques notions qui sont indispensables pour se servir avec intelligence du microscope.

Considérons, tout d'abord, le chemin que parcourt un rayon lumineux qui traverse une plaque de verre à faces parallèles ; un rayon de lumière passant de l'air dans le verre subit, au point de passage, une modification dans sa direction, s'il tombe obliquement sur le verre. La droite élevée à ce point de passage perpendiculairement à la face de verre s'appelle la normale. Le rayon de lumière se brise de façon à faire avec la normale un angle plus petit ; il se rapproche d'elle ; à sa sortie dans l'air, il se brise de nouveau, mais cette fois, s'écarte de la normale d'une distance égale, quand il s'agit du verre comme milieu, à sa distance d'elle à son entrée ; il s'ensuit que pour une plaque de verre à bords parallèles, le rayon incident et le rayon émergeant sont parallèles ; la déviation d'un faisceau lumineux est la même toujours dans un même milieu, différente dans des milieux différents, comme, par exemple, dans des sortes différentes de verre. Le degré de déviation se désigne par l'appellation d'indice de réfraction. (L'indice de réfraction est égal au rapport du sinus de l'angle d'incidence au sinus de l'angle de réfraction.)

S'il s'agit, non plus d'une plaque de verre, mais d'un prisme ou d'une lentille, le rayon incident et le rayon émergeant ne sont plus parallèles, sauf dans des cas tout particuliers. Une lentille convexe, par exemple, fait converger tous les rayons lumineux vers un même point appelé foyer.

Cette propriété des lentilles de modifier la direction des faisceaux lumineux et de les faire converger vers un point déterminé produit dans certaines circonstances ce résultat, que les rayons de lumière émanés des objets se réunissent à nouveau et forment une image de l'objet. L'image formée dans ces conditions s'appelle image réelle.

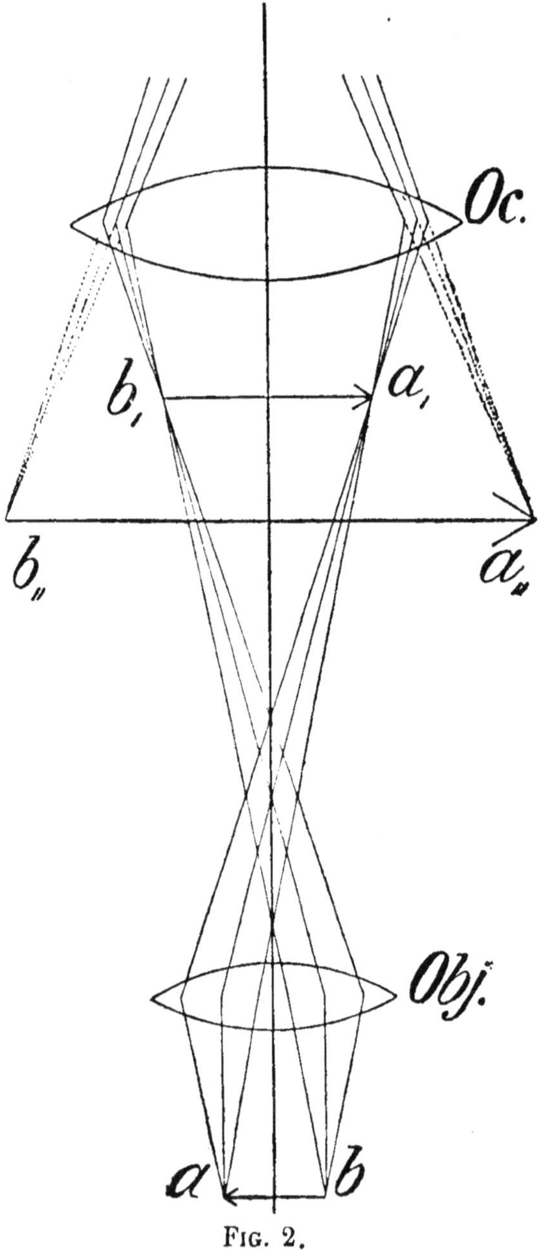

Fig. 2.

L'objet se trouve alors en dehors de la distance focale

d'une lentille convexe ; l'image est renversée ; si l'objet, source de lumière, est placé entre la ligne convexe et son foyer, les rayons ne se réunissent plus, et semblent provenir d'un point situé dans leur prolongement ; l'œil éprouve la sensation que produirait leur rencontre en ce point de leur prolongement, et voit, en conséquence, une image agrandie de l'objet ; on nomme cette image, image virtuelle ; elle est droite.

Le microscope utilise ces deux dernières lois de la dioptrique pour fournir à l'œil une image agrandie de l'objet.

L'objectif donne une image réelle renversée de l'objet dans le tube ; l'œil perçoit cette image à travers l'oculaire ; la lentille de l'oculaire produit cet effet, que l'œil ne voit plus directement l'image donnée par l'objectif, mais une image virtuelle, agrandie, qui reste naturellement renversée.

42. L'observation serait déjà possible dans ces conditions ; mais, pour les rendre meilleures, on intercale un système de lentilles collectives. Il est destiné à transformer l'image donnée par l'objectif en une autre plus petite, meilleure et plus vivement éclairée, que l'on regarde alors, à la manière indiquée plus haut, au travers de la lentille de l'oculaire ; l'action des lentilles collectives agrandit en même temps le champ optique.

43. Le dessin schématique Fig. 2 donne une idée claire de la marche des rayons lumineux à travers le microscope composé, réduit ici, pour plus de simplicité, à un couple de lentilles. Considérons deux points a et b d'une image ab. Les rayons lumineux qui partent de a se réuniront par l'action de la lentille de l'objectif en a' ; ceux partant de b, en b'. Il en résulte une image réelle renversée.

De l'autre côté de l'image, les rayons divergent de nouveau ; mais, brisés par la lentille de l'oculaire Oc, ils arrivent à l'œil sous une faible divergence. Les points de rencontre a'' b'' des prolongements de ces rayons ponctués dans le schéma, donnent la grandeur apparente avec laquelle l'image a-b est actuellement perçue par l'œil.

44. Pour obtenir une vision encore plus satisfaisante, il faudra surtout s'appliquer à rendre l'image réelle aussi grande et aussi nette que possible, et pour cela, recourir à des objectifs plus puissants. On ne gagnerait rien, ainsi que le donne à penser ce qui précède, à demander à l'emploi de forts oculaires une image très agrandie ; la netteté étant en raison inverse du grossissement, l'image perdrait en clarté ce qu'elle acquerrait en dimensions.

La simple condition de percevoir à travers une lentille convexe une image réelle formée par une première lentille convexe, implique une très grande précision dans la construction de l'instrument, pour une foule de motifs qui doivent être pris en considération, et dont nous citerons quelques-uns en peu de mots.

La formation d'images nettes rencontre des obstacles dans l'aberration sphérique et chromatique.

45. *L'aberration de sphéricité* consiste en ce que la courbure des surfaces de réfraction ne permet pas aux rayons émanés d'un objet de se réunir exactement en un point unique ; elle est en raison directe du degré de courbure et, partant, du grossissement. On la corrige en combinant plusieurs lentilles de courbure convenable avec un système d'objectifs, au lieu et place d'une seule lentille très puissante.

46. *L'aberration chromatique* provient de ce que la lumière blanche est composée de rayons de couleurs différentes et d'inégale réfrangibilité. On la corrige en combinant des lentilles de verres différents. Le flint réfracte et, par suite, disperse plus que le Crownglas ; quand les rayons traversent tout d'abord un Crownglas taillé en forme de lentille convexe, ils sont fortement brisés : il y a alors dispersion. On peut, dans ce cas, fabriquer une lentille concave de flint qui, en raison de sa concavité, supprime presque totalement la dispersion ; elle supprime aussi la déviation, mais très partiellement. On a, par là, le moyen d'écarter les rayons lumineux et d'éliminer la dispersion.

III° CHAPITRE

Mise au point.

47. Pour disposer l'objet que l'on veut examiner de la manière la plus commode, on fait usage de plaques d'épaisseurs différentes ; les plus épaisses sont destinées à supporter l'objet ; les plus minces, à les couvrir. Les premières ont reçu le nom de **porte-objet** ; les secondes, celui de **couvre-objet**.

48. Le **porte-objet** est une plaque de verre rectangulaire ; les dimensions les plus maniables sont celles du format anglais : 76 : 26^{mm} ; ce format donne place à un grand couvre-objet et à deux étiquettes ; ces dernières s'appliquent sur les deux côtés du couvre-objet quand la préparation doit être conservée, et portent les inscriptions : animal, organe, fixateur, colorant, date, et un numérotage arbitraire.

Un format plus petit est bien suffisant pour les préparations qu'on ne veut pas conserver, mais l'usage habituel d'un format unique est meilleur.

Ce porte-objet doit être de verre pur, mais ne doit **pas** présenter d'arêtes tranchantes.

Certaines recherches spéciales se trouvent bien de porte-objet perforés ; on peut s'accommoder éventuellement de porte-objet en bois.

49. Les **couvre-objet** sont de petites plaquettes minces en verre. Leur épaisseur atteint généralement de 0,1 à 0,2^{mm}. Les dimensions à leur donner se règlent suivant l'objet que l'on examine ; il est bon d'en avoir de deux grandeurs différentes, au moins en provision ; les couvre-objet à forme arrondie ne servent que dans certains cas tout à fait spéciaux.

50. Porte-objet et couvre-objet constituent ce qu'on appelle une préparation microscopique.

Ce n'est pas à dire qu'un porte-objet et un couvre-objet soient toujours indispensables ; il peut arriver, en effet, dans certains cas, que la préparation n'exige pas de couvre-objet, et dans d'autres qu'on place l'objet entre deux couvre-objet.

51. La condition pour pouvoir observer par réfraction est que l'objet placé entre le porte-objet et le couvre-objet soit totalement ou partiellement transparent, ou tout au moins translucide.

Pour percevoir l'objet, on doit placer la préparation sur la platine du microscope, l'éclairer et disposer le tube de façon que la lentille frontale de l'objectif se trouve à la distance voulue de l'objet. Cela s'appelle : mettre au point.

52. La **mise au point** se fait de la manière suivante :

On commence par établir le microscope sur une table bien fixe près d'une fenêtre qui fait face à la plus grande portion possible de ciel. Ce microscope demeure, pendant toute la durée de l'observation, à la même place et ne subit aucun déplacement.

On visse alors l'objectif faible à l'extrémité inférieure du tube (nous avons en vue ici le n° 3 de Leitz ; pour d'autres systèmes, les distances sont différentes). On a garde d'endommager la vis en tournant à faux et surtout trop fort. On introduit ensuite dans l'extrémité supérieure du tube un oculaire faible, par exemple, le n° 1 de Leitz, et on regarde à l'intérieur ; dans certaines circonstances on ne voit encore rien.

On déplace alors le miroir et on l'oriente de telle sorte que la lumière qu'il reçoit de la fenêtre, celle d'un nuage blanc ou, à son défaut et faute de mieux, celle du ciel bleu, soit par lui réfléchie de manière à amener les rayons dans le tube et de là à l'œil de l'observateur ; un cercle clair apparaît alors, qu'on appelle **champ optique** ; c'est dans ce champ que se montrera plus tard l'image microscopique.

On place la préparation sur le plateau du microscope, de façon à faire coïncider la partie de l'objet que l'on veut examiner avec le centre de l'ouverture de la platine.

On descend lentement le tube dans la douille par

un mouvement continu de rotation jusqu'à ce que la lentille frontale arrive à une distance de un centimètre et demi de l'objet ; on regarde alors à nouveau dans l'intérieur du tube et on recommence à le faire descendre toujours par un mouvement lent de rotation, jusqu'à ce que sur le champ optique apparaisse quelque chose, fût-ce une image absolument indistincte ; dès qu'une ombre d'image se montre, la main s'arrête. On est alors arrivé au moment le plus délicat de la mise au point : l'entrée en service de la vis micrométrique.

53. Il suffit alors d'une faible rotation, d'un demi-tour tout au plus ou d'un tour tout entier, pour que l'image auparavant confuse se montre avec toute sa netteté ; à partir de ce moment, on tient, pendant que l'on regarde, la main constamment sur la vis micrométrique ; voici pourquoi : comme on ne voit jamais nettement que suivant un seul plan, et comme, d'autre part, la coupe a une certaine épaisseur, la mise au point s'établira en élevant un peu ou, au contraire, en abaissant le tube ; on l'obtient en imprimant de temps en temps, pendant que l'on regarde, un léger mouvement de rotation à la vis micrométrique, tantôt dans un sens, tantôt dans le sens contraire.

La vis micrométrique, à la suite d'un maniement qui a longtemps duré, et d'un mouvement prolongé dans le même sens, arrive à la fin de sa course ; il convient alors de lui faire faire quelques tours en sens inverse.

Le débutant fera bien de fermer un œil quand il regarde au microscope ; plus tard, on apprend à voir en laissant les deux yeux ouverts.

54. Avec un objectif **plus puissant**, on n'agira pas différemment ; seulement, dans ce cas, la distance de la lentille frontale au couvre-objet se trouvant très réduite, on devra tout d'abord abaisser le tube jusqu'à ce que cette distance atteigne environ 1^{mm}, puis, regarder dans le microscope, et on abaisse avec une extrême précaution et une très grande lenteur le tube avec la main, en lui imprimant toujours un mouvement de rotation. Dès que l'on perçoit quelque chose, on procède à la mise au point délicate, au moyen de la vis micrométrique. La mise au point avec un objectif puissant exige la plus grande précaution, car il y va ici de fractions de millimètre. Si l'on a trop descendu le tube, il arrive aisément que la pression brise le couvre-objet et l'objet lui-même ; la lentille aussi pourra être endommagée.

55. Dans toutes les recherches, où l'on se sert de systèmes puissants, il est de règle qu'on doit commencer par l'emploi d'objectif faible. Les oculaires forts sont d'un usage exceptionnel et sont généralement inutiles. On commence donc à examiner avec l'oculaire 1 et l'objectif 3 de Leitz, par exemple ; puis, avec l'oculaire 1 et l'objectif 7.

56. **L'emploi des diaphragmes** demande toute une éducation ; on n'apprendra guère à en apprécier tous les avantages que dans les recherches délicates. Le commençant devra se poser pour règle de n'employer jamais de diaphragmes étroits avec un faible grossissement.

Le diaphragme joue un rôle important quand on use de l'appareil d'éclairage Abbe. Il convient toujours, si l'on veut examiner des tissus, d'arrêter au moyen du diaphragme les rayons latéraux ; mais si l'on veut seulement observer des couleurs (par exemple des bactéries ou des figures karyokinétiques colorées), on laisse la lumière agir tout entière.

57. La **mensuration** d'objets au moyen du micromètre-oculaire, plaque en verre portant des divisions gravées, enchâssée dans l'oculaire, exige que l'on connaisse la valeur de l'une de ces divisions.

Cette valeur variant dans chaque système de l'instrument pour une longueur déterminée du tube, est donnée d'ordinaire par le fabricant.

On peut soi-même déterminer la valeur de la division à l'aide d'un micromètre-objet ; c'est un porte-objet sur lequel l'intervalle d'un millimètre a été divisé au moyen de traits gravés en un certain nombre de parties : 50 à 100 par exemple. On dispose ce micromètre-objet et on regarde combien de ces divisions sont recouvertes par le micromètre-oculaire.

Si le micromètre-oculaire divisé en 100 parties recouvre par exemple 80 divisions du micromètre-objet partagé lui aussi en 100 parties, un intervalle du micromètre-oculaire aura la valeur de $\frac{0.80}{100}$ mm $= 0,008$ mm, pour la mensuration ultérieure, on devra conserver les mêmes longueurs de tube.

La valeur d'une division est exprimée en $\frac{1}{1000}$ mm ;

$\frac{1}{1000}$mm est l'unité de mesure pour le microscope ; elle peut se nommer : Micron et s'écrit : $1\ \mu$). Soit. par exemple, la valeur d'une division pour un système et une longueur de tube donnés $= 8\ \mu$; si un objet mesure 7 divisions, la vraie dimension de l'objet sera 7. 8 $\mu = 56\ \mu$ (56 micra ou 0,056^{mm}).

Pour se servir du micromètre-oculaire, on le pose sur le diaphragme oculaire en ôtant temporairement la lentille de l'oculaire et l'on met au point.

58. Les évaluations approximatives peuvent très bien se faire uniquement à l'aide du micromètre-objet ; pour cela, avec un appareil à dessin, on marque les divisions de ce micromètre, et on met la préparation à sa place. L'image microscopique et les divisions sur le papier se recouvrent dans l'œil : la valeur d'une division du micromètre-objet connue, on peut mesurer directement.

Soins à donner au Microscope.

59. Il est indispensable de tenir le microscope dans un état de propreté extrême. Si on le laisse hors de sa boîte, on le recouvrira d'une cloche de verre ; en outre on lui donnera pour base un support pourvu d'un certain degré de souplesse. La platine sera souvent nettoyée et soigneusement préservée du contact d'un porte-objet dont la face inférieure serait humide.

60. Il en sera de même pour les **lentilles** de l'oculaire dont on devra avant tout frotter avec un linge sec la face supérieure, toutes les fois qu'on voudra s'en servir.

Le nettoyage de l'objectif exige certaines précautions particulières. On doit avant tout se préoccuper de la lentille-frontale que peuvent souiller la préparation et ses ingrédients, ce qu'il faut toujours éviter.

Si les lentilles à immersion sont souillées d'huile, on commence par faire boire cette huile le plus complètement possible par un papier buvard suédois très propre, puis on frotte rapidement les lentilles avec des pièces de linge fin qu'on a soin de tremper dans le xylol.

Les taches de glycérine et d'eau sont essuyées fortement avec un linge sec. Le baume de Canada est enlevé au moyen d'un linge imprégné d'un liquide qui le dissout (V. § 124 et § 213), par exemple de xylol ou de benzine. Il faut essuyer avec précaution afin de ne pas dissoudre la substance qui fixe les lentilles, c'est-à-dire le ciment qui les maintient dans leur monture, ce qui pourrait arriver si le xylol venait à s'absorber par capillarité.

61. On devra se garder d'examiner surtout avec un fort grossissement une préparation fortement chauffée, la chaleur pouvant endommager le ciment qui unit les lentilles.

62. Le tube doit toujours pouvoir facilement jouer dans la douille ; s'il y a frottement, on le sortira, on le nettoiera et on l'enduira d'huile sans toutefois l'imbiber au point que son propre poids suffise à le faire descendre. Une goutte d'huile suffit ; elle s'étendra uniformément d'elle-même par la simple rotation du tube dans la douille.

63. Avant de faire une préparation microscopique, on aura soin de nettoyer les porte-objet et les couvre-objet, en les imprégnant d'humidité et en les frottant fortement avec un mouchoir propre.

Pour débarrasser de la poussière les porte-objet ou

les couvre-objet, on les fait séjourner un temps assez long dans un bain d'acide nitrique concentré et on les laisse ensuite dans l'eau pure, dans l'alcool absolu et quelquefois dans l'éther.

Si après qu'on s'en est servi, ils sont souillés par le baume de Canada, etc., on se trouvera bien de les plonger pendant un temps assez long dans la solution suivante, au sortir de laquelle on lavera avec l'alcool ou l'eau : Eau : 2,000 ; bichromate de potasse : 200 ; acide sulfurique fort : 200.

IIe SECTION

Manière de faire une préparation

64. Il existe une série d'organes que l'on peut examiner directement **à l'état frais** comme par exemple les globules du sang, des tissus minces tels que le mésentère, les nerfs minces transparents, les vaisseaux, des morceaux de cartilage, des cheveux...., etc., des cellules isolées ou dissociées (épithélium de la cavité buccale, spermatozoïdes, œufs et leurs analogues).

65. Chez quelques animaux, par exemple chez la grenouille (V. §§ 354 et suiv.), on peut observer à l'état vivant de nombreux organes et tissus (poumons, mésentère, langue, peau, cellules pigmentaires, nerfs, vaisseaux, sang..., etc.) ; chez le même animal, on peut aussi très commodément examiner, sur une vessie déployée, des muscles lisses, des épithéliums, etc.

D'autres organes se prêtent à une dissociation relativement facile à l'état frais et peuvent s'observer directement. C'est ainsi par exemple que les tendons et les muscles se laissent aisément résoudre en fibres et fibrilles par dissociation.

66. On **dissocie** à l'aide de deux aiguilles montées. S'il s'agit de fibres à isoler dans leur longueur, on place l'une des aiguilles à l'une des deux extrémités de l'objet, et on opère avec l'autre en ayant soin de la diriger constamment dans le sens parallèle à l'axe longitudinal de l'objet. Les aiguilles doivent être toujours très propres et très effilées ; on les aiguise sur une pierre.

67. Certains tissus offrent assez de résistance pour pouvoir se couper avec un rasoir ordinaire et fournir ainsi des lamelles minces et transparentes.

Les **coupes au rasoir** exigent un certain degré d'habitude pour donner de bons résultats ; on l'acquiert bientôt en se soumettant, dès le début, à certaines règles.

On coupe vers soi (et non dans le sens opposé) en mouvant le bras continûment, c'est-à-dire que le point du rasoir qui fait la première entaille n'est pas le même que celui qui opère la division finale. La lame, durant l'opération, défile suivant sa longueur dans le fragment, à la manière d'une scie.

On ne coupe jamais à sec ; l'objet à couper doit être humide, et la lame du rasoir humectée avant chaque coupe. La main doit être libre et dégagée. On saisit par en haut le manche du rasoir ouvert, le pouce du côté du tranchant, l'index et le médium au dos de l'instrument.

Des trois premiers doigts de l'autre main on tient fortement le morceau à couper, l'index recourbé parallèle au plan de la table ; on peut encore appuyer pendant l'opération le dos du rasoir sur l'index.

Pour tenir la préparation, on peut, quand il s'agit de petits objets, avoir recours à la moelle de sureau ou à des petits morceaux de foie durci dans l'alcool.

Tout d'abord, on apprend à faire des coupes d'objets menus, aussi minces que possible; plus tard, on coupera des objets de plus grandes dimensions.

68. Avant de se servir du rasoir, on doit toujours le passer sur le cuir. Pour cela, on applique la lame en entier à plat sur le cuir, et on la tire à soi, le dos en avant, de façon à amener peu à peu toute sa longueur en contact avec le cuir, d'abord la partie rapprochée du manche, puis l'extrémité supérieure. Après cela, on tourne le rasoir sur le dos, et, sans l'éloigner du cuir, on agit sur l'autre face comme sur la première, et ainsi de suite.

Des rasoirs bien repassés et bien aiguisés sont la première condition d'une bonne coupe. On apprend plus vite et mieux à couper et à aiguiser en le voyant faire par d'autres.

69. Des organes frais, parenchymateux, de compacité moyenne, tels que les reins, le foie, etc., se laissent avec une longue habitude couper d'une façon assez satisfaisante au rasoir ordinaire, mais ces coupes sont généralement épaisses. Des lamelles minces et transparentes d'organes de cette sorte réclament plutôt l'emploi du rasoir appelé *double couteau.*

70. Le **double couteau** se compose de deux lames sur un manche, parallèles, en contact vers l'extrémité supérieure, distantes l'une de l'autre près du manche ; un jeu de vis permet de les rapprocher à volonté ; si l'on desserre cette vis, l'un des rasoirs pourra s'ouvrir suivant une charnière. Les coupes minces veulent les deux lames aussi rapprochées que possible l'une de l'autre, sans se toucher. La section s'opère en passant rapidement le double rasoir préalablement humecté **au** travers d'un organe, un foie frais par exemple. L'organe se trouve alors divisé en deux lambeaux, dont il ne reste qu'une tranche très mince entre les deux lames. On la retire en écartant les deux rasoirs l'un de l'autre au moyen de la vis que l'on relâche, et en relevant l'un des deux rasoirs.

71. Veut-on conserver le plus longtemps possible, sans altération, des organes frais pour les soumettre à l'observation, on devra faire emploi, à titre de *liquides fixateurs,* des solutions dites *indifférentes,* telles que :

72. La *solution physiologique de sel* (solution aqueuse à 3/4 0/0).

73. Le *sérum iodé de M. Schultze* (64) (liquide amniotique saturé d'iode ou de teinture d'iode).

74. L'*iodure de potassium ioduré de Ranvier :*
Eau 100
Iodure de potassium.   2
Iode jusqu'à saturation.

75. Le *liquide de Kronecker :*
Eau distillée. . . . . 100 g.
Chlorure de sodium. .   6 g.
Carbonate de soude. .   0 g. 06.

76. Le *liquide de Ripart et Petit :*

Chlorure de cuivre. . . . 0,3 g.
Acétate de cuivre . . . . 0,3 g.
Eau camphrée. . . . . . 75 ccm.
Eau distillée . . . . . . 75 »
Ac. acétique . . . . . . 1 »

La solution prend, immédiatement après ce mélange, une couleur jaune ; elle s'éclaircit au bout de deux heures et demande alors à être filtrée.

77. La plupart des organes ne se laissent couper, à l'état frais, en lamelles minces, ni avec le rasoir, ni avec le rasoir double. Ou bien, ils sont trop durs par suite du carbonate de chaux qu'ils contiennent, comme par exemple les os, les dents, et, dans ce cas, on les décalcifie pour pouvoir les couper (V. § 388 et suiv.); ou encore on les réduit par le polissoir en minces lamelles. Ou bien encore ils peuvent ne pas être assez durs, et alors, si on veut les réduire en lames, il faut au préalable leur donner assez de consistance pour rendre possible l'action du rasoir.

78. Le plus simple est de faire *congeler* ces organes (V. § 165 et suiv.), ou de les faire *dessécher* s'il s'agit de petits morceaux ; après quoi, on les coupe.

Dans le premier cas, on examine les coupes une fois dégelées sur le porte-objet ; dans le second, une fois revenues à leur volume primitif, grâce à l'eau qu'on leur aura ajoutée en quantité suffisante.

79. Il existe une autre méthode pour durcir les objets ; on les dessèche en coagulant leur albumine au moyen de **l'alcool**. Ce procédé de **durcissement par l'alcool** consiste à traiter les organes de moyenne dimension d'abord par une solution faible, ensuite par des solutions plus fortes d'alcool (un morceau de 1 ccm. sera plongé dans l'alcool à 50°, 70° et 90°, et séjournera **24** heures dans chacune de ces solutions). On peut encore, quand les fragments sont très petits, ne dépassant pas **2** millimètres suivant leur plus petit diamètre, les durcir directement avec l'alcool à 90°, et quand ils atteignent les plus minimes dimensions, ne dépassant pas 1^{mm}, avec l'alcool absolu.

80. Les objets frais dérobent à l'œil nu une quantité extraordinaire de détails, parce qu'à l'état frais, les divers éléments du protoplasma réfractent assez uniformément la lumière.

La congélation et la dessiccation présentent de graves inconvénients. La congélation, ainsi que l'ont fait remarquer Key et Retzius (82) produit, par suite de la formation de cristaux de glace, des déchirures qui restent béantes quand on fait dégeler la coupe.

La dessiccation produit un ratatinement extraordinaire des fragments, surtout dans les organes contenant beaucoup d'eau ; il en résulte des désordres auxquels ne remédie qu'incomplètement l'addition de l'eau.

Pleuge (96) recommande, s'il s'agit de diagnoses rapides, de fixer les morceaux avec le Formol (V. § 120) avant de leur faire subir la congélation ; au bout d'une demi-heure ou d'une heure à peine, on peut déjà opérer les coupes.

Le durcissement par l'alcool n'est également pas toujours indiqué, lorsqu'il s'agit de la conservation de tissus délicats : il y a plus, dans beaucoup de cas, par exemple pour les noyaux, les nerfs, le tissu adipeux, il est tout à fait inapplicable.

Nous allons maintenant passer en revue les méthodes qui permettent d'examiner la structure de tissus et d'organes épais dans les conditions les plus favorables de relations naturelles sauvegardées et le plus conformes à l'état vivant.

Iᵉʳ CHAPITRE

Procédés généraux de fixation.

81. Sous ce titre, nous réunissons les méthodes de fixation d'un emploi également avantageux pour l'examen de presque tous les organes. Appliquées à tel ou tel d'entre eux, elles n'ont pas la même valeur, mais toutes permettent de se faire une idée de leur structure générale.

La **fixation** consiste d'ordinaire à placer dans des liquides connus sous le nom de liquides fixateurs, des fragments pris sur un animal fraîchement tué. La grosseur des morceaux en question est variable ; si l'épaisseur des fragments est faible, on n'a pas à s'occuper de sa longueur ou de sa largeur, comme dans le cas de minces membranes, vu que la pénétration par les liquides fixateurs en est rapide. La grosseur du morceau pourra donc être quelconque, à condition que son plus petit diamètre ne dépasse pas la dimension toujours indiquée ultérieurement. Pour permettre au liquide fixateur d'agir sur tous les côtés de la préparation, il est nécessaire de recouvrir de papier filtre ou de ouate le fond des récipients, et de n'y déposer le fragment qu'après cette précaution prise.

82. Il ne faut jamais perdre de vue dans la pratique de la fixation que les liquides ne sauraient conserver les objets dans l'état où ils se trouvent pendant la vie ; loin de là, ils y introduisent bien des changements au milieu desquels nous cherchons à retrouver les conditions de l'état vivant. Toutefois, comme ces liquides n'altèrent pas les relations en gros tout au moins, on les a appelés « liquides fixateurs » et l'on parle de la *conservation* d'un objet.

Nous allons passer en revue successivement les liquides fixateurs les plus communément usités.

83. L'alcool employé comme nous l'avons indiqué dans le § 79, notamment en forte concentration (90 0/0, absolu), peut servir encore de liquide fixateur s'il n'est pas question de détails de structure délicats.

84. L'acide chromique s'emploie en solution aqueuse de 1/3 à 1/2 0/0.

Les morceaux à fixer, d'autant meilleurs qu'ils sont plus petits, ne doivent pas dépasser 1 cm. suivant leur plus grand diamètre ; on les place pendant 24 heures dans une très grande quantité, 50 fois au moins leur volume, d'acide chromique. Pour de gros morceaux, on peut changer le liquide au bout de 24 heures et les replacer pendant le même temps dans une solution fraîche, de force égale à la précédente ou un peu supérieure, environ 1/2 0/0. On lave ensuite les objets dans une grande quantité d'eau qu'on renouvelle souvent ou, ce qui vaut mieux encore, dans de l'eau courante. Le lavage dure aussi longtemps que la fixation ; après cette opération, les morceaux ne conservent plus trace de la couleur de l'acide chromique.

A leur sortie de l'eau, ces fragments incolores et fixés sont placés pendant 24 heures dans l'alcool à 70° ; puis, au bout du même temps, dans l'alcool à 90. La quantité de l'alcool à employer doit être au moins 30 fois supérieure au volume de l'objet.

85. L'acide chromique a été pour la première fois recommandé par Hannover (40) comme liquide fixateur et d'un usage autrefois très général ; il est particulièrement propre à fixer les substances chromatiques du noyau.

L'acide chromique fournit avec l'albumine et la gélatine des combinaisons qui ne sont que très peu solubles ; on l'emploie, pour cette raison, comme fixateur. Tappeiner (90).

86. L'**acide nitrique** de 3 à 5 0/0 (nous avons en vue l'acide nitrique le plus pur possible, contenant 70 0/0 d'acide et ayant pour densité 1,40) donne de très bons résultats quand on l'emploie pour de petits fragments. On ne fixe pas au delà de 6 heures, et on transporte les objets dans l'alcool à 70° ; puis, au bout de 24 heures, dans l'alcool à 80 0/0, et après une durée égale, dans l'alcool à 90°.

Des solutions plus fortes, surtout quand leur action se prolonge, dissolvent la chromatine.

87. Le **bichromate de potasse**, en solution aqueuse que l'on élève successivement à 5 0/0 et cela d'une manière très graduée, d'abord à 2 0/0, puis à 3 0/0, 4 0/0, etc., le liquide de **Müller** et celui d'**Erlicki** s'emploient pour l'étude de tous les organes. Le bichromate de potasse et le liquide de Müller rendent à peu près les mêmes services, mais, comme nous l'avons dit, le premier s'emploie en concentration croissante.

88. Le **liquide de Müller** (59) se compose de :

  2 à 2 gr. 1/2 de bichromate de potasse
  1 gr. de sulfate de soude
  100 cc. d'eau.

Les fragments qui ne sont pas trop gros se fixent dans l'obscurité avec une extrême lenteur dans ce liquide ; durant la première semaine, on renouvelle le liquide tous les deux jours ; plus tard, deux fois par semaine ; les objets de moyenne grosseur, comme par exemple la moelle épinière de l'homme, exigent une durée d'environ 6 à 8 semaines.

89. Le **liquide d'Erlicki**, au bout d'un temps notablement plus court, donne à peu près les mêmes résultats et s'emploie de la même façon. Il se compose de :

> 2 gr. 1/2 de bichromate de potasse.
> 1/2 gr. de sulfate de cuivre.
> 100 cc. d'eau.

On renouvelle le liquide tous les deux jours. La fixation exige 3 à 4 fois moins de temps qu'avec le liquide de Müller.

90. Ces liquides fixateurs à action si lente, sont bien faits pour faire ressortir combien grande est l'influence de la température. Une température élevée hâte singulièrement cette action ; ainsi, avec le liquide d'Erlicki, un séjour de 4 à 5 jours dans une chambre à 40° suffira pour fixer la moelle épinière de l'homme,

Avec le liquide de Müller, un séjour de 8 à 10 jours dans une étuve chauffée à 30 à 40° (§ 133) par exemple suffira pour fixer un tissu. Le liquide s'additionne d'un peu de camphre pour tuer les microorganismes. Conformément à la règle générale, on aura soin de ne placer les fragments dans le récipient qu'après en avoir revêtu le fond de papier filtre ou de ouate.

Dans la généralité des cas, on lave les pièces à fixer dans de l'eau que l'on renouvelle ou à l'eau courante jusqu'à ce que toute couleur ait disparu ; ce qui exige 1 à 2 jours ; puis, on les porte dans l'alcool à 70° où elles restent 24 heures, et enfin dans l'alcool à 80.

91. Pour se débarrasser des précipités gênants qui se produisent après la fixation avec le liquide d'Erlicki, il suffit, d'après Löwenthal, de faire agir sur eux, avant l'emploi de l'alcool, une solution à 1/2 0/0 d'acide chromique ou bien de l'eau chaude, ou enfin de l'eau fai-

blement acidulée avec de l'acide chlorhydrique (Edin-
ger).

92. Les substances ci-dessus signalées ne conviennent
pas pour l'étude des noyaux qu'elles attaquent fortement
et dissolvent en partie ; elles sont, même de nos jours,
généralement bien moins employées qu'autrefois ; elles
jouent, toutefois encore aujourd'hui, un rôle important,
notamment dans les recherches sur le système nerveux
(V. § 471 et suiv.) et sur l'œil.

93. **L'acide osmique** a été introduit dans la technique par Max Schultze et Rudneff (65). L'acide osmique est très cher ; 1 gramme coûte environ 3 fr. 75 ;
c'est un poison très violent dont les vapeurs attaquent
les muqueuses.

Dans la solution aqueuse d'acide osmique, les agents
réducteurs, non moins que la lumière du soleil, produisent le départ de l'osmium d'un noir métallique ;
aussi conserve-t-on cette solution dans des bouteilles
noires. L'acide osmique se vend dans des verres hermétiquement fermés qui en contiennent généralement
1 gramme.

94. L'acide osmique s'emploie en solution aqueuse
variant de 1/2 à 1 ou 2 0/0. Habituellement, on fait
usage d'une solution à 1 0/0. L'acide osmique fixe mo-
mentanément, mais ne pénètre pas suffisamment dans
les fragments à fixer ; aussi choisit-on les morceaux de
la plus petite dimension possible, car, sur un morceau
plus gros, les zones superficielles de l'organe, ne dépassant pas 1/2^{mm} d'épaisseur, sont seules fixées par
la solution. Cet acide est un excellent agent différenciant,
vu que, en s'oxydant, il modifie diversement à la fois
les couleurs naturelles des divers tissus. C'est ainsi que,
sous son action, les noyaux deviennent d'un jaune sale,
les fibres élastiques d'un brun grisâtre, le tissu adipeux et la myéline des nerfs prennent une couleur
noire.

On laisse pendant 24 heures agir le liquide dans
un verre très bien fermé ; on lave les morceaux environ
une demi-heure ou plus longtemps avec de l'eau distillée, et on les transporte directement dans l'alcool à 90°,

où ils séjournent en attendant une manipulation ultérieure.

95. L'acide osmique s'emploie aussi en vapeurs, notamment lorsque de petites portions de tissus ou de petits organismes demandent à être très rapidement privés de vie.

La vaporisation de l'acide osmique s'obtient en plaçant quelques gouttes d'acide osmique au fond d'un verre plat. On y dépose l'objet ou bien on l'y suspend avec un fil dans le verre, de façon à ce qu'il ne soit pas en contact avec l'acide, et on couvre le verre.

96. Les objets fixés avec l'acide osmique peuvent, d'après Flemming, être colorés à nouveau avec l'hématoxyline ou avec le carmin aluné ; les préparations de la rétine sont tout particulièrement belles.

97. L'acide chromique ratatine un peu les objets ; on a eu l'idée de contrebalancer cet effet par une action contraire, et on a imaginé dans ce but les remarquables mélanges chromo-acétiques. Si l'on veut encore y joindre un liquide tuant promptement, on prépare par tâtonnement le mélange chromo-acéto-osmique, fixateur très rapide et excellent conservateur : ce mélange s'appelle la liqueur de Flemming.

98. **L'acide chromo-acétique** recommandé par Flemming convient particulièrement pour la fixation des filaments achromatiques. En voici la formule :

1/5 — 1/4 gr. d'acide chromique.
1/10 cc. d'acide acétique.
100 cc. d'eau.

Les fragments que l'on veut fixer avec ce liquide ne doivent pas avoir plus d'1/2 cm. de diamètre. On les y laissera environ 24 heures ; puis, on les lavera pendant le même temps dans un courant d'eau, et enfin, après un premier séjour de 12 heures dans l'alcool à 70°, et un second de même durée dans l'alcool à 80°, on les transportera dans l'alcool à 90°. On colore dans ce cas particulier avec l'hématoxyline.

99. Une excellente liqueur fixatrice pour les noyaux

et les détails de structure du protoplasma est le mélange **chromo-acéto-osmique** de **Flemming** (82 et 95). Elle se compose de :

> 1/4 gr. d'acide chromique.
> 1/10 gr. d'acide osmique.
> 1/4 gr. d'acide acétique.
> 100 gr. d'eau distillée.

L'acide osmique ne se vend que dans de petits tubes scellés à la lampe d'une teneur de 1/2 gr. ou de 1 gramme ; aussi prendra-t-on de chacune des substances susdites un volume 5 ou 10 fois plus grand dans 500 ou 1.000 grammes d'eau. La liqueur trop longtemps gardée se décompose, au bout d'un certain temps, par l'action de l'air et de la lumière, toutes les fois que l'on débouche le flacon qui la contient. Il convient, en conséquence, dans la formule de Flemming, d'employer les acides osmique, acétique et chromique en solution de 1 0/0. Ces réactifs s'emploient, en effet, journellement, à ces titres de concentration, dans les laboratoires ; on évitera ainsi l'ennui très grand d'avoir à mesurer des quantités minimes. La nouvelle formule sera donc :

> 10 cc. d'acide osmique à 1 0/0.
> 10 » d'une solution aqueuse d'acide acétique à 1 0/0.
> 25 » d'acide chromique à 1 0/0.
> 55 » d'eau.

L'emploi de cette liqueur présente de grands avantages, en particulier pour des tissus appartenant à des animaux adultes et en développement. Il n'est pas besoin d'employer une grande quantité de ce liquide pour fixer des fragments toujours petits, ne dépassant pas 1/3 cm. de côté. On le laisse agir 24 heures, et de préférence un temps plus long, pendant des semaines même. Les objets une fois fixés, on les lave pendant 24 heures dans l'eau courante, et on les place pendant le même temps successivement dans l'alcool à 70, 80 et enfin 90°.

100. La meilleure coloration des coupes après ce mode de fixation s'obtient avec la safranine. On l'emploie étendue au maximum. Tout ce qui reste ensuite coloré d'un rouge vif est la chromatine.

101. Voici une solution plus forte proposée par Flemming :

Acide chromique à 1 0/0 . . . . . 15 vol.
Acide osmique à 2 0/0 . . . . . . 4 vol.
Acide acétique . . . . 1 vol.

L'acide osmique à 2 0/0, qui forme un élément indispensable de cette solution, doit être tenu en réserve pour d'autres emplois (V. par ex. § 669).

102. Liqueur de *Fol* (84).

Acide osmique 1 0/0 . . . . . 2 vol.
Acide chromique 1 0/0 . . . . . 25 »
Acide acétique 2 0/0 . . . . . 5 »
Eau . . . . 68 »

Cette liqueur s'emploie comme la liqueur de Flemming.

103. Liqueur de *Hermann*. On obtient de même d'excellents résultats avec un mélange de :

Acide acétique . . . . 1 cc.
Acide osmique 2 0/0 . . . . . . 4 »
Solution aqueuse de chlorure de
platine 1 0/0 . . . . 15 »

S'emploie comme la liqueur de Flemming (*Hermann* [93]).

Après le traitement par ce liquide, on peut faire usage de l'acide pyroligneux ordinaire dans lequel les objets séjournent de 12 à 24 heures, après qu'ils sont soumis à l'action de l'alcool. Il se produit ainsi une coloration particulière de l'objet qui rend inutile l'usage de tout autre colorant.

Voici deux fixateurs dus à *Vom Rath* (95).

104. Mélange d'acides : picrique, osmique, acétique. A 1.000 cc. d'une solution aqueuse d'acide picrique saturée à froid, on ajoute 1 gr. d'ac. osmique, et, quelques heures après, 4 cc. d'ac. acétique. La durée de la fixation varie, suivant le diamètre de l'objet, de 1/4 h. à 1 heure, ou de 24 à 48 heures ; puis, alcool à 75°. Colorer pendant longtemps.

105. Mélange de sublimé et d'acides : picrique et osmique. A 100 cc. d'une solution aqueuse d'ac. picrique, on ajoute 100 cc. d'une solution de sublimé et puis 20 cc. d'ac. osmique à 2 0/0. (On peut encore y verser 2 cc. d'ac. acétique.) Acide pyroligneux ordinaire ou tannin. On se débarrasse des précipités de sublimé par l'alcool additionné de quelques gouttes d'iode. Colorer pendant longtemps.

106. Le **sublimé** est généralement employé en solution saturée. Le meilleur mode de préparation en est le suivant : On prend environ 75 gr. de sublimé pour 1.000 d'eau, et on les dissout en chauffant ; on filtre la solution chaude et on la laisse refroidir. Quand le fond du vase refroidi se tapisse d'aiguilles cristallines blanches, le liquide qui reste doit être considéré comme saturé. Des fragments dont le diamètre ne dépasse pas 1/3 cm. sont fixés dans ce liquide au bout de 1 ou de 3 heures, suivant leur grosseur ; on les traite ensuite dans l'alcool à 70° pendant 24 heures ; puis, pendant le même temps, dans l'alcool à 80° et enfin dans l'alcool à 90°, où ils séjournent jusqu'au moment où on les examinera. Cette solution étant concentrée, il se produit, surtout par les variations de température dans l'appartement, des cristaux dans les objets en fixation, mais sans amener de déchirure ni de désordre dans les tissus. Ces cristaux paraissent noirs par transparence, et masquent ce qui se trouve au-dessous ; il convient donc de s'en débarrasser sans altérer les tissus fixés. On y réussit au mieux en ajoutant à l'alcool de petites quantités (quelques gouttes pour 100 cc.) d'une teinture d'iode (P. Mayer) (87) (une solution alcoolique saturée d'iode), ou une solution d'iodure de potassium ioduré (V. § 74).

On ajoute de l'iode jusqu'à ce que la teinte d'un jaune pâle de la liqueur ne disparaisse plus ; cette addition peut se faire aussi bien à l'alcool à 70° qu'à celui que l'on emploie au moment même, à 80°, ou qu'à l'alcool à 90°, dont on ne fera usage que 24 heures après. On a ainsi raison des cristaux de sublimé dont la présence gâte les fragments fixés.

107. On arrive à fixer encore plus rapidement en employant une solution de sublimé portée à la température de coagulation de l'albumine. On ne doit pas y laisser les objets au delà d'une demi-minute. Les tout petits, dépourvus de tissu conjonctif, n'auront besoin que d'être plongés une seule fois dans une solution bouillante de sublimé ; ce qui importe ici, c'est seulement la température et non le sublimé, qui, dans ce court espace de temps, peut à peine pénétrer, même dans des objets de petite dimension.

108. Solution de sublimé au sel marin. On remplace l'eau par une solution de sel marin à 0,5 0/0. On l'emploie comme le sublimé à l'eau.

109. Le sublimé n'exclut l'emploi d'aucun colorant, pas même des couleurs d'aniline ; mais ce sont surtout le carmin boraté et le picrocarmin qu'il convient de choisir pour colorer en masse, avant de procéder aux coupes.

Le sublimé exclut l'usage d'instruments métalliques ; on emploie des cuillères en corne, des aiguilles de verre et des baguettes de bois.

110. *Solution de sublimé à l'acide chromique* (Lo Bianco). C'est le produit du mélange d'une solution de sublimé et d'acide chromique à 1 0/0 dans le rapport de 2 vol. à 1 vol.

Suivant la grosseur de l'objet, la durée de la fixation est de 2 à 4 heures ; puis, on lave à l'eau, et on transporte dans l'alcool à 70° avec addition d'iode, comme dans le § 106. Il n'est ici question que de petits objets ne dépassant pas un diamètre de 1/3 cm. Cette méthode est réservée pour des cas spéciaux (V. le chapitre consacré à la technique embryologique).

111. Une solution aqueuse saturée d'**acide picrique** qui s'obtient en faisant dissoudre 3/4 de gr. d'acide picrique environ dans 100 cc. d'eau froide, peut suffire avec succès pour fixer des objets petits ou de moyenne grosseur. On peut, d'après les dimensions des fragments, les y laisser quelques jours, et même quelques semaines. On lave à l'eau et à l'alcool ; on colore avec l'hématoxyline, le carmin, etc.

112. Pour les organes qui ne contiennent pas beaucoup de tissu conjonctif, on recommande l'emploi de l'acide picro-sulfurique de **Kleinenberg** (76) ou de l'acide picro-nitrique de **Paul Mayer** (81). Pour obtenir le premier, on prend une solution aqueuse saturée d'acide picrique, et on verse un volume d'acide sulfurique concentré dans 100 d'acide picrique ; il se forme un précipité abondant ; après 24 heures, on filtre en additionnant le liquide filtré de 2 fois son volume d'eau.

113. L'acide picro-nitrique se prépare en ajoutant 2 cc. d'acide nitrique officinal à 100 cc. d'une solution aqueuse concentrée d'acide picrique. Il se forme peu à peu un précipité dont on se débarrasse en filtrant. Le liquide obtenu est prêt à être employé.

114. Des fragments aussi petits que possible, ne dépassant en aucun cas 1/2 cm. de côté, séjourneront trois heures au maximum dans l'une de ces deux dernières liqueurs. Ils y deviennent d'un jaune très vif. On les lave alors dans les alcools à 70, 80 et 90° que l'on a soin de renouveler souvent ; ils restent 24 heures dans chacun d'eux, jusqu'au moment où la couleur jaune a presque complètement disparu. Les coupes de préparations ainsi fixées se colorent merveilleusement à l'hématoxyline.

115. *Rabl* (94) recommande le mélange suivant :
Solution aqueuse concentrée de sublimé. . . . 1 vol.
    —   —   d'acide picrique. . 1 »
Eau distillée. . . . . 2 »
La fixation dure 12 heures ; puis, 2 heures dans l'eau ; ensuite dans l'alcool, d'abord faible ; après quoi, dans les alcools à concentration rapidement croissante de façon à ce que l'objet se trouve dans l'alcool à 80 ou 90 au bout de 24 heures. — Addition de teinture d'iode à l'alcool absolu (spécialement pour les embryons).

116. Le liquide de Pérenyi se compose de :
Ac. nitrique à 10 0/0 . . . . 40 cc.
Alc. absolu. . . . . 30 »
Solution aqueuse d'ac. chrom. à 1/2 0/0 . . . 30 »
Il fixe en quelques minutes, en un quart d'heure au plus. On lave à l'alcool à 70°. Pour la fixation des figures chromatiques aussi bien que pour celle des achromatiques, Rabl (85) recommande les deux liqueurs suivantes :

117. L'*acide chromo-formique* se prépare avec : 100 cc. d'une solution d'acide chromique à 1 3 0 0. 2 à 3 gouttes d'acide formique.

Des morceaux réduits aux plus petites dimensions possibles restent soumis à l'action de ce liquide 24 heures ; puis, on les lave à l'eau le même temps. Ils séjournent ensuite de 24 à 36 heures dans l'alcool à 60, 70°, et sont portés de là dans l'alcool absolu (Les figures chromatiques subissent un léger gonflement dans cette solution).

118. De la même façon et pour le même usage, on emploiera *une solution à 1/3 0 0 de chlorure de platine*. Elle ne se réduit ni à la lumière, ni sous l'action de la chaleur. (Cet agent de fixation provoque un faible ratatinement dans les filaments chromatiques).

119. *Chlorure de platine et sublimé. Rabl* (94).
Solution à 1 0/0 de chlorure de platine. . . . 1 vol.
Solution aqueuse concentrée de sublimé. . . . 1 »
Eau distillée. . . . . 2 »

Même traitement qu'avec le mélange de sublimé et l'acide picrique (V. § 115). Il faut employer le liquide fixateur en grande quantité ; spécialement recommandé pour les embryons.

120. *Formol*. Introduit dans la technique par *F. Blum*. Le formol qui se trouve dans le commerce contient 40 0/0 d'aldéhyde formique ; on l'emploie le plus souvent additionné de 10 fois son volume d'eau. On place de petits morceaux dans ce liquide et on les y laisse de 6 à 8 heures ; puis, on les porte dans l'alcool absolu. F. Blum (93 et 96). On n'est pas d'accord sur le mode d'emploi du formol dans les recherches histologiques ; c'est ainsi que certains auteurs recommandent le formol étendu agissant pendant 1 à 2 heures, même sur des objets de grande dimension ; après quoi, ces mêmes auteurs prescrivent l'alcool à 70° ; puis l'alcool absolu.

Le formol est surtout précieux en ce que des préparations qui doivent être obtenues par les procédés de Golgi (V. § 492) ou de Weigert (V. § 505) peuvent, au préalable, être conservées pendant longtemps dans ce liquide.

121. Nous renvoyons à *Reinke* (93) pour l'emploi du Lysol en vue de l'obtention de détails histologiques minutieux.

Le lysol s'emploie en solution à 10 0/0 (éventuellement lysol 10, eau 10, alcool 30 ; ou bien : lysol 10, eau 50, alcool 30, glycérine 10).

On le fait agir sur les tissus vivants (spermatozoïdes, poils, œil, reins, cellules épithéliales, fibres musculaires lisses et striées).

II⁰ CHAPITRE

Inclusion.

122. Les objets fixés ne possèdent pas toujours une consistance qui permette de les couper ; quelques-uns en sont si dénués qu'on ne saurait les prendre avec la main. On y supplée en incluant l'objet dans une substance susceptible de durcir. On coupe alors le tout comme si on avait affaire à la substance seule, étant supposé naturellement que l'objet n'est pas plus dur que ne l'est la masse à inclusion.

Les substances à inclusion les plus communément employées sont la paraffine, la celloïdine et le collodion.

123. **L'inclusion à la paraffine** a pour résultat la pénétration de cette substance entre toutes les parties les plus petites de l'objet, cellules et noyaux ; cette opération s'effectue comme nous l'avons déjà vu dans le cas de l'alcool.

Si l'on se bornait à porter l'objet, de l'alcool dans la paraffine fondue, et à laisser le tout durcir, la paraffine ne pénétrerait pas, car elle ne se mêle pas avec l'alcool : le fragment serait simplement inclu dans la paraffine ; il n'en serait ni pénétré, ni imprégné. Il faudra donc, avant de placer l'objet dans la paraffine, le porter dans un liquide susceptible de se mélanger tout ensemble avec l'alcool et avec la paraffine.

124. Il existe toute une série de ces liquides, par exemple le toluène, le xylol, le chloroforme, ainsi que différentes huiles. l'huile de térébenthine, l'huile de Bergamott (qui est chère) et l'huile de cèdre.

Ces liquides et surtout le toluène, le xylol et le chloroforme peuvent, dans ce cas comme dans beaucoup d'autres, s'employer indifféremment l'un pour l'autre. Pour plus de simplicité, nous ne parlerons le plus souvent que du *xylol*. Il est à remarquer que le xylol et l'eau ne se mélangeant pas, on ne devra pas transporter l'objet de l'alcool à 90 0 0, dans le xylol, sans lui avoir auparavant enlevé toute son eau au moyen de **l'alcool absolu**.

125. L'alcool absolu du commerce n'est ordinairement que de l'alcool à 98 ou 99 degrés. On peut en enlever l'eau en y plaçant des morceaux de sulfate de cuivre calciné.

On se procure ce dernier dans le commerce ; on le lie, et on le coud, au moyen de fil, dans de petits sacs en linge qu'on dépose dans des flacons où l'on conserve l'alcool absolu. Ces flacons doivent toujours être bien fermés, vu que l'alcool absolu s'empare de l'eau contenue dans l'air.

126. Pour obtenir une pénétration graduelle des différentes substances, et rendre l'imprégnation moins brusque, on porte les objets, du xylol, non directement dans la paraffine pure, mais, tout d'abord, dans un **mélange** où le xylol entre pour une plus grande part que la paraffine. On place le mélange dans une étuve (V. § 133) de 50 à 55° C. ; le xylol s'évapore peu à peu au bout de quelques heures, et il ne reste que la paraffine presque pure. Comme elle ne se purifie pas entièrement, il restera à reporter l'objet dans la **paraffine pure** pendant quelques heures.

127. *Espèces de paraffine*. Suivant la saison à laquelle on fera les coupes, on emploiera des paraffines de points de fusion différents ; celle qui fond à 50°, par des températures faibles, celle qui fond à 55°, par des températures plus élevées.

On fera bien d'opérer avec diverses sortes de paraffine et d'en faire un mélange. On tient comme la plus molle celle qui fond entre 45 et 50 degrés, et comme la plus dure, celle qui fond entre 55 et 60 degrés. Suivant que l'on prend plus ou moins de l'une ou de l'autre, on obtient par tâtonnements une paraffine qui fond à la température désirée.

128. Graf Spee (85) recommande la paraffine surchauffée, notamment pour les coupes en tænia (V. § 187). Voici son procédé :

On fond la paraffine de 50° dans une coupe en porcelaine ouverte, exposée à la flamme d'une lampe à alcool ; d'épaisses vapeurs blanches d'une odeur désagréable se produisent au bout de une à six heures, suivant la quantité de paraffine employée : bientôt, elle se réduit un peu de volume, et son point de fusion s'élève de quelques degrés ; l'opération est terminée quand la masse se colore en jaune brun rappelant la cire jaune ou le miel.

129. La *durée* pendant laquelle le morceau à inclure doit rester dans chacun des différents milieux, se règle d'après sa grosseur ; la plus longue sera celle de son séjour dans l'alcool absolu, dans le but de lui enlever entièrement son eau, et dans le mélange de xylol-paraffine pour amener l'évaporation la plus complète du xylol.

Voici un tableau indiquant en heures la durée la plus convenable pour des morceaux de grosseurs différentes :

	Petits objets au-dessous de 1 mm. de côté.	Objets moyens jusqu'à 5 mm. de côté.	Gros objets au-dessus de 5 mm. de côté.	Très gros objets.
Alcool absolu..	2	6	24	Temps plus long, mais aux dépens de la bonne conservation.
Xylol	1/2	2—3	3—4	
A partir de ce moment, dans l'étuve :				
Xylol-paraffine.	1	4	6	
Paraffine......	1/2	2	3—4	

Le séjour dans l'étuve ne présente pas de danger, étant supposé que l'eau a été bien enlevée, et que les objets n'y restent pas trop longtemps.

130. Il n'est pas nécessaire que l'opération de l'imprégnation soit continue; on peut très bien sortir le soir de l'étuve le morceau qui se trouve dans la paraffine pure, et l'y remettre le matin. Il vaut mieux, dans tous les cas, agir ainsi, que de laisser toute la nuit les morceaux dans l'étuve, et risquer qu'ils s'y détériorent.

131. Si l'on veut rendre l'action graduelle et uniforme, on peut, au lieu de porter l'objet du xylol dans le mélange, ajouter au xylol des morceaux de paraffine fondue. Celle-ci, en fondant, se mélangera graduellement au xylol, pendant que ce dernier s'évaporera.

S'il s'agit d'objets très délicats, on peut opérer avec ménagements le transport de l'alcool absolu dans le xylol en additionnant peu à peu l'alcool de xylol.

132. Naturellement on peut, au lieu du xylol, employer d'autres liquides, signalés § 124, dissolvant la paraffine. Le chloroforme convient particulièrement à cette fin. On porte l'objet de l'alcool absolu dans le chloroforme. Tout d'abord, il surnage à la surface ; mais peu à peu, à mesure que le chloroforme prend la place de l'alcool, il tombe au fond. On opérera, dans la suite, d'une manière analogue à la précédente : mélange chloroforme-paraffine ; paraffine pure.

133. Une **étuve** consiste en une caisse en fer blanc à double paroi, munie d'un couvercle simple.

L'espace compris entre la paroi intérieure et la paroi extérieure est rempli d'eau ou de glycérine. Un thermomètre en indique la température. Le couvercle de la caisse qui joue le rôle de chambre chaude, est percé d'un trou dans lequel on place un thermomètre *tt*. Le meilleur mode de chauffage est fourni par une flamme de gaz. L'étuve devant être maintenue à une température fixe donnée, un mécanisme empêchera que la température s'élève, une fois que le degré de chaleur désiré aura été obtenu. Ce mécanisme consiste dans un régulateur qui diminuera l'afflux de gaz, et par suite la flamme (fig. 3, *R*).

134. On fait aussi des étuves en forme d'armoires présentant sur le devant une porte en verre. Dans l'intérieur, sont disposées des étagères sur lesquelles on peut placer des godets à paraffine, etc. (fig. 3). On peut se les procurer chez Jung d'Heidelberg.

135. Le **régulateur**, *R*, enchâssé dans une seconde ouverture percée à travers le couvercle de la boîte interne, consiste, dans sa forme la plus simple, en deux tubes de verre qui entrent l'un dans l'autre

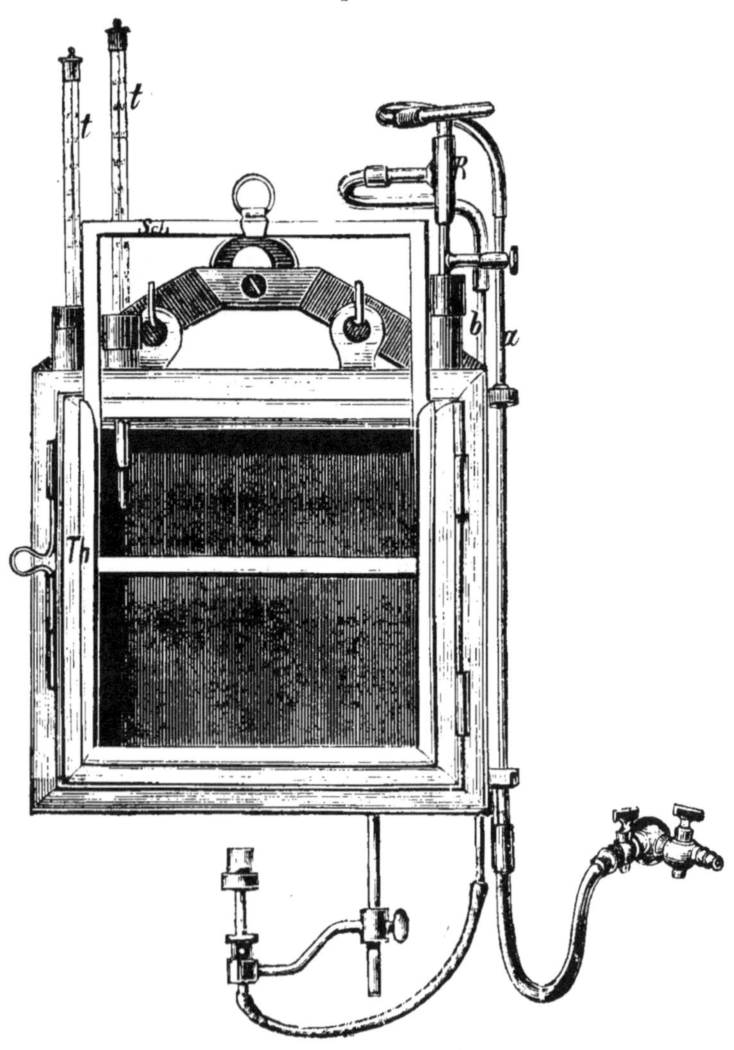

Fig. 3.

sans se toucher. Le tube interne plus étroit donne passage au gaz qui vient dans le tube extérieur plus large. Ce dernier est fermé à ses deux extrémités, mais il porte une ouverture latérale par laquelle le gaz sort et se rend au bec.

Le tube plus étroit n'atteint pas tout à fait le fond de l'autre ; celui-ci est rempli en partie d'un liquide, de mercure par exemple, dans lequel, la température voulue de l'étuve une fois obtenue, on plonge la pointe du tube étroit taillée en biseau.

Si la température s'élève, la colonne de mercure s'élèvera aussi et rétrécira, peu à peu, l'ouverture, de manière à donner passage à une moindre quantité de gaz.

Pour éviter qu'une élévation de température trop rapide, ou que la fermeture complète du tube n'amène l'extinction de la flamme, on a ménagé, vers le haut, dans le tube étroit, une petite ouverture qui donne constamment passage à un faible écoulement de gaz.

136. On peut, en certaines circonstances, obtenir la paraffine ou le mélange à une température voulue, par d'autres procédés plus simples, mais moins sûrs ; on peut, par exemple, se servir d'un verre plein d'eau que l'on chauffera à la flamme d'une lampe à alcool : il sera possible d'obtenir une température à peu près constante en modérant ou activant la flamme, l'œil constamment fixé sur le thermomètre.

Les capsules à paraffine, etc., ne doivent pas être posées sur le fond du vase, mais bien sur un support ou sur un petit banc afin d'éviter l'influence directe de la flamme.

Avec ce procédé, on a à lutter contre certains inconvénients, entre autres, contre la vapeur d'eau qui, en se condensant, peut amener la formation d'eau dans les capsules à paraffine. On a essayé d'y obvier en plaçant sur le récipient un couvercle portant des ouvertures qui permettent d'y tenir les godets supendus.

137. De très élégants appareils de ce genre qui nécessitent naturellement aussi l'emploi d'un régulateur, sont connus sous le nom d'« *étuves de Naples* » ; mais leur petite dimension les exclut de certains usages.

138. L'objet ainsi inclu dans la paraffine pure est alors jeté dans un moule.

139. On enduit le moule d'une mince couche de

glycérine qui permet d'en retirer facilement la paraffine une fois durcie.

140. Comme moule, on emploie pour les objets de moyenne grosseur, une double encoignure établie sur une plaque de verre, consistant en deux plaques métalliques de cuivre ou de laiton à angle droit, qu'on peut disposer de façon à obtenir un moule de dimension variable.

141. On use souvent, en guise de moule, de petites caisses en papier ou en étain, dont la confection est à la portée de chacun.

Pour de très petits objets, un verre de montre servira très bien de moule.

142. Voici comment on procède à l'inclusion : On commence par bien enduire de glycérine le moule et la plaque de verre qui forme le plancher ; puis, on chauffe légèrement une spatule et une aiguille à la flamme de la lampe à alcool (la spatule est une plaque généralement en fer blanc, mais de préférence en platine, et munie d'un manche) : on verse la paraffine dans le moule, et l'on y transporte l'objet avec la spatule chauffée.

On l'oriente alors, ce qui revient à le placer avec l'aiguille chaude dans la position où il doit plus tard être coupé. L'orientation s'impose pour bien des objets, car elle devient très difficile et même impossible, une fois la paraffine refroidie et devenue opaque.

L'orientation opérée, on attend la formation, à la surface de la paraffine, d'une pellicule que l'on peut hâter en soufflant dessus : à ce moment, on plonge le moule dans l'eau froide pour provoquer un refroidissement aussi prompt que possible, condition indispensable, car la paraffine refroidie lentement n'est pas aussi homogène et ne se coupe pas aussi bien qu'après avoir subi un refroidissement brusque.

Après un séjour de 30 minutes environ dans l'eau froide, les objets de moyenne taille sont suffisamment durcis et peuvent être retirés du moule.

143. L'inclusion dans le **collodion** a été introduite dans la technique microscopique par **Duval.**

Schiefferdecker (82) recommande la **celloïdine** comme son succédané (1). On se sert aujourd'hui de préférence de cette substance pour les gros objets (2 cm. de côté ou au-dessus), et aussi, pour ceux de plus petite dimension, provenant de tissus de consistance variable, ou trop durs pour être coupés dans la paraffine, tels que : épiderme, os décalcifiés, coupes épaisses de muscles lisses. Dans les recherches sur les organes nerveux centraux d'après la méthode de Weigert, la celloïdine ou le collodion doivent être toujours préférés à la paraffine ; des fragments inclus dans la celloïdine ou le collodion ne se laissent couper qu'à l'état humide, et ne donnent pas de sections aussi minces que ceux qui ont été imprégnés à la paraffine.

On fait trois solutions : une solution concentrée de celloïdine dans parties égales d'alcool absolu et d'éther sulfurique, avec la consistance d'un sirop épais ; la deuxième solution est formée d'une partie de cette solution allongée d'un volume double d'éther ; la troisième, enfin, formée d'une partie de la solution 2 diluée dans deux parties d'éther alcoolique.

Les objets que l'on veut inclure dans la celloïdine sont transportés de l'alcool absolu dans l'éther sulfurique, où leur séjour ne doit pas être de trop longue durée, atteignant au plus 24 heures ; au sortir de l'éther, on les plonge dans la troisième solution où ils séjournent de 6 à 8 jours ; de là, dans la seconde où ils restent le même temps, et enfin dans la première où ils séjournent moitié moins. C'est dans cette dernière solution qu'on les inclut en les versant dans une boîte en papier avec une quantité suffisante d'une solution concentrée de celloïdine. La surface prend assez rapidement plus de consistance par suite de l'évaporation de l'éther et de

(1) *Duval* recommande plutôt l'emploi du collodion qui est une substance beaucoup moins chère et qui, au total, donne d'aussi bons résultats. On fait des solutions de collodion d'abord diluées que l'on épaissit à volonté. Il a imaginé, pour maintenir les éléments en place, un procédé très ingénieux connu sous le nom de « Collodionnage des surfaces de section » V. note du § 402.

(Note du traducteur.)

l'alcool ; à ce moment, on transporte avec précaution la boîte dans l'alcool à 80° où s'effectue le durcissement complet de toute la masse ; on enlève alors le papier, on isole la préparation avec un peu de celloïdine, en enlevant en minces lamelles, avec un couteau, la celloïdine en excès. On peut, avant de le couper, fixer le morceau avec la solution N° 1, sur du bois ou du liège : on le place, avant de le coller, dans l'alcool absolu pendant 5 minutes, afin d'amollir la couche de celloïdine la plus superficielle. On peut encore faire adhérer fortement avec le doigt, ou lier avec une aiguille à coudre ou tout autre instrument, le fragment en question, sur un morceau de bois ou de liège, au moment où on le sort de la solution de celloïdine ; au bout de quelques secondes, la celloïdine placée sous une cloche de verre a durci ; on transporte alors le tout (liège et préparation) dans un verre rempli d'alcool à 80°, et on a soin que la préparation plonge entièrement dans l'alcool : elle y restera deux jours, après quoi elle pourra être immédiatement coupée ou conservée en attendant, dans l'alcool à 70°.

144. Pour les manipulations ultérieures (V. § 194), on devra ne pas perdre de vue la solubilité facile de la celloïdine dans l'alcool fort, et, tout particulièrement, dans l'alcool absolu. Elle est encore soluble dans de nombreuses huiles essentielles, et en première ligne, dans l'essence de girofle d'usage si fréquent ; elle est, par contre, insoluble dans les essences de Bergamott, d'origane et de cèdre.

145. Au lieu et place de la celloïdine et de la même manière, on peut employer la photoxyline que distinguent sa facile solubilité et sa transparence.

146. On a cherché à réunir les avantages que présentent les inclusions dans la celloïdine et dans la paraffine, et, autant que possible, à en éviter les inconvénients. Pour cela, on imprègne l'objet, tout d'abord avec la celloïdine, et puis encore après, avec la paraffine. C'est l'*inclusion dans la celloïdine et dans la paraffine*.

Cette méthode est bonne à employer pour des objets très délicats dont le séjour dans le xylol et l'étuve pourrait provoquer le ratatinement.

On commence par préparer les solutions suivantes :

a. Un mélange à parties égales d'alcool absolu et d'éther : *éther alcoolique.*

b. Une solution saturée de celloïdine dans l'éther alcoolique : *solution mère.*

La solution mère, que l'on n'emploie pas directement comme agent d'imprégnation, mais seulement à titre d'ingrédient, sert à préparer :

1. La solution mère avec deux parties d'éther alcoolique.

2. Une partie de la solution 1 avec deux parties d'éther alcoolique.

3. Une partie de la solution 2 diluée dans deux parties d'éther alcoolique.

De l'alcool à 90°, l'objet passe dans l'alcool absolu où il séjourne 24 heures, puis successivement, dans l'éther alcoolique, la solution 3, la solution 2 et enfin la solution 1.

On inclut la préparation dans cette dernière que l'on laisse pendant 24 heures à l'air libre ou à demi recouverte. On coupe des plaquettes de celloïdine et on les plonge durant 24 heures dans l'alcool à 70°, puis 12 heures dans l'alcool à 90°. On les porte alors dans un mélange d'huile d'origane et d'alcool à 90° au tiers ; ensuite, dans un mélange d'huile d'origane et de xylol au tiers, et enfin dans le xylol pur et l'étuve ; après quoi, viennent le mélange xylol-paraffine, la paraffine pure, l'inclusion suivant les indications des §§ 138 et suivants.

147. Pour obtenir des coupes minces, il est bon d'enduire chaque fois la surface de la coupe d'une légère couche de celloïdine, de laisser cette dernière se prendre, et de couper à ce moment.

On peut suivre le même procédé pour les coupes faites avec la paraffine.

148. Field et Martin (94) recommandent une méthode consistant à faire l'inclusion simultanément avec un mélange de celloïdine et de paraffine.

149. Schéma pour l'inclusion

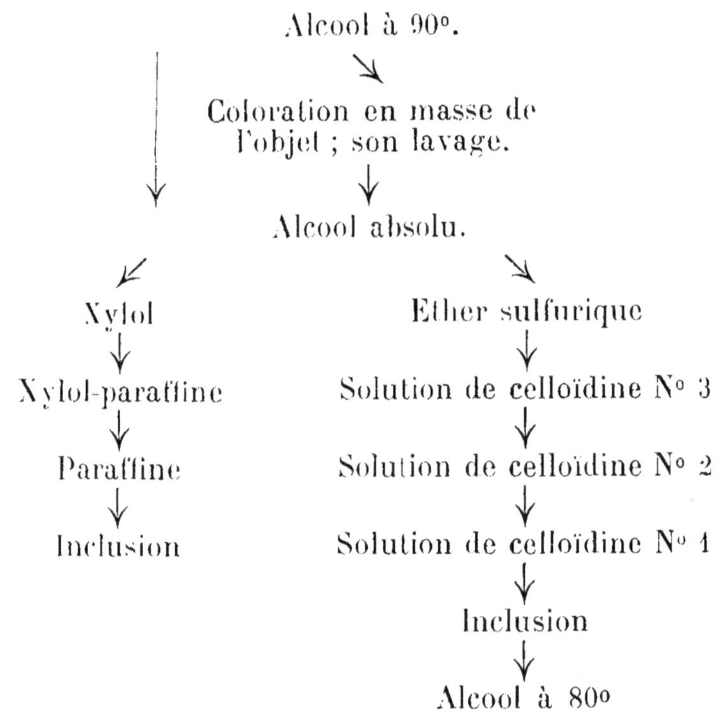

IIIe CHAPITRE

Microtome.

150. Pour soustraire l'opération qui consiste à faire une coupe, à l'éventualité du plus ou moins d'adresse de l'opérateur, on a imaginé une série d'appareils qui portent le nom de **Microtomes**. Ces appareils, très variés dans leur construction, présentent tous une disposition qui permet, après chaque coupe, de surélever la préparation, juste à la hauteur correspondant à l'épaisseur que l'on veut obtenir pour la coupe suivante.

Cette disposition est réalisée, par exemple dans le microtome de Jung, par un plan oblique sur lequel se meut la préparation, tandis que le rasoir reste dans un même plan ; dans d'autres appareils, par un mouvement élévatoire de la préparation au moyen d'une vis micrométrique à laquelle elle est fixée. La condition essentielle pour la réussite de la coupe, est que le rasoir n'enlève exactement que la portion surélevée de l'objet. Beaucoup de microtomes y satisfont, en fournissant à la main qui porte le rasoir un appui solide, qui empêche d'enlever au delà de ce qui saille au-dessus de ce point d'appui.

Dans d'autres microtomes, le rasoir est fixé à un bloc qui se meut sur des rails : il parcourt ainsi chaque fois le même chemin et, chaque fois, n'enlève de l'objet que la portion surélevée. Ces derniers sont connus sous le nom de **Microtomes à traîneaux.**

151. Dans d'autres appareils, le rasoir est fixé, et c'est l'objet qui, à l'aide d'un levier, se meut devant lui.

Un excellent microtome à traîneaux est celui qui sort des ateliers de Jung, de Heidelberg (Fig. 4). Voici quel en est le principe :

152. Parties constituantes du microtome de Jung.

Le statif O M S est composé de quatre plaques métalliques. La première fait fonction de pied et repose sur la table ; une seconde y est fixée perpendiculairement. Les côtés de celle-ci portent chacun une plaque formant un angle aigu ouvert par en haut. Deux coins métalliques très pesants s'enchâssent exactement dans ces deux angles, et peuvent se mouvoir sur les rails que portent les plaques : pour éviter le frottement, ils courent sur des boutons. Ils portent le nom de traîneaux. A droite se trouve le traîneau qui porte le rasoir, c'est le **traîneau du rasoir** M S ; à gauche, celui qui porte l'objet, c'est le **traîneau de l'objet** N L.

153. Le rasoir E est fixé horizontalement au moyen d'une vis au **traîneau du rasoir.**

154. Les traîneaux du rasoir de fabrication plus récente sont percés, la plupart, de plusieurs trous qui permettent de placer le rasoir à volonté.

155. Les rasoirs, dont le manche peut être adapté à la vis, sont d'un usage très commode : une vis à étau permet de donner différentes positions au manche du rasoir, et d'utiliser ainsi la longueur entière de la lame. Il est alors possible, quand un point du rasoir ne coupe pas bien, de le déplacer.

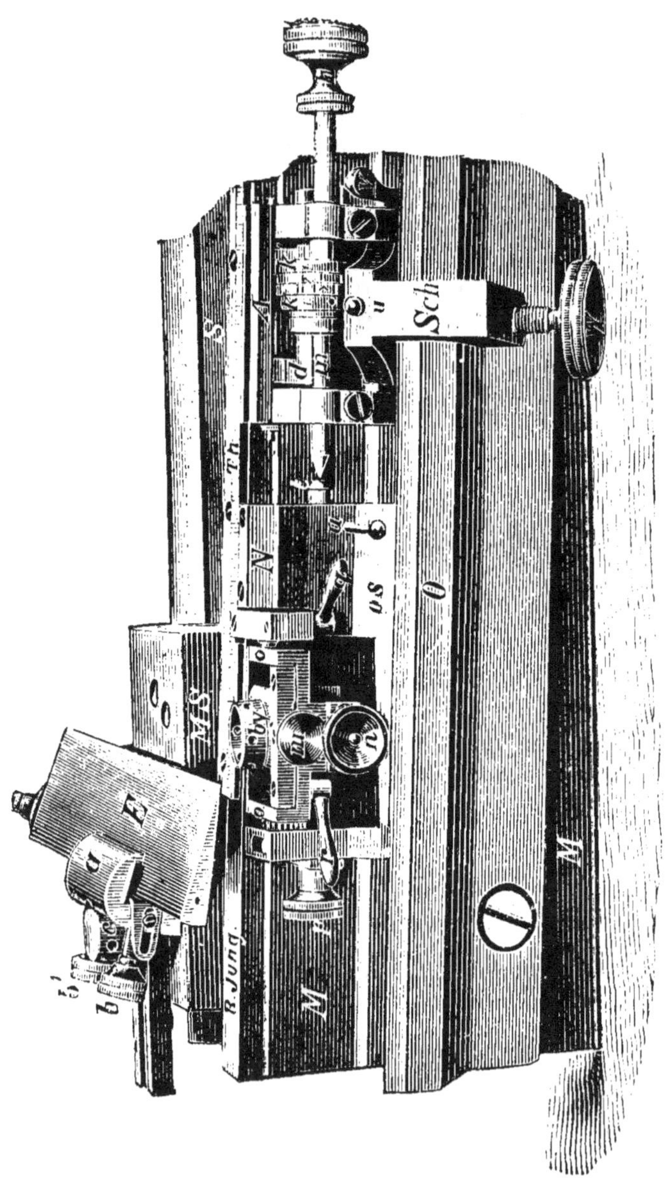

Fig. 4. — Microtome de Jung.

156. Les rasoirs, qui doivent être fixés sans manche, possèdent à leur extrémité une poignée dans laquelle s'engage la vis d'arrêt.

157. Le traîneau de l'objet porte *le porte-objet* by ; celui-ci consiste en un système susceptible d'être élevé ou abaissé à volonté sur une tige, grâce à une vis d'arrêt ; il est destiné à supporter l'objet, ou le liège, ou le bloc de bois sur lequel l'objet est collé : un fort ressort le tient fermé ; mais une vis à effet contraire permet de l'ouvrir.

158. Ces sortes de traîneaux de l'objet ont été remplacés par d'autres chez lesquels l'objet peut tourner dans toutes les directions, et prendre la situation que l'on veut. Ce sont les *appareils à orientation* by, oo : ces derniers sont indispensables pour les recherches délicates, et tout particulièrement en embryologie ; celui du microtome de Jung est formé de deux cadres placés l'un dans l'autre, rendus mobiles par une vis autour de deux axes rectangulaires et susceptibles de prendre toutes les positions.

Dans le cadre intérieur, peut être placé un cylindre sur lequel on fixe l'objet par voie de fusion ; le cylindre, et avec lui l'objet, peut s'élever ou s'abaisser ; il peut aussi tourner autour de son axe longitudinal.

159. Si le traîneau de l'objet restant en repos, on fait mouvoir sur les rails le traîneau du rasoir, il coupera la portion de l'objet qui dépasse le niveau de la base ; on le ramène alors en arrière. La voie du traîneau du rasoir est parallèle au plan de la table ; celle du traîneau de l'objet, au contraire, va s'élevant insensiblement. Il en résulte que le traîneau de l'objet s'élève un peu lui-même d'arrière en avant ; par suite, s'élève aussi l'objet ; par suite encore, ramené en avant, le traîneau du rasoir le coupera : l'opération se répètera de la même manière indéfiniment.

Un seul moment de réflexion suffit pour repousser l'idée qui pourrait venir, qu'on aurait ainsi des coupes en biseau et non des coupes horizontales.

Une échelle portant un vernier Tn mesure l'espace dont a avancé le traîneau de l'objet. On n'aura donc qu'à regarder de combien se sont élevés les rails pour estimer l'épaisseur de la coupe. Le quantum de cette élévation étant connu pour chaque microtome, une lecture directe donnera l'épaisseur de la coupe.

160. Cependant, cette estimation n'est pas à l'abri d'inexactitude, par suite de ce qu'a nécessairement d'irrégulier un mouvement communiqué par la main au traîneau de l'objet. Il est donc essentiel de recourir pour mouvoir ce traîneau, à l'emploi d'une vis micrométrique que l'on adaptera à un troisième traîneau A placé dans la voie qui suit le premier. On rapprochera ce traîneau de celui qui porte l'objet, jusqu'à ce que la pointe de la vis micrométrique arrive à son contact; elle donne alors contre une plaque spéciale *t* du traîneau de l'objet ; à ce moment, on immobilise le traîneau qui porte la vis micrométrique, au moyen d'une vis d'arrêt. Sch.

161. Quand on fait tourner la vis micrométrique d'une quantité déterminée, qui se lit sur un tambour que porte cette vis, le traîneau de l'objet, et avec lui l'objet, subit par cela même une certaine élévation ; le nombre de tours effectué donnera la mesure précise de l'épaisseur de la coupe, la valeur d'un tour de vis étant connue pour chaque microtome. Dans le microtome de Jung, cette valeur est de 15 μ.

162. Cette vis micrométrique joue donc un rôle bien autre que la vis micrométrique des autres microtomes (v. par exemple § 170) ; elle élève directement l'objet.

163. On construit pour les microtomes des rasoirs spéciaux en forme de coin ; la face inférieure de la lame qui glisse sur l'objet est plane et polie ; l'autre, au contraire, est évidée.

164. Pour repasser le rasoir (on vend à cet effet des cuirs faits tout exprès), on le pose à plat sur le cuir par sa face évidée, de façon à mettre en contact avec le cuir son tranchant et son dos. On ne doit pas pour les rasoirs, comme on le fait pour les microtomes, se servir d'huile pour les préserver de la rouille ; il convient beaucoup mieux d'user pour cela de paraffine. Avec un morceau de cette substance bien pure, on frotte la surface entière du rasoir.

Pour empêcher la rouille, on tiendra les rasoirs dans des étuis, et on les garantira, comme on le fait pour les microtomes, du contact des acides et de l'humidité.

Appareils accessoires du microtome de Jung.

165. Appareil de congélation : Cet appareil est adapté dans le microtome de Jung au traîneau de l'objet, comme le porte-objet et à sa place. Il consiste en une plaque de métal sur laquelle est placé l'objet ; à la face inférieure, on vaporise de l'éther à l'aide d'un soufflet. La plaque subit un refroidissement considérable et l'objet se congèle. Une fois congelé, on le coupe à la manière ordinaire.

Quand on s'est servi de l'appareil de congélation, il est nécessaire de le nettoyer avec un soin tout particulier pour éviter la rouille.

On fera bien, quand on voudra opérer une coupe, de verser sur le rasoir, et non sur l'objet, une assez forte quantité de liquide, tel qu'une solution aqueuse d'acide chromique au tiers, tel encore que la solution physiologique de sel marin, où la coupe puisse nager ; de cette manière, on prévient aisément l'enroulement.

166. La pression, que pourrait exercer la main sur le traîneau du rasoir en le mouvant, peut très bien s'éviter en fixant au traîneau une cheville dans la direction de la table.

167. Dans beaucoup de microtomes de Jung, les traîneaux se meuvent sur de petits pieds en ivoire et non sur des boutons métalliques.

168. Nous ne donnerons pas ici la description détaillée d'autres microtomes, parce que celle du microtome de Jung en facilite l'intelligence. Bornons-nous donc à ajouter quelques noms :

169. Le microtome de *Ranvier* consiste en une plaque sur laquelle un rasoir est mis en mouvement avec la main ; à sa partie médiane percée, s'ouvre un cylindre creux destiné à contenir l'objet. Ce qui dépasse la plaque est coupé. Le mouvement en avant de l'objet est obtenu au moyen d'une vis micrométrique, laquelle, munie d'une plaque, s'enfonce dans le cylindre et pousse l'objet.

170. Le microtome de *Schanze* se compose d'un traîneau portant le rasoir, semblable à celui que nous avons décrit dans le microtome de Jung. L'élévation de l'objet s'opère, comme dans le microtome de Ranvier, au moyen d'une vis micrométrique avec limbe gradué pour la lecture. Ce microtome est aujourd'hui pourvu d'une série de pièces d'invention récente comme : appareil à orientation, cuve à immersion pour les coupes humides.

En outre, dans ces mêmes instruments, les rails sont en verre ; on peut, en cas de dégradation, les enlever et les remplacer par d'autres. (Ces excellents instruments se vendent chez Becker de Gœttingen).

171. Les non moins excellents microtomes à traîneau de Katsch de Munich se distinguent, avantageusement, par un élévateur de grande dimension, permettant d'obtenir des séries ininterrompues de coupes de gros objets.

172. Enfin, il faut citer les microtomes dits automatiques.

Emploi du microtome de Jung.

173. Huiles. Les rails où glissent les traîneaux du microtome seront nettoyés et enduits avec une épaisse couche d'huile. On recommande pour cet usage :

4 p. d'huile d'os.

1 p. de pétrole.

Le mode d'emploi de l'huile exige un soin tout particulier, car de lui dépend la régularité de la marche du traîneau. Si cette marche est difficile, ce qui se produit au bout de vingt-quatre heures environ, surtout quand on n'abrite pas le microtome contre la poussière en le recouvrant, par exemple, d'une cage de verre, il convient de surseoir à l'emploi d'huile nouvelle ; on doit tout d'abord nettoyer soigneusement avec un linge les voies des traîneaux, et seulement alors, faire usage d'huile fraîche.

La couche d'huile doit avoir une certaine épaisseur, de façon que le traîneau du rasoir, dont les rails réclament plus particulièrement cet enduit, poussé légèrement avec le doigt, glisse de lui-même.

On n'emploie pas d'huile pour les traîneaux dont les rails sont en verre (V. § 170).

174. Bloc de paraffine. On coupe d'abord en forme de dé, avec un rasoir, l'objet inclus dans la paraffine (V. § 138 et suiv.) ; ensuite, on enlève le mieux possible la paraffine en excès sur cinq de ses faces. La sixième est fixée par fusion sur un morceau de paraffine dure, sur du liège ou sur du bois ajusté au crampon du traîneau de l'objet. Pour cela, on fond la paraffine avec un fil de platine chauffé à la flamme, et on met immédiatement le morceau en place ; on égalise au moyen du fil chaud les quelques irrégularités qui peuvent se produire, et on plonge le morceau pendant 10 minutes dans l'eau froide : c'est à ce morceau que l'on donne le nom de bloc de paraffine.

175. Des morceaux fixés, même non inclus, à la condition de conserver un peu d'humidité, se laissent couper, pourvu, naturellement, qu'ils soient d'une consistance suffisante. On les monte avec de la gomme sur un bloc de liège ou de bois. On tient, quelque temps, morceau et bloc dans la main, et on les plonge dans l'alcool pour faire refroidir la gomme.

On visse solidement le tout sur le porte-objet. L'objet est alors monté.

176. On oriente le rasoir sur son traîneau de façon que son grand axe fasse un angle aigu avec celui du microtome.

177. Toutes les vis doivent être fortement serrées de façon à souder absolument l'objet et le rasoir à leurs traîneaux. Dans le montage de l'objet, il faut tout spécialement se garder de tourner à faux la vis à effet contraire.

178. On enlève alors l'objet de manière à ce que sa face supérieure atteigne aussi exactement que possible le niveau du rasoir ; puis, par tâtonnements, un léger déplacement du traîneau ayant pu accidentellement se produire, on amène le rasoir sur l'objet de façon à faire rencontrer ce dernier par la lame.

179. Une règle absolue de microtomie, c'est que le rasoir du microtome ne doit jamais servir à couper des tranches épaisses. Veut-on, par exemple, se défaire d'une partie du morceau inclus pour obtenir des coupes de sa région moyenne, on y procédera soit avec un couteau ordinaire bien aiguisé, soit en faisant avec le rasoir du microtome, l'une après l'autre, des coupes d'épaisseur moyenne : pour cela, on déplacera chaque fois le traîneau de l'objet tout au plus d'une division de l'échelle, et on coupera : on opérera ainsi jusqu'à ce qu'on se soit débarrassé de la portion en question.

La hauteur convenable de la coupe une fois obtenue, on coupera avec un couteau la paraffine sur les bords du bloc, afin de rendre la surface de la coupe de l'objet aussi petite que possible. Il convient pour cela, si on opère avec un rasoir orienté obliquement, de disposer le bloc pour la coupe, de façon à ce que le rasoir l'aborde par un angle ; l'attaque sera ainsi plus aisée, mais cela importe peu ; on rapproche alors le traîneau porteur de la vis micrométrique du traîneau qui porte l'objet, de manière à mettre en contact la pointe de la vis avec la plaque d'agate, et on fixe le traîneau avec la vis d'arrêt.

180. Pour **couper**, on pousse de la main droite le traîneau du rasoir ; on le saisit avec deux doigts : l'un posé sur le côté qui regarde l'opérateur, l'autre sur le côté qui lui est opposé. On ne doit jamais exercer de pression par en haut ; elle aurait pour effet de chasser la couche d'huile intercalée entre le traîneau et sa voie, et de compromettre la régularité de l'opération et son résultat.

181. La main gauche tient un pinceau destiné à empêcher que la coupe ne s'enroule pendant l'opération.

182. On construit pour cet objet des sortes de lamineurs dont l'emploi est d'ailleurs superflu.

183. On commence par tourner la vis micrométrique, et, tout d'abord, on cherche à obtenir une épaisseur de coupe de 15 μ (correspondant à un tour complet de la vis dans le microtome de Jung) ; plus tard, une épaisseur de 10 μ et au-dessous, ce qui revient à faire subir à la vis une rotation égale aux 2/3 d'un tour ou à moins ; on lit ces mesures sur le tambour.

On pousse alors lentement le traîneau du rasoir le long de sa voie, et, du moment que le rasoir se met à couper, on maintient avec le pinceau la coupe, avant qu'elle ne commence à s'enrouler.

L'emploi du pinceau présente au début de grandes difficultés. Il faut éviter de couper les poils du pinceau avec la préparation ; à cet effet, on aura soin de tenir, pendant l'opération, la coupe libre dans l'air, sans appuyer le pinceau sur le rasoir ; c'est d'ailleurs une habitude facile à prendre.

184. La coupe est-elle venue à bien, on l'enlève avec un ou deux pinceaux, ou bien avec une aiguille, ou bien encore avec une petite baguette de verre effilée, pour la soumettre aux traitements ultérieurs. On ramène le traîneau du rasoir en arrière en lui faisant parcourir toute la voie. L'obligation de ramener constamment le traîneau à l'extrémité de la voie garantit à cette dernière une usure uniforme.

185. Si l'opération a duré longtemps, la vis micrométrique aura atteint la fin de sa course ; il faut, à ce moment, la tourner en sens inverse ; mais alors, il n'y aura naturellement plus contact entre la vis ramenée à son point de départ et le traîneau du rasoir ; pour le rétablir, on dévissera la vis d'arrêt du traîneau de la vis micrométrique, et on poussera avec précaution, comme précédemment, ce traîneau contre celui de l'objet ; après quoi, on fixera à nouveau fortement la vis d'arrêt.

Le traîneau de l'objet devra rester à la même place durant toute la durée de l'opération ; si on l'a remué par mégarde, on élèvera avec précaution l'objet à la hauteur voulue de la coupe, en procédant comme il a été dit § 178.

186. L'obliquité d'orientation du rasoir, dont nous avons parlé ci-dessus, est tout particulièrement nécessaire quand on a affaire à un objet difficile à couper ; elle a pour heureuse conséquence, que la lame pénètre dans le bloc de paraffine sans exercer de pression sur lui, ce qui facilite l'opération.

187. Il convient aussi quelquefois de disposer le rasoir transversalement à l'axe longitudinal des voies ; cette disposition rend possible ce qu'on appelle les *coupes en tœnia*. Dans les sections de cette sorte, la coupe n'est pas enlevée du rasoir ; elle adhère au tranchant, et chaque coupe se soude intimement, bord à bord, à celle qui suit; on obtient de cette manière toute une série de coupes adhérentes entre elles. La méthode du tœnia, impraticable pour les coupes épaisses, ne peut être employée que pour de petits objets avec une paraffine spéciale, et à une température convenable ; ce procédé accélère l'opération.

Le bloc de paraffine incluant l'objet aura de préférence la forme carrée ; la surface en sera taillée de façon que son bord tourné vers le tranchant du rasoir et celui qui regarde l'opérateur soient tous deux parallèles au tranchant.

188. La haute température du laboratoire empêche souvent de couper la paraffine, même quand son point de fusion est relativement bas ; pour y obvier, on a recours aux rasoirs réfrigérants (Stoss, 94). Ces sortes de rasoirs (que Lang fabrique à Heidelberg) sont percés sur toute leur longueur, près du dos, d'une gouttière qui donne passage à un courant d'eau froide. Si, par suite de la température élevée de la chambre, la paraffine s'amollit par trop, on peut encore recourir à l'emploi d'un petit morceau d'ouate imbibée d'éther dont on enveloppe le fragment de paraffine.

Le procédé de coupe que nous venons de décrire s'applique aux objets pénétrés de paraffine, l'opération se faisant à sec.

189. Les objets inclus dans la celloïdine ou le collodion se coupent à l'état humide, c'est-à-dire qu'ils demandent à être, ainsi que le rasoir, préalablement humectés chaque fois avec un pinceau trempé dans l'alcool à 70 ou 80 0/0.

Cette méthode des coupes humides réclame un degré tout particulier de propreté pour le microtome, afin de pouvoir éviter la rouille.

IVe CHAPITRE

Traitement ultérieur de la coupe.

190. Le traitement ultérieur de la coupe varie avec la nature de la substance dont elle a été pénétrée. Les coupes à la paraffine doivent tout d'abord être **débarrassées de cette paraffine** logée dans leur intérieur. Les coupes d'objets non colorées, même les plus minces, sont très peu distinctes ; il faut donc les colorer. Il y aura ainsi une opération consistant dans la coloration des coupes, qui pourront alors être **montées** définitivement.

On a reconnu de bonne pratique de fixer sur le porte-objet, avant tout traitement, les coupes de grande dimension faciles à détériorer, telles que celles de glandes, comme aussi les coupes d'objets délicats, ou celles en série qu'on doit garder disposées suivant un ordre déterminé.

C'est l'opération du « *collage* » ; elle présente entre autres avantages, celui de permettre de traiter en même temps, et par suite avec plus de rapidité et de régularité un grand nombre de coupes. Elle est indispensable quand on veut obtenir ce qu'on appelle des séries de coupes, comme dans les recherches embryologiques. Le collage et le traitement ultérieur des coupes faites dans la paraffine comportent la succession suivante d'opérations : *collage, soustraction de la paraffine ; coloration de la coupe ; conservation* (Voir les chapitres suivants).

191. Il ne sera question actuellement que du **traitement à la paraffine et à la celloïdine des coupes non collées** (pour ces dernières les méthodes de collage (V. § 205) ne sont pas aussi complètement connues que pour les premières).

Ce traitement des coupes non collées est bon à connaître, parce qu'il joue un rôle dans la technique anatomo-pathologique.

192. Les coupes à la paraffine sont directement

portées avec un pinceau ou une aiguille dans un verre de montre contenant un des liquides, cités plus haut, (V. § 124) dissolvant la paraffine, par exemple du xylol ; la coupe y séjournera pour le moins jusqu'au moment où la paraffine sera dissoute, moment que l'on peut saisir à l'œil nu. Quand toutes les coupes sont faites, on peut les traiter toutes simultanément ; on les retire du xylol et on procède directement à leur conservation, étant donné que la masse employée dans ce but s'y prête ; qu'elle soit privée d'eau par exemple ; ce sera, si l'on veut, du baume de Canada dissous dans le xylol.

On procède ensuite comme il est indiqué § 243. Le transport de la coupe se fait au moyen d'une spatule et d'une aiguille, et on a soin qu'elle repose à plat sur la spatule aussi bien que sur le porte-objet. Si l'on doit colorer les coupes avant de les coller, on les sortira du xylol, et on les placera avec une spatule et une aiguille dans un verre de montre contenant de l'alcool absolu ; on emploiera tout d'abord la coloration par l'hématoxyline (V. § 249). Quand cette opération a réussi, on n'a plus qu'à choisir entre les différents colorants, en se conformant aux indications contenues dans le chapitre 7.

193. Toutefois, on peut aussi ne pas attendre d'avoir monté les coupes, pour les examiner directement ; il est même avantageux, dans certaines conditions, en particulier quand on les transporte du xylol dans des liquides possédant des indices de réfraction différents, de les placer et de les examiner dans ce milieu sur le porte-objet. On fait alors, souvent, usage de l'essence de girofle dont l'indice de réfraction est élevé ; les coupes peuvent y être directement portées en sortant du xylol.

Si l'on veut observer dans la glycérine (Voir aussi § 216), les coupes devront passer du xylol dans l'alcool absolu, de là dans l'alcool à 90°, puis, dans l'alcool à 70° et ensuite dans l'eau distillée ; après quoi, elles séjourneront environ une minute, successivement dans deux solutions de glycérine contenant, l'une, ses 2/3 d'eau, l'autre sa moitié, et la série se clora par la glycérine pure.

194. Les **coupes à la celloïdine** ne doivent pas

être mises en contact avec l'alcool absolu, dans le cas où l'on veut conserver cette substance. On les portera donc, dès qu'elles seront faites, dans un verre de montre contenant de l'alcool de 70 à 80°. On peut les colorer, en ayant soin d'en exclure quelques colorants solubles dans l'alcool absolu, puis les laver..... etc. ; on les place ensuite dans l'alcool à 95° où elles séjournent de 1 à 3 minutes suivant leur épaisseur ; on les éclaircit dans l'huile d'origane ou de cèdre par exemple, mais jamais dans l'essence de girofle qui dissoudrait la celloïdine.

Après s'être débarrassé de l'huile avec du xylol par exemple, on monte la coupe dans le baume de Canada (V. § 213).

195. Comme milieu éclaircissant pour la celloïdine, l'acide phénique concentré fut, à notre connaissance, proposé pour la première fois par Urban. Weigert lui a fait subir une heureuse modification, en prenant 3 vol. de xylol avec 1 vol. d'acide phénique et déshydratant le mélange comme on fait pour l'alcool absolu (V. § 124).

Ve CHAPITRE

Collage.

196. Il convient pour économiser la place et le temps, mais aussi et surtout, pour garantir le plus possible les coupes de tout accident pendant l'opération, de les coller sur le porte-objet.

Le collage sur le couvre-objet est moins pratique ; il ne ferait qu'augmenter les difficultés de l'opération du collage et rendrait malaisé le traitement ultérieur.

197. La méthode de collage généralement employée de nos jours est celle du collage par l'**albumine**, introduite par P. Mayer (83), Giesebrecht et Andres. On casse des œufs de poule aussi frais que possible, au nombre de 3 environ ; on recueille l'albumine dans un plat, en évitant très soigneusement de léser la membrane du vitellus jaune. On bat l'albumine pendant quelque temps avec une baguette de bois et on filtre.

Comme l'albumine se décompose assez rapidement, il est bon d'introduire un petit morceau de camphre dans le liquide que l'on filtre aussi bien que dans le filtre lui-même.

L'albumine filtre très lentement ; cependant, au bout de 12 heures, on en obtient deux centimètres cubes. On y verse un égal volume de glycérine pure, on y met également un petit morceau de camphre ou de salicylate de soude, et on conserve le tout dans un flacon, bien à l'abri de la poussière.

Une fois qu'on a opéré le mélange de la glycérine et de l'albumine que l'on peut hâter en imprimant quelques secousses, on a une liqueur prête à être employée. On peut aussi hâter le filtrage en mêlant au préalable l'albumine et la glycérine, et en agitant quelque temps le mélange avec une baguette.

On place avec un pinceau fin sur le porte-objet soigneusement nettoyé, une couche *aussi mince que possible* d'albumine, que l'on étend au moyen d'une baguette de verre épais et bien propre.

Sur cette surface ainsi préparée, on pose les coupes incluses dans la paraffine ; on rabat avec un large pinceau les quelques rides peu nombreuses qui peuvent éventuellement se produire ; on presse par dessus assez fortement pour empêcher la moindre bulle d'air de se glisser entre la coupe et l'albumine ; après quoi, on place le porte-objet sur la table.

Si l'on veut complètement utiliser une surface d'une étendue donnée, celle d'un couvre-objet environ, on peut la tracer sur un morceau de papier avec un crayon ou tout autre instrument, et y adapter le porte-objet en l'y superposant.

On doit s'habituer à disposer les coupes en rangées et en files, à la manière des caractères et des lignes d'un livre.

On marque d'ordinaire les séries des porte-objet et l'ordre respectif des coupes qui y sont collées, à l'aide de signes, de numéros ou de lettres qui se suivent ; un instrument très propre à cet usage est la pointe de diamant. Il convient de placer toujours l'indication sur le même point du porte-objet, par exemple dans le coin inférieur de droite. On se servira avec grand avantage à cet effet de l'encre de vitrier du commerce, et on fera très bien de numéroter d'avance un grand nombre de porte-objet.

Tous les autres modes de désignation sont à rejeter, tels que l'encre, le crayon à l'huile, etc., parce qu'ils ne laissent pas de trace durable, surtout après un maniement répété de la préparation.

Un nombre voulu de coupes obtenu, posées sur la couche d'albumine et bien pressées, on chauffe le tout jusqu'à la température de coagulation de l'albumine, environ 70° C. Pour cela, on chauffe le porte-objet pendant un temps très court au-dessus d'une petite flamme de gaz ou d'alcool, jusqu'à ce que sa température se soit élevée. Cette méthode est rapide, mais son emploi exige beaucoup de précautions, parce que la préparation peut être détériorée par un excès de chaleur.

On obtient une température constante à laquelle se coagule l'albumine, en faisant usage d'appareils spéciaux, par exemple d'une étuve (V. § 133) réglée à la température de 70° C. On doit tenir compte de l'expérience suivante : Si l'on fait bouillir de l'eau dans un récipient convenable, au bain-marie, par exemple, et si l'on expose le porte-objet pendant une demi-minute environ à la vapeur dégagée par l'eau bouillante, en le plaçant dans un réseau en fil de fer au-dessus du bain-marie, l'albumine se coagule naturellement par suite de l'élévation de la température ; mais les tissus n'éprouvent aucune modification, si ce n'est toutefois les lamelles cartilagineuses et osseuses et les bandes élastiques qui changent facilement de forme. Avec un peu d'habitude, on peut retirer de la vapeur la préparation au bout de 10 secondes. Il faut de toute nécessité, dans ce cas, veiller à ce que la vapeur agisse directement sur la face inférieure du porte-objet. L'expérience apprend que la coagulation se produit après 10 secondes seulement d'exposition à la vapeur, quand celle-ci est capable de fondre rapidement la paraffine, c'est-à-dire après 2 ou 3 secondes.

198. Le collage des coupes étant obtenu dans des conditions de solidité suffisante pour résister, par exemple, à un courant d'eau, on pourra leur faire subir les traitements ultérieurs qui seront, plus loin, décrits en détail.

Le collage à l'albumine exclut l'usage de certains réactifs, de ceux par exemple qui dissolvent cette substance, et qui, par suite, entraîneraient le décollement, tels que les acides forts et les alcalis.

On pourrait ainsi successivement colorer une coupe pendant 12 à 24 heures dans le carmin boraté, enlever son excès de carmin en l'exposant pendant le même temps à l'action de l'alcool aiguisé par 1/2 0/0 d'acide chlorhydrique, la laver dans l'alcool, puis lui enlever son eau avec l'alcool absolu, et enfin la monter. Mais, par exemple, le carmin de Schneider consistant en une solution saturée de carmin dans l'acide acétique concentré, qui n'est d'ailleurs utilisable que dans des cas tout spéciaux, ne saurait, cela va de soi, être employé pour les raisons susdites, à cause des effets de l'acide acétique. En outre, il est certains colorants qui dissolvent l'albumine, comme le picrocarmin ; d'autres qui ne la dissolvent qu'en solutions fortes comme l'azurine (*benzoazurine*).

A propos des traitements ultérieurs et en particulier de la coloration, on aura toujours le soin d'indiquer si la nature du colorant exclut le collage à l'albumine.

Quand les coupes sont très minces, inférieures à 8 μ et pas trop grandes, ne dépassant pas 1 mmq., quand, de plus, elles sont bien uniformément étendues avec le pinceau sur la couche d'albumine, on peut, avec précaution, les plonger avec le porte-objet, de 30 à 60 minutes, dans un flacon rempli d'alcool absolu ; de cette façon, on obtient la coagulation de l'albumine et la fixation des coupes, aussi bien qu'au moyen de la chaleur.

199. La *méthode de la gomme-laque* de *Giesebrecht* (81), la première en date qui ait été publiée, n'est presque plus employée de nos jours.

200. *Méthode japonaise.* — *Reinke* (95) enduit des porte-objet, des couvre-objet et des lames de mica d'une très minime quantité de glycérine albuminée ; il enduit ces objets de ce mélange en frottant avec l'extrémité du doigt jusqu'à ce qu'il n'existe presque plus de trace d'albumine. Il chauffe alors les plaques dans une étuve à 70° (plutôt que sur la flamme), pour obtenir la coagulation de l'albumine. Ces plaques sont lavées dans une grande quantité d'eau, puis chauffées avec précaution jusqu'à ce que les coupes s'étendent sans faire aucun pli (La paraffine ne doit pas fondre). On les fait ensuite sécher à l'étuve à 30-35° C. ; quelques heures suffisent, d'ailleurs, généralement.

201. Une substance qui pourrait aider à fixer sur le porte-objet des préparations préalablement colorées, est recommandée par Schællibaum (83) ; elle se compose de : 1 partie de collodion et de 3 à 4 p. d'essence de girofle. On enduit d'une mince couche de cette substance le porte-objet ; on y dispose les coupes par dessus, et on les laisse pendant quelques heures dans une enceinte chauffée de 50 à 60° C, jusqu'à ce que l'huile se réunisse en gouttelettes. On peut abréger l'opération en faisant passer le porte-objet et les coupes au-dessus d'une flamme (Lee).

Après le refroidissement, on peut faire usage de dissolvants de la paraffine, tels que xylol, etc., et on monte alors la coupe dans le baume de Canada.

202. La méthode la plus simple, mais qui, nécessitant certaines précautions, ne donnerait pas entre des mains inexpérimentées les heureux résultats qu'elle est capable de fournir, est celle de Gaule et Altmann.

La fixation des coupes repose ici, selon toute apparence, sur un fait d'attraction capillaire. On nettoie soigneusement le porte-objet et on arrose uniformément les coupes avec de *l'eau distillée* ou de *l'alcool faible*. On étend sur la couche d'eau ou sur celle d'alcool les coupes incluses dans la paraffine, on enlève avec du papier buvard le liquide excédant, et avec un pinceau, si l'on veut, on donne aux coupes leur situation définitive ; on a soin de les mettre à l'abri de la poussière et on les laisse sécher durant 24 heures dans une étuve à 35°. Ces coupes bien séchées sont soumises pendant quelques minutes à une température supérieure à celle du point de fusion de la paraffine : elles sont alors susceptibles de subir, moyennant certaines précautions, toutes les manipulations possibles.

D'après Altmann, on peut faire artificiellement digérer des coupes ainsi fixées, sans que les parties non modifiées de la coupe éprouvent le moindre déplacement sur le porte-objet.

On se trouve bien de placer les porte-objet (et, avec eux, les coupes étendues sur l'eau) sur une simple table métallique dont on règle la température à l'aide d'une lampe à alcool disposée au-dessous d'elle, à une de ses extrémités.

Avant que la paraffine soit fondue (ce qui doit être évité), les coupes s'étendent complètement. Pour les arranger convenablement, on se sert d'une petite baguette en bois pointue. On procède ensuite comme nous venons de l'indiquer.

203. S'il n'est pas question de séries, on peut transporter directement les coupes à la paraffine du microtome dans un verre de montre contenant de l'eau tiède ; elles s'y étendent très bien. On les recueille au moyen du porte-objet, et on les sort de l'eau pour les laisser sécher.

204. P. Mayer (96) recommande de coller les coupes, non plus avec l'eau ou l'alcool faible, mais avec le liquide colorant même. Si, pour permettre aux coupes de bien se disposer à plat, on les expose à la chaleur, la matière colorante agit la plupart du temps d'une manière aussi rapide qu'énergique ; aussi est-il alors possible d'obtenir des colorations qui ne se produiraient pas dans les circonstances ordinaires. Il faut éviter que les coupes nagent sur le liquide colorant, avoir bien soin de les laver ensuite convenablement à l'eau, et ne les transporter dans le xylol et le baume de Canada qu'après qu'elles seront absolument sèches.

205. Les coupes d'objets inclus dans la *celloïdine* qui, comme nous l'avons vu dans le § 189, sont coupées à l'état humide, ne peuvent pas être collées par les procédés donnés jusqu'ici.

Une méthode établie par Weigert (85) en vue spécialement de l'étude de la moelle épinière, permet aussi le **traitement simultané de nombreuses coupes**.

Les coupes sont recueillies dans un ordre déterminé

sur du papier fluant (Weigert recommande le papier de closet) : à cet effet, on place le papier sur les coupes qui se trouvent sur le rasoir ; les coupes y adhèrent, et le papier peut, si l'on agit avec précaution, être enlevé avec la coupe. Pour éviter que la bande de papier ne se dessèche avec les coupes, on la dispose, pendant que l'on fait la coupe suivante, sur un paquet de feuilles de papier buvard humecté avec de l'alcool à 70°; on procède de même pour la coupe suivante, et ainsi, on obtient un certain nombre de coupes rangées dans un ordre voulu sur le papier.

On étend alors, à la manière des photographes, sur une plaque de verre de dimension convenable, du collodion bien fluide, que l'on peut, si l'on veut, diluer dans l'éther sulfurique.

Quand le collodion a séché, ce qui ne demande pas plus de 2 minutes, il forme une couche mince sur laquelle on applique les coupes en frottant légèrement de la main la surface du papier. On enlève alors ce dernier avec précaution, et les coupes restent d'ordinaire adhérentes à la surface du collodion ; pour éviter qu'elles se dessèchent, on les conserve plongées dans l'alcool à 70°. On étend une deuxième couche de collodion, comme on a fait pour la première, sur la plaque de verre avec les coupes qu'on aura eu préalablement le soin de bien sécher en les recouvrant de papier buvard. Quand cette seconde couche a séché à son tour, on transporte immédiatement la plaque et les coupes dans le colorant. Avant de monter la préparation, on pourra, si l'on veut, couper la plaque de celloïdine avec les ciseaux.

206. Un procédé dû à Obrégia (90) et souvent employé dans ces derniers temps consiste en ceci : les coupes à la celloïdine sont transportées sur des bandes de papier de closet reposant dans une assiette sur du papier filtre humecté d'alcool à 70° ; puis, elles sont placées sur des plaques spéciales préparées de la manière suivante : Des plaques de verre bien propres sont arrosées avec une solution de sucre ordinaire de consistance sirupeuse (cette solution est à base d'alcool à 30°

ou bien d'eau); il vaut mieux se servir d'un pinceau pour étendre ce liquide sur les plaques. Ces dernières sont alors mises à sécher dans une étuve à 30°. Si le sucre a été dissous dans de l'alcool, on peut se contenter d'enflammer celui-ci. La surface de la solution sucrée doit être rigoureusement plane, et la couche de sucre ne doit contenir aucune bulle.

Les coupes, sont, avec le papier, disposées sur ces « plaques de sucre » auxquelles on les fait adhérer par une légère pression ; le papier est alors enlevé avec précaution de telle façon que les coupes restent collées au sucre.

Quand l'alcool fixé aux coupes est en grande partie évaporé, on recouvre celles-ci d'une couche mince d'une solution de celloïdine de concentration moyenne. Une fois cette couche bien sèche, les plaques sont placées dans l'eau : le sucre se dissout et les coupes disposées en séries et maintenues dans leur situation respective par la couche de celloïdine qui a été coulée sur elles, se séparant de la plaque, peuvent alors être colorées suivant les méthodes ordinaires et subir les traitements ultérieurs.

Par cette méthode, on peut aussi transformer lorsque cela est nécessaire (par exemple pour la coloration d'après le procédé Weigert) les coupes à la paraffine en coupes à la celloïdine.

207. Les coupes incluses dans la celloïdine seront étendues à plat sur un porte-objet bien propre, puis disposées en séries et enfin humectées avec de l'alcool à 96° : après quoi, coupes et porte-objet seront exposés aux vapeurs d'éther ; les coupes se collent alors solidement et sont en état d'être traitées avec des liquides qui ne dissolvent pas la celloïdine.

VI° CHAPITRE

Enlèvement de la paraffine.

208. On débarrasse la coupe de la paraffine en

dissolvant celle-ci dans un des liquides cités plus haut (§ 124) ; à cet effet, on emploiera le **xylol** avec avantage et économie.

On plonge durant 3 à 5 minutes dans un verre rempli de xylol le porte-objet avec les coupes collées à l'albumine (V. § 251). Celles collées à la glycérine albuminée doivent toujours, en sortant du xylol, passer dans l'alcool absolu avant d'être ultérieurement traitées et montées.

On a bien souvent à déplorer de fâcheux résultats quand on monte la coupe directement du xylol dans le mélange xylol-baume de Canada. La raison en est que l'albumine et la glycérine forment ensemble un mélange, lequel, en si faible quantité qu'il soit, ne s'amalgame pas au xylol : il en résulte des taches.

VIIe CHAPITRE

Montage.

209. Après cette série de manipulations, on peut examiner les coupes. Cet examen, surtout quand il s'agit de coupes colorées, demande à être fait dans des milieux fortement réfringents, tels que le xylol, l'essence de girofle, la glycérine (V. § 193).

210. Il est désirable de pouvoir conserver des coupes en vue de recherches ultérieures. A cet effet, on les enveloppe dans **une substance conservatrice** qui doit être transparente, et altérer le moins possible les coupes et les colorants auxquels on les a soumises. Les milieux, que nous avons jusqu'ici énumérés, répondent peu à ces exigences. Le xylol s'évapore rapidement et l'essence de girofle altère beaucoup de colorants. La glycérine s'est montrée dans beaucoup de cas d'un emploi efficace.

211. Quand les substances conservatrices restent fluides, il faut souder les bords du couvre-objet et du porte-objet à l'aide d'un ciment : on doit border ces masses afin d'en empêcher l'écoulement.

212. Les meilleures de ces substances sont les résines ; on les dissout, et on les transporte sur la coupe ; elles sèchent, deviennent solides et fixent alors le couvre-objet. Il ne faut pas néanmoins perdre de vue que les résines possèdent un indice de réfraction très fort, et que, par suite, elles ne permettent pas de percevoir nettement les tissus non colorés.

213. Montage dans le baume de Canada.

Préparation du baume de Canada. Le baume de Canada du commerce est le plus souvent dissous dans l'huile de térébenthine ; il faut le sécher par évaporation en l'exposant dans un vase à une température qui ne dépasse pas 60° C. ; après quoi, on le dissout de nouveau dans le xylol ; d'autres dissolvants tels que le chloroforme peuvent remplacer le xylol (V. § 124).

Le baume de Canada ainsi préparé est conservé dans des flacons dont le bouchon est traversé par une baguette de verre, qui atteint presque le fond, et permet de verser le baume goutte à goutte.

Conservation dans le baume de Canada. La coupe, après avoir séjourné dans le xylol ou dans l'un des liquides cités au § 124, est placée sur le porte-objet ; on y verse dessus une goutte de baume de Canada, et on recouvre le tout d'un couvre-objet en évitant avec soin l'entrée de grosses bulles d'air. Les petites bulles n'ont pas grand inconvénient ; elles disparaissent plus tard d'elles-mêmes.

Les coupes collées, une fois traitées d'après les indications du § 208, doivent encore une fois passer par le xylol pour se débarrasser de l'alcool qu'elles contiennent. On laisse ensuite égoutter et non sécher ; on place une goutte de baume de Canada sur la coupe, et on recouvre rapidement avec un couvre-objet. Il faut bien se garder de respirer sur le porte-objet, car l'eau qui se précipiterait produirait avec le xylol un trouble nuisible à la coupe.

On doit surveiller les préparations pendant les premiers jours et les premières semaines, et si, par suite de l'évaporation du xylol, il se produit un vide dans l'espace compris sous le couvre-objet, il faut y verser de nouveau un peu de baume. Pour cela, on place sur le porte-objet une goutte de ce baume près du bord du couvre-objet. On peut aider à l'opération en chauffant la préparation avec précaution sur la flamme, et en exerçant avec non moins de prudence une pression sur le couvre-objet.

(On peut aussi chasser les bulles d'air en les remplaçant par du xylol, et puis déposer, sur le bord, du baume de Canada qui se trouve aspiré par suite de l'évaporation même du xylol.)

214. Il est des cas où les préparations demandent à être rapidement desséchées. La chose peut devenir nécessaire quand on doit les examiner par le procédé de l'immersion à huile, et qu'il y a lieu de faire disparaître la goutte d'huile sans altérer la préparation. Dans ces circonstances, ces préparations peuvent, sans inconvénient, rester environ 24 heures dans une étuve à 50° C.

Elles se dessèchent d'elles-mêmes d'autant plus rapidement que le baume de Canada employé est plus épais, c'est-à-dire qu'il contient moins de xylol ou de substances analogues ; 15 jours environ suffisent, le plus souvent, pour rendre tout au moins les préparations transportables.

215. Le baume de Canada peut être remplacé par la résine d'Ammar (Pfitzner, 82) ; cette résine, surtout à l'état de dissolution dans un mélange de benzine et d'huile de térébenthine en parties égales, présente l'avantage de ne pas éclaircir d'une manière aussi intense que le baume.

216. *Montage dans la glycérine.* Ce procédé est surtout employé pour les coupes qui, une fois colorées, ne doivent plus être mises en contact avec l'alcool ; il a, en outre, l'avantage de moins réfracter la lumière, et, par suite, de permettre de percevoir plus nettement les tissus non colorés.

On place une goutte de glycérine sur les coupes

qui doivent sortir de l'alcool directement, ou mieux, après leur passage dans l'eau ou dans la glycérine même, et on les recouvre d'un couvre-objet. Si on désire conserver la préparation, il faut la border (V. § 217).

217. Le *bordage* se fait de la manière suivante : On prend un fil de fer épais que l'on chauffe sur une flamme et, avec ce fil, on fait fondre une goutte de la substance qui doit servir à border. On place cette goutte d'abord sur un coin du couvre-objet, de façon qu'elle porte à la fois sur le porte-objet et sur le couvre-objet ; on en fait de même sur les trois autres. On soude alors les côtés en étendant sur toute leur longueur la goutte à l'aide du fil très chaud ; la soudure doit être complète ; il faut toutefois veiller à ce que la substance, avec laquelle on borde, n'empiète pas trop sur la surface du couvre-objet.

Une condition préliminaire à remplir dans cette opération, c'est que la goutte du liquide employé pour l'inclusion ne s'écoule pas au-dessus du bord du couvre-objet ; dans ce cas, on essuierait avec grand soin.

218. Pour des couvre-objet de forme ronde (V. § 49), on a construit des tables tournantes spéciales. On y place le porte-objet de façon à faire coïncider le centre du couvre-objet avec l'axe de la table tournante ; après quoi, on l'y fixe. On tourne, et au moyen d'un pinceau, on pose sur le bord une laque fluide (V. § 221).

Comme **substances propres à servir au bordage**, on peut employer :

219. *La paraffine*. Elle ne se recommande guère à cause de son peu de résistance.

220. *La laque de Krœnig* (86) rend de très bons services. Préparation : on fond 2 p. de cire et on y ajoute en agitant 7 à 9 p. de colophane. On usera de grandes précautions, car la masse peut s'enflammer ; on peut filtrer la masse avec une gaze chauffée.

Avant d'employer un système à immersion à huile, on fera bien de frotter le bord avec une solution alcoolique de laque en écailles.

221. **Le vernis à la laque du D**[r] **Kaiser** qui

convient particulièrement dans le procédé de bordage à l'aide de la table tournante, se trouve dans le commerce.

222. **Schéma des manipulations** de la coupe à la paraffine.

Coupe à la paraffine.

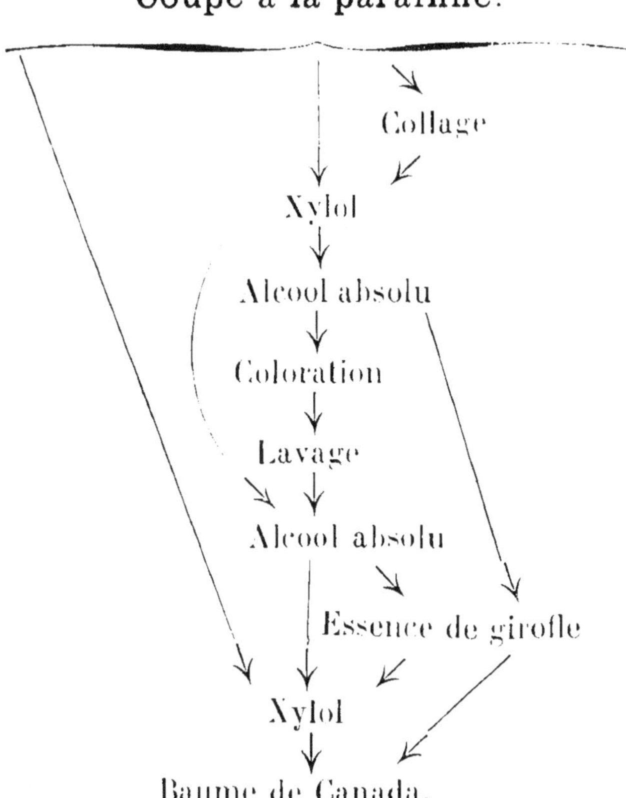

VIIIe CHAPITRE

Coloration.

223. L'œil, dans une coupe mince faite et incluse par les procédés ci-dessus indiqués, ne discerne que très peu de chose ; le pouvoir de réfraction, à lui tout seul, ne suffit pas à rendre distincts les différents tissus.

Les objets colorés sont autrement nets, tels que colorations naturelles, pigments, cellules pigmentées ; de nombreux procédés de fixation permettent de colorer certains tissus, de façon à leur donner une grande netteté, comme par exemple ceux où l'on fait usage des acides osmique, chromique et picrique.

224. Toutefois il est certains colorants dont l'emploi pour colorer les tissus offre de plus grands avantages.

Comme divers fabricants livrent sous le même nom des matières colorantes qui ne sont pas les mêmes, nous prévenons que dans les données qui vont suivre, il ne sera question que de celles qu'on peut se procurer chez le *D*ʳ *Grübler* à Leipzig, Bayerische Str. 63.

225. On a déjà remarqué que certaines portions de tissus ont plus d'affinité pour certains colorants que pour d'autres. et qu'elles les retiennent mieux ; tels sont par exemple les noyaux.

Pour obtenir une bonne *coloration du noyau*, le procédé est toujours le même. On place la coupe dans le colorant en question, et on laisse agir un certain temps ; on porte ensuite cette coupe dans un liquide, eau ou alcool par exemple, qui dissout l'excédent du colorant, et on la lave. Les noyaux seuls, et même le plus souvent, une portion seule du noyau, la chromatine, retiennent le colorant.

226. Un grand nombre de matières colorantes ne servent pas exclusivement à la coloration des noyaux ; elles agissent aussi, avec plus ou moins d'intensité, **sur** d'autres parties de la cellule.

227. Les colorants, qui se conservent le mieux, et qui, par suite, sont seuls employés sont :

Le *carmin*, obtenu de la cochenille.

L'*hématoxyline*, obtenue du bois de campêche.

Les *couleurs d'aniline*(couleurs dérivées du goudron de houille), et, plus rarement, le sulfo-indigotate de soude (combinaison de l'acide sulfo-indigotique avec la soude).

228. Les couleurs d'aniline ne sont pas toutes utilisables pour la coloration du noyau, mais seulement quelques-unes d'entre elles, comme la safranine, le vert de méthyle, le brun de Bismarck et la fuchsine.

229. On colore des morceaux entiers avant de les couper : c'est **la coloration en masse** ; ou bien on colore les coupes : c'est **la coloration en coupes**.

La première permet d'agir rapidement ; la dernière offre les avantages suivants : elle permet de contrôler à chaque instant la coloration sous le microscope ; elle autorise l'usage de beaucoup de matières colorantes qui ne peuvent pas être employées dans la coloration en masse ; c'est à elle qu'on a recours dans la plupart des colorations combinées. Dans certaines circonstances, on peut combiner les deux colorations, et colorer le même objet d'abord en masse, puis en coupes.

230. On fera bien, pour se familiariser avec la technique des colorants, de commencer par l'hématoxyline de Bœhmer et, au début, de colorer des coupes non collées ; on emploiera ensuite le colorant connu depuis déjà bien longtemps, le carmin, en commençant par la coloration en masse ; on finira par les différentes couleurs d'aniline.

C'est dans cet esprit qu'a été comprise l'étude suivante des méthodes de coloration ; nous ne sommes entrés dans les particularités fondamentales de la technique des colorants qu'à propos de l'hématoxyline. Si on les possède à fond, on sera au clair pour toutes les autres méthodes.

Coloration au carmin.

231. En 1858, Gerlach injecta avec du carmin ammoniacal le corps d'un enfant conservé dans l'alcool ; il remarqua qu'autour des vaisseaux, les noyaux et les cellules se trouvaient colorés par le liquide diffusé. Un peu plus tard, il observa que des coupes fixées dans l'alcool et dans d'autres liquides offraient, après un long séjour dans une solution ammoniacale faible de carmin, leurs noyaux colorés.

232. Déjà, auparavant, Hartig et Beale avaient fait une observation analogue en Angleterre.

233. Gerlach a aussi montré que des tissus vivants ne se comportent pas de cette manière vis-à-vis de la matière colorante, et que ce n'est qu'après avoir été privés de vie dans le colorant ou avoir été fixés au préalable, que ces tissus deviennent susceptibles de se colorer de la façon indiquée plus haut.

234. *Préparation du carmin ammoniacal.*

On tient 1 gr. de carmin en suspension dans 100 cc. d'eau distillée; puis, en agitant constamment, on y ajoute de l'ammoniaque goutte à goutte jusqu'à ce que la liqueur devienne transparente et couleur de laque.

Avant de s'en servir, on l'allonge avec de l'eau distillée; les coupes qui sortent de l'eau y sont plongées, et y séjournent de 1 à 2 jours et même davantage; on les lave ensuite avec l'eau distillée; après quoi, on les transporte, suivant les méthodes ordinaires, dans la glycérine ou dans le baume de Canada. Si les coupes montrent, indépendamment de la coloration du noyau, une teinte sombre sur tout le reste de leur étendue, s'il y a excès de coloration, on peut recourir au procédé indiqué § 237. Cette solution de carmin ne peut pas s'employer pour les coupes collées à l'albumine. Comme les liqueurs ammoniacales attaquent fortement les éléments des tissus et en particulier les noyaux, on s'est mis en quête d'autres solutions de carmin.

235. Carmin de *Schneider* (80). On fait bouillir de l'acide acétique à 45 0/0; on le sature avec du carmin et on filtre après le refroidissement.

236. *Préparation du carmin acide.*

On neutralise une solution ammoniacale avec de l'acide acétique; la réaction de cette solution peut être légèrement acide, vu que l'acide acétique faible n'affecte en aucune façon les éléments des tissus, comme le fait l'ammoniaque. On peut opérer la neutralisation, soit en titrant, soit d'une manière à la fois aisée et assez exacte qui consiste à ajouter lentement, goutte à goutte, de l'acide acétique fort (1 p. d'ac. acét. pour 2 p. d'eau) à une solution ammoniacale (V. § 234), jusqu'à ce que la teinte rouge-cerise ait passé au rouge brique foncé, ce qui dépend d'ordinaire de l'addition d'une seule goutte. On a ainsi obtenu un carmin faiblement acide, presque neutre (Schweigger.-Seydel, (68) Fr. Meyer).

La liqueur d'un rouge faible filtrée est d'un excellent usage pour une coloration de coupe qui s'effectue lentement, dans l'espace de 24 heures.

237. Si l'on a un excès de coloration, c'est-à-dire si, en outre des noyaux, les autres parties de la préparation présentent une coloration diffuse, on peut remédier à cet excès en traitant pendant très longtemps, jusqu'à 1 jour entier, les coupes par l'acide chlorhydrique à 1,2 0/0 dissous dans de l'alcool à 70° ; on peut aussi employer à cet effet et pendant un temps égal, un mélange à volumes égaux d'eau et de glycérine. Le colorant se trouve concentré uniquement sur la substance chromatique du noyau.

238. *Carmin de Grenacher.*

Si l'on dissout par la cuisson 1 à 2 gr. de borax dans 100 gr. d'eau, et que l'on dépose, dans cette solution, de 1/2 à 3/4 gr. de carmin, ce dernier se dissoudra en peu de temps avec une teinte presque foncée ; après le refroidissement, on ajoute goutte à goutte de l'acide acétique dilué jusqu'à ce que la couleur ait changé, et affecte celle d'une solution ammoniacale ordinaire. On laisse reposer le tout 24 heures et on filtre ensuite.

Cette solution colore en peu de temps d'une manière diffuse ; aussi les coupes doivent-elles être plongées dans l'acide chlorhydrique à 1 p. 1.000 d'alcool à 70 et y séjourner jusqu'à la disparition des nuages colorés que présente la coupe. On lave alors à l'alcool, et on continue d'opérer comme à l'ordinaire. Alcool absolu ; xylol ; baume de Canada.

Les carmins, que l'on emploie aujourd'hui de préférence, sont le carmin aluné et le carmin boraté, tous deux dus à *Grenacher* (79).

239. *Carmin aluné. Préparation.* On mélange 1/2 à 1 gr. de carmin avec 100 cc. d'une solution de 1 à 5 0/0 d'alun ordinaire ou ammoniacal. On fait bouillir le tout pendant 1/4 d'heure, et on filtre après avoir laissé refroidir.

Coloration : Les coupes sortant de l'eau sont placées dans cette solution, et se trouvent colorées au bout d'un quart d'heure. On lave à l'eau, et puis on les soumet à l'action de l'alcool, etc. ; elles présentent une coloration presque exclusive du noyau. Parmi les tissus, les muscles seuls se colorent un peu. Un fait très important, c'est que le carmin aluné, après qu'il a longtemps servi, ne donne pas de coloration diffuse, et convient, par suite, merveilleusement pour la coloration en masse, par exemple pour des embryons, et pour des éléments de tissus. La solution moisit facilement, et demande à être additionnée d'un peu d'acide phénique.

Pour la coloration d'objets de grandes dimensions, nous possédons les deux solutions suivantes de carmin boraté :

240. *La solution aqueuse de carmin boraté*. Voici comment on la prépare :

On broie ensemble dans un mortier 8 gr. de borax et 2 gr. de carmin, et on y ajoute 130 cc. d'eau distillée. Au bout de 24 heures, on décante et on filtre. Les morceaux de 1/2 à 1 cm. de diamètre, ceux notamment qui ont été fixés avec le sublimé, sont maintenus dans cette solution pendant 24 heures ; ils y éprouvent très peu ou point du tout d'altération. On les porte ensuite dans l'alcool à 70° contenant de 1/2 à 1 0/0 d'acide chlorhydrique, où ils restent également 24 heures ; de là, ils passent et séjournent encore tout un jour dans l'alcool à 70° pur, puis dans l'alcool à 90° ; on les inclut enfin et on les coupe.

Ils présentent une vraie coloration de la chromatine qui peut rivaliser avec celle due à la safranine. Il va de soi qu'on peut colorer après coup et faire une double coloration.

Cette solution est une partie constituante du mélange pour double coloration proposée par Norris et Shakespeare (Voir § 272).

241. On évitera le contact de l'eau pour les morceaux à colorer, en usant d'une solution de carmin spiritueux ou alcoolique.

On emploie très fréquemment la solution alcoolique de carmin boraté de Grenacher. On fait une solution avec :

2 à 3 g. de carmin.
4 g. de borax.
93 cc. d'eau.

On ajoute 100 cc. d'alcool à 70°, on secoue et on filtre. On colore comme au § 240.

242. Pour les colorations en masse et en coupes, P. Mayer (81) recommande la solution suivante de carmin :

On met 4 gr. de carmin dans 15 cc. d'eau ; on chauffe, et on ajoute, en même temps, 30 gouttes d'acide chlorhydrique ; après quoi, on y verse 95 cc. d'alcool à 85°, on fait bouillir le tout, et on neutralise avec de l'ammoniaque. Après le refroidissement, on filtre. On colore comme au § 240.

On empêchera les vapeurs de l'alcool de s'enflammer en faisant bouillir cet alcool avec beaucoup de précaution.

243. *Le carmin de Beale* 57 se compose de :

Carmin	0.6
Ammoniaque caustique. . .	3.75
Glycérine	60
Eau distillée.	60
Alcool	15

On dissout le carmin dans l'ammoniaque en imprimant des secousses, et en élevant la température ; après le refroidissement, on ajoute les quantités d'eau, de glycérine et d'alcool ci-dessus désignées. Cette solution de carmin est employée de temps en temps, notamment pour la coloration en masse.

244. *Paracarmin* de *Paul Mayer* (92).

Acide carminique.	1 g.
Chlorhydrate d'aluminium . .	1/2 g.
Chlorhydrate de chaux	4 g.
Alcool à 70°.	100 cc.

On obtient ainsi un colorant très facile à préparer, et qui offre la très précieuse propriété de se dissoudre dans l'alcool à 70° ; les préparations en coupes ou en masse n'ont pas besoin, après avoir été fixées, d'être mises en contact avec l'eau. L'emploi du colorant est des plus simples ; le paracarmin colore rapidement, et les petits fragments ne risquent pas de prendre un excès de coloration.

Le lavage se fait également dans l'alcool à 70° ; 24 heures suffisent pour colorer des fragments mesurant 2 centimètres.

En cas d'excès de coloration, on lave dans l'alcool à 70° contenant 1/2 0/0 de chlorhydrate d'aluminium, ou bien encore dans l'alcool à 70° contenant 2,5 0/0 d'acide acétique. L'action colorante du paracarmin se porte principalement sur les noyaux.

245. Une solution aqueuse de cochenille (d'après Czocor 80) est d'un emploi fréquent ; elle consiste en un mélange de 1 gr. de cochenille pulvérisée, de 1 gr. d'alun et de 100 cc. d'eau qu'on réduit de moitié par l'ébullition. On refroidit, on filtre et on ajoute de l'acide phénique. Cette solution convient pour les colorations en coupes et en masse. On lave dans l'eau distillée.

Coloration à l'hématoxyline.

L'hématoxyline introduite par Waldeyer dans la technique microscopique est d'un emploi très varié: elle sert à colorer les noyaux ; comme matière colorante, elle répond aussi à d'autres fins spéciales.

On peut l'employer pour les colorations des coupes et pour les colorations des masses (coloration des coupes §§ 246, 255, 257, 258).

246. Paul Mayer (91 et 92) recommande une solution alunée d'hématéine.

Hémalun. Hæmalaun. On dissout, en chauffant, 1 gr. d'hématéine dans 50 cc. d'alcool, et on verse le tout dans une solution formée de 50 gr. d'alun dans 1 litre d'eau, en ayant soin d'ajouter du thymol. Après le refroidissement, on peut filtrer : l'hématéine, ou hématéine ammoniacale, est connue dans le commerce sous le nom d'hématéine cristallisée. On la prépare en laissant s'évaporer à la température ordinaire et à l'abri de la poussière, une solution aqueuse d'hématoxyline (1 : 20) additionnée d'ammoniaque caustique. Les avantages de l'Hémalun sont considérables ; il est susceptible d'être employé dès après avoir été préparé, sans besoin de mûrir ; il agit rapidement ; allongé avec de l'eau, il ne colore jamais avec excès, et pénètre profondément ; il peut, en conséquence, être utilisé pour la coloration en masse. Après la coloration, on lave dans l'eau distillée.

247. *Hématoxyline alunée de Bœhmer. Préparation* : Voici d'après Frey (68) les prescriptions de Bœhmer (65) : On dissout 0,35 parties d'hématoxyline dans 10 parties d'alcool absolu. Une 2ᵉ solution se compose de :

0,1 d'alun.

30 d'eau distillée.

On porte quelques gouttes de la première dans la seconde, jusqu'à ce qu'on obtienne un beau violet.

On arrive au même but par la méthode suivante : On prépare une solution aqueuse de 1 à 2 0/0 d'alun et une solution saturée d'hématoxyline dans l'alcool absolu. On verse goutte à goutte la seconde dans la première, jusqu'à ce que la solution devienne violette ; la dose n'en est pas la même pour les différentes préparations d'hématoxyline. Cette solution prend, au repos, une teinte bleu foncé ; il faut la filtrer avant de s'en servir. Elle doit *mûrir*, c'est-à-dire qu'elle ne saurait être employée qu'après un repos de 15 jours dans un flacon ouvert, à l'abri de la poussière.

248. L'hématoxyline de Bœhmer s'emploie pour la coloration des coupes. Elle donne d'excellents résultats avec les coupes d'objets fixés dans l'acide nitrique, l'acide picrique, l'alcool ou le sublimé ; elle réussit moins pour les préparations à l'acide chromique, à l'acide osmique, ou encore pour celles traitées avec un mélange où entre ce dernier acide. Ces coupes collées à l'albumine ou même non collées, sont susceptibles d'être colorées.

249. *Coloration avec l'hémalun de Paul Mayer et l'hématoxyline alunée de Bœhmer.*

Les coupes non collées sont placées avec une spatule et une aiguille dans un verre de montre contenant environ 5 cc. d'hématoxyline ; elles doivent, comme dans toutes les manipulations suivantes, présenter toujours une surface lisse à la spatule sur laquelle elles reposent.

Il convient de ne pas transporter directement les coupes de l'alcool dans l'hématoxyline, mais de les faire auparavant séjourner quelques minutes dans l'eau, ou mieux encore dans une solution de 1 à 2 0/0 d'alun. Sans cette précaution, l'alcool contenu dans la coupe donne avec le colorant un précipité qui peut devenir gênant dans certaines circonstances. Les coupes collées peuvent, sans inconvénient sensible, passer de l'alcool dans l'eau; quand on a affaire à des coupes délicates et non collées, il est toujours bon d'intercaler un ou plusieurs mélanges, par exemple l'alcool à 50° et celui à 70°, ou bien ceux à 40°, 60°, 80°... etc. pour éviter les forts courants qui résultent du mélange, et qui lacèrent les tissus.

Les coupes restent 2 minutes dans le colorant, puis sont portées dans l'eau où elles se lavent pendant 10 minutes au moins. Si on les y laisse davantage, 1 ou 2 heures environ, la coloration devient plus nette.

Il faut alors débarrasser les coupes de leur eau ; pour cela, avec une spatule ou une aiguille, on les porte successivement pendant 3 minutes, dans l'alcool à 70° puis à 96° et enfin à 100° ; de là elles passent dans le xylol.

Le transport dans l'alcool absolu exige les plus grandes précautions; on doit éviter que les coupes s'enroulent ou se plissent ; une fois formés, ces plis persistent, car les coupes durcissent très vite dans l'alcool absolu ; aussi s'exposerait-on à les endommager, en essayant, après coup, de les rendre lisses à l'aide d'instruments. Il est toutefois aisé d'avoir raison de ces plis ; pour cela, on n'a qu'à porter à nouveau la coupe dans l'eau ; grâce au durcissement dont nous venons de parler, la coupe perdra ses plis par le simple effet du mouvement.

Du xylol, les coupes sont portées sur le porte-objet; on y dépose une goutte de baume de Canada et on recouvre le tout du couvre-objet (V. § 213).

Il faut avec l'hématoxyline éviter l'emploi de l'essence de girofle, ou bien, alors, il faut de nouveau bien laver avec le xylol ; la pratique apprend, en effet, que cette essence a une influence préjudiciable sur la conservation des couleurs.

Nous avons indiqué quelle était la durée du séjour des coupes dans les différents liquides, de façon que le débutant puisse, lui aussi, obtenir de bons résultats, (c'est-à-dire une coloration d'un bleu clair pas trop foncé) avec la plupart des objets coupés à 15 μ environ.

250. Avec l'*hématoxyline de Bœhmer* (une solution bien mûre), on peut ou bien opérer de la même manière, ou bien, colorer pendant 3-5 minutes. On doit agir par tâtonnement, c'est-à-dire sortir du colorant la coupe, la porter dans l'eau et examiner si elle a atteint le degré de coloration voulu. Cette coupe doit être d'un bleu clair, mais pas trop foncé. Après quoi, on lave pendant environ 10 minutes, et on traite les coupes comme il a été dit précédemment.

Il est, par ce procédé, possible que les coupes soient trop colorées ; on se conforme, dans ce cas, aux indications du § 252.

On peut faire subir à des porte-objet recouverts de préparations les mêmes manipulations qu'aux coupes elles-mêmes ; seulement, il conviendra de substituer à la spatule une fine pincette pour transporter les couvre-objet d'un liquide dans l'autre.

251. Avec des coupes déjà collées, l'opération est beaucoup plus simple. Comme récipients, on emploie, dans ce cas, des verres qui sont d'un usage courant dans la technique des colorations sur porte-objet. Ils sont cylindriques, sans col, et se ferment avec un bouchon en verre. Leur hauteur est telle qu'un porte-objet anglais placé dans leur intérieur dépasse encore leur bord d'environ 5 mm. Ils ne doivent pas être assez larges pour qu'un porte-objet anglais placé dans leur intérieur puisse tomber au fond.

La coloration à l'hématoxyline des coupes collées réclame l'emploi de trois de ces verres : le premier rempli d'hématoxyline ; le second, d'alcool absolu et le troisième, de xylol. Il faut encore un grand verre à boire rempli d'eau pour le lavage.

Le porte-objet sur lequel on a collé avec l'albumine les coupes à la paraffine, suivant les indications du § 197, est d'abord porté dans le verre de xylol, puis, dans celui de l'alcool absolu ; il reste environ 5 minutes dans chacun d'eux ; enfin, on le plonge dans le colorant.

Dans ce cas encore, on peut intercaler un séjour dans l'eau entre le séjour dans l'alcool et le plongement dans le colorant.

Entre autres utilités, le collage offre le très grand avantage de permettre d'observer au microscope le moment précis où les coupes sont convenablement colorées, moment si difficile à saisir à l'œil nu pour les coupes non collées. Cette constatation faite, on retire le porte-objet du colorant et on le lave dans l'eau ; on en essuie ensuite avec un linge la face inférieure.

Le débutant doit bien se garder d'essuyer le côté du porte-objet sur lequel les coupes se trouvent collées ; il les détruirait. Il évitera ce danger, en ayant soin de faire toujours reposer par sa face inférieure le porte-objet sur le fond du verre qui contient le colorant ; il aura, pour cela, recours à l'œil, ou, pour plus de sûreté, à la main : il pourra, en effet, en tâtant du doigt sinon la coupe elle-même que ce contact endommagerait, du moins l'albumine qui est dans son voisinage, distinguer le côté de la coupe d'avec sa face inférieure lisse.

On examine alors les coupes à un faible grossissement pour voir si les noyaux ressortent avec netteté. S'ils ne sont pas assez franchement colorés, on les plonge à nouveau dans le colorant ; si la coloration est convenable, on place le porte-objet dans le verre plein d'eau qu'on renouvelle plusieurs fois ; après quoi, les coupes sont plongées pendant près de cinq minutes, dans le verre à alcool absolu, et, de là, on les transporte dans le verre à xylol.

Si les coupes ne présentent qu'une teinte faible bleu clair, on obtiendra le degré de coloration voulu en les portant du colorant dans l'eau distillée, que l'on pourra même additionner d'alun ; elles y séjourneront pendant 2 ou mieux 24 heures, pour être ultérieurement traitées comme ci-dessus.

Si l'on veut pouvoir utiliser à nouveau les liquides et surtout l'alcool absolu, il convient, non de dessécher, mais d'égoutter seulement les porte-objet à leur sortie de la solution précédente ; c'est le moyen d'introduire le moins possible d'eau dans l'alcool absolu.

On dépose alors une goutte de baume de Canada sur les préparations, et on les recouvre du couvre-objet. On essuie tout de suite avec un linge la face inférieure et la partie libre de la face supérieure du porte-objet ; ici encore, le débutant devra se bien garder de se tromper sur le vrai côté du porte-objet, et de placer sur celui qui ne convient pas le baume de Canada et le couvre-objet.

252. Avec l'hématoxyline, il peut arriver que l'on obtienne une coloration trop forte : dans ce cas, les coupes affectent une teinte bleu foncé. Il ne sert alors à rien de laver même longtemps : toutefois les coupes peuvent venir à bien si l'on a soin de les plonger collées ou non collées dans de l'eau additionnée d'un peu d'acide, dans les proportions, par exemple, d'une goutte d'acide chlorhydrique pour 30 cc. d'eau. On les y laisse jusqu'à ce qu'elles aient perdu leur éclat rouge, et soient devenues violettes : de là, on les transporte dans l'eau de fontaine, et on les traite ensuite à la manière habituelle.

D'autres acides tels que l'acide sulfurique ou l'acide oxalique rendent aussi de très bons services. Lorsqu'on se sert de l'acide oxalique, on doit se faire une règle de n'employer que de l'eau distillée pour éviter la formation de cristaux.

253. Il est possible que l'on ait à faire une correction dans un sens tout opposé : un trop long séjour dans l'acide amène la rubéfaction des coupes ; on y remédie, en les plongeant pendant un temps très long dans l'eau de fontaine, ou bien par un procédé plus rapide, en ajoutant à l'eau un soupçon d'ammoniaque, par exemple, une goutte pour 100 cc. Les coupes redeviennent alors bleues.

254. Les différents résultats d'une bonne coloration à l'hématoxyline sont : une teinte bleue intense de la chromatine des noyaux ; toute la gamme des nuances bleu clair dans les éléments des différentes cellules ; une intensité de coloration assez grande dans la substance fondamentale du cartilage hyalin etc.

255. La **coloration à l'hématoxyline de Heidenhain** (86) est une coloration en masse. *Préparation :* On fait une solution aqueuse à 1/3 0/0 d'hématoxyline ; on peut employer le colorant à l'état frais, mais on ne peut pas le conserver longtemps à la lumière. *Coloration :* Les objets fixés dans l'alcool, ou dans une solution saturée d'acide picrique, sont plongés dans le colorant pendant 24 heures, puis. durant le même temps, dans une solution aqueuse à 1 2 0/0 de chromate de potasse ; cette solution ne tarde pas à se colorer sous l'influence des nuages qui se dégagent de la matière colorante ; aussi devra-t-on la renouveler à plusieurs reprises. Les morceaux sont alors lavés à l'eau et passent ensuite dans des alcools de plus en plus concentrés. — Alcool absolu, xylol ; on peut inclure dans la paraffine. Cette méthode est réservée pour les coupes très fines de 5 µ ou au-dessous. Indépendamment de la coloration du noyau, on obtient une coloration remarquable du protoplasma.

Ce procédé de coloration convient parfaitement aux préparations qui ont été fixées à l'alcool ou à l'acide picrique (V. §§ 83 et 111). Une solution d'hématoxyline à 1 2 0/0 et une solution de chromate de potasse de 1/2 à 1 0 0 agissant seulement pendant une heure, toutes deux employées à haute dose, et la dernière souvent renouvelée, donnent d'après Apathy une coloration très nette d'un gris de cendre, qui permet de percevoir distinctement les éléments d'une coupe même épaisse.

256. **Hématoxyline de Delafield**. Pour avoir 600 cc. du liquide, on dissoudra 4 gr. d'hématoxyline cristallisable dans 25 cc. d'alcool absolu. On verse le tout dans une solution aqueuse concentrée d'alun ammoniacal. Au bout de 3 à 4 jours, pendant lesquels le liquide reste exposé à la lumière dans une bouteille ouverte, on filtre, et on ajoute 100 cc. de glycérine et autant d'alcool méthylique. Deux jours après, on filtre de nouveau. En général, avant de l'employer, on allonge ce liquide avec de l'eau. Coloration comme avec l'hématoxyline de Bœhmer ; lavage à l'eau ; coloration des coupes.

257. L'*hématoxyline de Friedlænder* (82) se compose de :

Hématoxyline	2,0
Alcool	100,0
Eau distillée	100,0
Glycérine.	100,0
Alun	2,0

On peut, à l'occasion, ajouter un peu d'acide acétique à la solution pour éviter l'excès de coloration (*Ehrlich*).

Coloration : Une coupe placée dans cette solution brune se colore également en brun au bout de peu de temps ; on la lave dans l'eau distillée, et en quelques minutes, sa couleur se change en bleu. Cette méthode se prête également à la coloration en masse.

258. L'hématoxyline (alcoolisée) de *Kleinenberg* (76).—1º On prépare une solution saturée de chlorure de calcium dans de l'alcool à 70º et on y ajoute autant d'alun qu'il peut s'en dissoudre. — 2º On mélange une solution saturée d'alun de l'alcool à 70º avec la première dans le rapport de 8 à 1. — 3º On verse dans ce mélange et goutte à goutte une solution alcoolique concentrée d'hématoxyline jusqu'à ce que la masse devienne bleue.

Une pratique assez longue est nécessaire pour arriver à coup sûr à fabriquer un bon colorant semblable, car il est indispensable d'obtenir la liqueur voulue pour des préparations qui ne doivent pas être mises en contact avec de l'eau.

259. *Hématoxyline.* — Alun de fer d'après *M. Heidenhain* (92 et 94). — Des coupes de préparations au sublimé collées soit avec de l'eau, soit avec de l'alcool faible sont placées pendant 2 ou 3 heures dans une solution aqueuse au 1/3 0/0 d'alun ferrique (sulfate double d'ammoniaque et de sesquioxyde de fer); après un rapide lavage à l'eau, on transporte les coupes dans une solution aqueuse d'hématoxyline à 0,5 p. 100 environ, où elles restent 24 heures. On retire les coupes noircies dans la solution d'alun de fer ; cette solution peut être plusieurs fois utilisée, jusqu'à ce qu'on ait obtenu le résultat désiré. (Centrosomes, Capillaires biliaires.) — La coloration à l'hématoxyline à l'alun de fer peut,

avec avantage, être combinée avec une coloration antérieure au Bordeaux ou à la rubine S.

On porte les coupes dans une solution faible d'un de
ces deux colorants, jusqu'à ce qu'on ait obtenu une
teinte légèrement rosée ; on les place ensuite dans la solution au fer ; après quoi, elles sont traitées comme il a
été dit plus haut.

260. *Hansen* (95) obtient une hématoxyline avec laquelle on n'a pas à se préoccuper de la « maturité »
qui, bien des fois, est gênante, par l'oxydation à chaud
de la solution alunée d'hématoxyline. Voici comment il
faut opérer : α) On fait dissoudre 1 gr. d'hématoxyline
dans 10 gr. d'alcool absolu ; — β) puis, à chaud, 20 gr.
d'alun ordinaire dans 200 gr. d'eau distillée ; après le
refroidissement on filtre. Le lendemain, on fait un
mélange de α et de β. On verse 3 cc. d'une solution
aqueuse saturée à froid de permanganate de potasse
dans une coupe en porcelaine, ainsi que la solution
alunée d'hématoxyline ; on agite le tout et on chauffe
jusqu'à l'ébullition ; cette dernière doit durer 1/2 à 1 minute ; après quoi on fait refroidir rapidement et on filtre.

261. *Renaut* (81) recommande l'*hématoxyline glycérinée*.
On sature d'alun de la glycérine neutre, et on verse goutte
à goutte environ 1/2 son volume d'une solution alcoolique saturée d'hématoxyline, jusqu'à ce qu'il se forme un
précipité. Si l'on se trouve avoir employé trop d'hématoxyline, on ajoutera de la glycérine alunée. Le liquide
ainsi préparé est exposé pendant quelques semaines à la
lumière, jusqu'au moment où l'odeur d'alcool disparaît.

Mélange de glycérine, d'hématéine et d'alun de
P. Mayer (96). Ce colorant peut se conserver très longtemps. Hématéine 0,4 g. ; alun, 5 g. ; glycérine 30 cc. ;
eau distillée 70 cc. On triture l'hématéine dans un
mortier et on la fait dissoudre dans une petite quantité
de glycérine ; on ajoute ensuite le reste de la glycérine
ainsi que la solution d'alun (préparée à froid ou à chaud).
Comme un peu d'alun se dépose facilement, on filtre la
solution au bout de quelques jours.

262. Pour les services spéciaux que rendent les
colorations à l'hématoxyline de *Weigert*, *Pal*, *Kultschitzky*, voir le chapitre 8 ; de *Benda*, voir § 672.

Couleurs d'aniline.

263. La préparation du carmin et de l'hématoxyline est soumise à un certain nombre de règles tout à fait précises. Il en est autrement pour les couleurs d'aniline, parce que la puissance de coloration d'une grande partie d'entre elles est presque indépendante de leur degré de concentration. Pour quelques-unes, on pourrait poser certaines règles bien précises : pour d'autres, il n'en est qu'une seule ; colorer, sans y plaindre le temps, avec des solutions faibles. et jamais concentrées. Il conviendra en outre, pour que ces couleurs se conservent, de ne pas employer des solutions entièrement aqueuses, parce qu'il se forme dans ce cas un grand nombre de moisissures, la plupart du temps, sinon toujours, nuisibles. On préviendra aisément cet inconvénient en ajoutant 1 p. d'alcool à 2 ou 4 p. d'eau.

264. La **Safranine** est un excellent colorant du noyau, surtout dans les préparations fixées avec la liqueur de Flemming.

Voici la formule de la solution de safranine :

1 p. de safranine.

100 p. d'alcool absolu.

200 p. d'eau distillée.

On commencera par dissoudre la safranine dans l'alcool ; après quoi, on ajoutera l'eau. On colore les coupes pendant 24 heures ; puis, on lave dans l'alcool absolu. Si l'on fait agir de l'alcool absolu faiblement acidulé, jusqu'à 1/2 0/0 d'acide chlorhydrique, sur des coupes d'objets fixés dans la liqueur de Flemming colorées avec la safranine, il se fait une sélection : certaines parties du noyau, la chromatine, se trouvent seules colorées. Alcool absolu, xylol, baume de Canada.

265. Le **Vert de méthyle** est un colorant du noyau. *Préparation:* 1 pour 100 p. d'eau distillée + 25 p. d'alcool absolu ; la coloration s'opère en 10 minutes. Si l'acte de la coloration doit durer 24 heures, on diluera la solution avec de l'alcool à 20 0/0 dans la proportion de 1 à 2 ou au-dessus. Coloration des coupes ; lavage à l'eau ; lavage pendant un temps très court (1 à 2 minutes) dans l'alcool à 70°; alcool absolu, 1 minute ; xylol ; baume de Canada.

Ce qui fait la supériorité du vert de méthyle sur la safranine, c'est que l'emploi en est plus facile dans une foule de colorations.

266. Brun de Bismarck d'après Weigert (78). — *Préparation* : on fait bouillir 1 p. dans 100 p. d'eau et on filtre ; après quoi, on ajoute 1/3 du volume d'alcool absolu. — *Coloration* (coloration des coupes) : la durée de la coloration par le brun de Bismarck n'est pas fixe ; elle peut varier de 2 à 24 heures, parce qu'il ne colore pas facilement avec excès ; on lave dans l'eau; puis, successivement, dans l'alcool absolu, le xylol, le baume de Canada ; on peut aussi passer de l'eau dans la glycérine. Coloration du noyau très pure.

267. *Fuchsine.* Se prépare comme la safranine. — Procédés de coloration similaires.

Colorations combinées.

268. Lorsqu'on fait agir sur une même coupe certains colorants, soit en mélange, soit l'un après l'autre, on se trouve en présence d'un fait vraiment surprenant. Les différents tissus de la coupe ne présentent pas tous uniformément la couleur du mélange : les uns se montrent sensibles à certains colorants, et les autres à d'autres.

On met à profit dans la coloration ce pouvoir électif des tissus ; on parle de double coloration dans le cas où on fait usage de deux colorants, et de colorations combinées quand on en emploie plusieurs. Les différences de coloration dans un même traitement correspondent à des différences de nature : mais on se tromperait si l'on considérait comme de même nature des tissus de même coloration ; des éléments tout à fait différents peuvent, en effet, se comporter absolument de même avec les colorants. C'est un principe qu'il ne faut jamais perdre de vue à propos des colorations doubles ou combinées.

Quand une coupe se comporte d'une façon identique vis-à-vis de deux colorants, on n'a pas affaire le moins du monde à une double coloration dans le sens que nous attachons à ce mot. Ce que nous appelons coloration double consiste uniquement dans certaines associations de couleurs bien déterminées, qui ont une importance considérable dans les recherches histologiques.

Exemples de colorations combinées : On peut employer un colorant spécial pour le noyau, et après lui, un autre sans effet sur la chromatine, mais très actif vis-à-vis du reste du noyau et de la cellule. Ces colorants du protoplasma sont par exemple l'éosine et l'orange.

Une association de plusieurs colorants des noyaux permettra, en outre, de distinguer, les unes des autres, les différentes parties, ou même les différentes sortes de noyaux.

On peut encore associer plusieurs colorants sans action sur le noyau à un autre qui le colore et on aura ainsi trois ou plusieurs colorations.

Une série de couleurs s'emploie en vue de recherches tout à fait spéciales ; on les associe quelquefois en mélange convenable à un colorant du noyau.

Nous ferons suivre ici un choix des colorations combinées les plus importantes, dont nous dirons un mot à tour de rôle : Emploi de différents colorants conjointement avec le carmin, l'hématoxyline, la safranine et le vert de méthyle.

Comme colorant se prêtant à la double coloration avec l'hématoxyline, nous devons signaler en particulier l'éosine. On peut avec l'éosine se faire la main aux doubles colorations (V. § 275).

269. **Picrocarmin** : *Préparation* d'après **Ranvier** (89). On verse du carmin dissous dans de l'ammoniaque dans une solution saturée d'acide picrique jusqu'à saturation ; puis, on fait évaporer le liquide au bain-marie jusqu'à ce que le volume soit réduit au 1/5e. Après le refroidissement, il se produit un léger précipité de carmin dont on se débarrasse en filtrant. A la suite de l'évaporation prolongée, l'eau mère abandonne le picrocarmin à l'état solide sous la forme d'une poudre cristallisée rouge d'ocre. Cette poudre doit être complètement dissoute dans l'eau distillée. La solution qu'il convient d'employer est celle à 1/100.

Coloration : On place une goutte de picrocarmin sur le porte-objet où se trouve la coupe ; on colore durant 24 heures dans la chambre humide (les coupes collées avec de l'albumine sont dissoutes par le picrocarmin). On absorbe la goutte avec du papier buvard et on recouvre la préparation d'un couvre-objet. On fait alors couler dessus, de l'eau glycérinée additionnée d'acide formique, et, après deux jours, souvent seulement après une semaine, on la remplace par de la glycérine pure. Il se produit aussitôt une différenciation typique ; les noyaux sont rouges ; les fibres élastiques, d'un jaune canari ; les muscles, d'un jaune brunâtre ; le tissu conjonctif, rose ; les substances cornées hyalines, rouges ; différentes substances cornées, jaunes, etc.

D'autres carmins, connus sous le nom de picrocarmins, et dont l'emploi exige que l'on porte, à la manière ordinaire, dans le baume de Canada, les coupes colorées, ne donnent jamais une différenciation aussi complète.

270. **Picrocarmin de Weigert** (81). On met 2 gr. de carmin dans 4 cc. d'ammoniaque et on laisse reposer pendant 24 heures en évitant toute évaporation ; puis on ajoute 200 gr. d'une solution aqueuse concentrée d'acide picrique, et on laisse de nouveau reposer 24 heures. On verse ensuite un peu d'acide acétique.

Il se forme un précipité très faible qu'on ne fait pas disparaître, même en agitant le liquide. On filtre après 24 heures. Si le fin précipité passe à travers le filtre, on ajoute un soupçon d'ammoniaque qui suffit à le dissoudre. Le picrocarmin dissout l'albumine.

271. **Carmin bleu de Lyon.** On prépare au préalable une coloration au carmin (coloration en masse ou en coupes ; par exemple. le carmin aluné ou le carmin boraté). On dissout du bleu de Lyon dans l'alcool absolu, et on le dilue dans ce même alcool, jusqu'à ce que la liqueur ne paraisse plus qu'à peine bleue. Les coupes s'y colorent en 24 heures.

Le colorant, comme matière à double coloration, est d'un utile emploi dans les recherches d'ordre général. Pour les recherches spéciales, voir son emploi § 421.

272. *Carmin boraté.* — *Carmin d'indigo.* — (Norris et Shakespeare) (77).

Préparation : Carmin . . . 2 ⎫
Borax . . . . 8 ⎬ sont mélangés dans
Eau distillée . 130 ⎭

un mortier, et dissous d'une manière aussi complète que possible. Le tout repose pendant 24 heures ; puis, on décante et on filtre.

On prépare de même la solution suivante :

Carmin d'indigo 8
Borax 8
Eau distillée 130

On fait de ces deux liquides filtrés un mélange à volumes égaux.

Mode d'emploi : Des coupes non collées (l'albumine serait dissoute par l'acide oxalique concentré) sont placées successivement pendant 20 minutes dans le colorant, puis dans une solution aqueuse concentrée d'acide oxalique ; de là, dans l'alcool absolu, et à la fin incluses. Xylol, baume de Canada.

Le passage d'un liquide dans un autre doit s'effectuer directement de la manière qui vient d'être indiquée ; les coupes ne doivent pas, par exemple, être lavées dans l'eau.

Récemment, *Paul Mayer* (96) a fait remarquer que le *carmin d'indigo* peut être employé plus simplement de la manière suivante : Il fait une solution composée de 0, 1 gr. de carmin d'indigo pour 50 cc. d'eau distillée (ou d'une solution d'alun à 5 0/0), et la mélange avec de l'hémalun ou du carmin aluné dans une proportion variant, suivant les cas, de 1/20 à 1/5.

273. *Dahlia.* — *Carmin aluné.* — Westphal (V. § 344).

274. L'*acide picrique* ne sert pas exclusivement à la fabrication du picrocarmin ; il peut encore être employé comme *second colorant*. On se pourvoit d'une solution aqueuse saturée d'acide picrique comme pour la fixation. Pour les besoins de la coloration, on l'étend d'eau dans la proportion de 1 à 3 ; cette solution peut servir à colorer après coup des préparations déjà colorées par le carmin, l'hématoxyline ou la safranine. Cette coloration, après coup, de coupes ne réclame pas un temps long : 2 à 5 minutes suffisent ; on lave ensuite à l'eau : — alcool, xylol, baume de Canada. Il faut, quand on lave, ne pas oublier que l'acide picrique disparaît rapidement tout entier sous l'action de l'eau courante ; mais l'œil suffit pour faire saisir le moment précis où la coupe, sur le point de perdre l'acide picrique qu'elle contient, présente encore une teinte jaune. Cette coloration après coup avec l'acide picrique est encore praticable pour les colorations en masse, et demande, suivant la grosseur de l'objet, de 2 à 24 heures. L'acide picrique agissant comme acide sur les préparations colorées en masse dans le carmin boraté, leur enlève l'excès de carmin : aussi, dans ces circonstances, les morceaux peuvent-ils être portés directement du carmin boraté dans l'acide picrique, sans passer auparavant dans l'alcool acidulé.

Si on place des morceaux tout d'abord dans l'acide picrique pendant 24 heures, et si on les colore après coup avec le carmin, par exemple le carmin aluné, on obtient, dans certains ordres particuliers de recherches, de bonnes colorations. Ce procédé s'applique aux objets fixés dans l'acide picrique aussi bien qu'à ceux qu'on a fixés dans le sublimé ou l'alcool. Dans beaucoup de cas, l'acide picrique s'emploie en solution alcoolique.

275. Éosine.— Hématoxyline.— *Coloration en deux temps.*

Cette double coloration exige au préalable une bonne coloration de la préparation avec l'hématoxyline (v. § 249) et son lavage à l'eau. On porte ensuite cette préparation dans une solution d'éosine. La solution aqueuse d'éosine à 1 0/0 est, dans ce cas, la plus convenable.

Pour la plupart des objets, il suffit de la diluer de 3 à 5 fois son volume. Les coupes y séjournent de 3 à 5 minutes, et 1 minute seulement, si les solutions sont plus fortes. On lave immédiatement après, soigneusement, avec de l'eau qui doit être renouvelée jusqu'à disparition complète de toute teinte rouge. Ces coupes passent ensuite de 2 à 5 minutes dans l'alcool à 96°, puis pendant 1 minute dans l'alcool absolu ; xylol, baume de Canada.

Il importe au premier chef que la coloration à l'éosine ne soit pas trop forte, car une préparation trop colorée perd de sa netteté.

Il est possible de corriger un excès de coloration d'éosine en lavant la préparation dans l'alcool faible à 70° ou 80°. La durée du lavage peut varier de quelques minutes à plusieurs heures. L'hématoxyline fut, pour la première fois, proposée comme colorant par Fischer (75).

276. Rawitz (95) recommande de colorer *d'abord avec l'éosine et ensuite avec l'hématoxyline*. Il se sert d'une solution très diluée d'éosine (de 1 à 3 gouttes d'une solution d'éosine concentrée pour 25 à 50 cc. d'eau distillée) et y colore pendant 24 heures.

Après quoi, il lave pendant 10 minutes à l'eau distillée, colore dans une solution faible d'hématéine ou d'hématoxyline, et poursuit ensuite les manipulations ordinaires. Nous avons obtenu de bons résultats avec ce procédé.

277. Hématoxyline éosique. — *Renaut.*

On ajoute à la solution d'hématoxyline de *Renaut* (V. § 261) une solution aqueuse saturée d'éosine, jusqu'à ce qu'il s'y produise un trouble ; l'éosine ne se dissolvant que faiblement dans la glycérine alunée, on devra saturer d'éosine la glycérine sodique et ajouter cette nouvelle solution à son hématoxyline glycérinée (1). Le transport

(1) Voici, d'après Bolles Lee et F. Henneguy, la formule de Renaut :

Solution concentrée d'éosine à la potasse dans l'eau. 80 cc.
Solution saturée d'hématoxyline dans l'alcool (elle doit avoir été gardée quelque temps et avoir déposé) . . . . 40 cc.
Solution saturée d'alun de potasse dans la glycérine (densité de la glycérine, environ 1,26) . . . . . 130 cc.

(Note du traducteur.)

de la préparation dans le baume de Canada implique le traitement des coupes ainsi teintées, par de l'eau contenant de l'éosine et par l'alcool ; autrement, la grande solubilité de l'éosine mettrait obstacle à la double coloration.

278. Coloration de *Van Gieson* (citée par V. *Kahlden*, 95). — 1. Séjour dans le liquide Müller ou dans l'alcool ; 2. Coloration pendant 1/2 heure dans l'hématoxyline ; 3. Sérieux lavage à l'eau ; 4. Coloration pendant 3-5 minutes dans un mélange composé de : une solution aqueuse concentrée d'acide picrique et une solution aqueuse concentrée de fuchsine acide (la liqueur doit être d'un rouge foncé) ; 5. Lavage à l'eau pendant 1/2 minute ; 6. Alcool, essence de houblon, baume de Canada. La méthode est très simple et donne une très jolie coloration double : les noyaux deviennent d'un rouge foncé, le tissu interstitiel d'un rouge brillant. Un autre avantage présenté par ce procédé consiste en ce que les substances amyloïdes, collagènes, hyalines et muqueuses se colorent en même temps. Van Gieson a recommandé l'usage de l'hématoxyline de Delafield ; mais l'hématoxyline alunée ordinaire donne de très bons résultats, Il est bon de surcolorer les coupes parce que l'acide picrique joue le rôle de décolorant.

279. *Hématoxyline. — Orangé*, G. — Une fois le noyau coloré avec l'hématoxyline (par exemple celle de Bœhmer), on pourra colorer après coup avec l'orange comme on l'a fait avec l'éosine : le procédé est le même et les résultats sont semblables. Il sera bon toutefois, dans ce cas, de colorer avec des solutions plus fortes, de 1 0/0, et plus rapidement, durant 24 heures environ, puis de laver dans l'alcool à 96° ; alcool absolu, xylol, baume de Canada.

280. *Hématoxyline. — Rouge Congo.* — (V. § 543).

281. *Hématoxyline. — Safranine (Rabl, 85).*
On ne colore qu'avec une très faible intensité avec l'hématoxyline de Delafield les coupes fixées avec l'acide chromo-formique, ou avec une solution de chlorure de platine (V. §§ 117 et 118). On les lave dans l'eau et dans l'alcool légèrement acidulé, et ensuite, on les colore

avec la safranine (une solution alcoolique saturée et filtrée de safranine : 1 volume + 2 volumes d'eau) ; l'opération dure de 12 à 24 heures ; 2 à 4 heures suffisent généralement. On traite alors les objets avec l'alcool absolu jusqu'à ce que toute teinte rouge ait disparu.

282. *Carmin. — Hématoxyline (Heidenhain).*

Après la coloration en masse de Heidenhain, on peut encore obtenir une bonne coloration du noyau en faisant, par exemple, agir de nouveau en masse le carmin aluné de Grenacher, ou bien en colorant après coup les préparations avec l'hématoxyline de Bœhmer.

283. *Safranine. — Bleu d'aniline (Garbini) (86).*
Préparation : Bleu d'aniline soluble dans l'eau : 1 g.

    Eau distillée. . . . . 100 cc.
    Alcool absolu. . . . . 1 à 2 cc.
    Safranine comme § 264 . . .

Les coupes restent de 1 à 4 minutes dans la première solution ; puis, on les lave avec de l'eau, et on les porte dans une solution aqueuse d'ammoniaque à 1 0/0, jusqu'à ce qu'elles soient devenues presque entièrement incolores (Les coupes collées exigent beaucoup de précaution.) Les coupes passent ensuite de 5 à 10 minutes dans une solution d'acide chlorhydrique à 0,5 0/0 ; elles sont lavées dans l'eau et finalement colorées pendant 4 à 5 minutes dans la safranine ; alcool absolu, essence de girofle, xylol, baume de Canada.

284. Vert de méthyle. — Éosine en mélange.
1 0/0 d'une solution aqueuse de vert de méthyle. 60 parties
1 0/0 d'une solution aqueuse d'éosine . . . . . 1 partie
On complète les 100 parties avec l'alcool absolu.

On colore pendant 10 minutes ; on lave pendant 5 minutes dans l'eau.

Alcool absolu, 1 minute ; xylol ; baume de Canada.

Dans ce procédé de coloration, ainsi que dans les suivants, le vert de méthyle joue le rôle de colorant du noyau ; l'éosine ou la fuchsine acide qui l'accompagne colore les autres parties de la cellule.

285. Le *vert de méthyle* peut être mélangé avec la fuchsine acide ; il entre dans ce mélange 60 p. d'une solution aqueuse à 1 0/0 de vert de méthyle et 20 parties d'une solution aqueuse à 1 0/0 de fuchsine acide. On colore comme précédemment ; mais le lavage dans l'eau durera moins de temps, parce que la fuchsine acide disparaît rapidement sous l'action de l'eau ; ensuite : alcool absolu ; xylol ; baume de Canada.

286. Il peut être avantageux de colorer successivement avec le vert de méthyle et avec la safranine, dans certaines recherches spéciales, pour obtenir une différenciation de noyaux différents par exemple.

287. Vert de méthyle. — Fuchsine acide. — Orange (Biondi-Ehrlich). Recommandés et modifiés par *R. Heidenhain* (88).

Préparation : On fait des solutions aqueuses saturées de ces 3 colorants ; on les laissera reposer pendant plusieurs jours en ayant le soin de les agiter à plusieurs reprises. On mélange alors :

100 cc. d'orange.

20 » de fuchsine acide.

50 » de vert de méthyle.

On fera bien de se procurer directement ce mélange en poudre chez Grübler, à Leipzig.

Coloration : On dilue 1 partie de la solution saturée dans 60 à 100 parties d'eau. On colore pendant 24 heures ; après quoi, on lave dans l'alcool. Alcool absolu ; xylol ; baume de Canada. Ce procédé convient aux préparations au sublimé ; il procure, indépendamment des résultats déjà mentionnés de l'emploi du vert de méthyle-éosine et de la fuchsine acide, la coloration par l'orange des globules du sang.

L'ancienne formule de Ehrlich et Biondi est :

Solution saturée d'orange . . .   10 cc.

Fuchsine acide . . . .   1 »

Vert de méthyle . . . .   3 »

M. Heidenhain (92 et 94) recommande de fixer les préparations avec le sublimé ou avec des mélanges dans lesquels entre ce dernier.

Composition du colorant = Rubine S (il s'en dissout 20 gr. dans 100 cc. d'eau) Orange G (8 gr. dans 100 d'eau) Vert de méthyle (8 gr. dans 100 d'eau) — Les solutions aqueuses saturées sont mélangées dans les proportions suivantes = 4 p. de la 1° ; 7 p. de la 2° et 8 p. de la 3° = c'est la solution mère. Pour colorer, 1 cc. de la solution mère est dilué dans 50 à 100 cc.

d'eau. Durée de la coloration = 24 heures. (Les coupes sont collées avec l'eau ou l'alcool faible.) Avant de colorer, il est quelquefois bon de faire séjourner les coupes pendant 1 à 2 heures dans l'acide acétique à 2 0/00. Lavage à l'alcool à 90 soit pur, soit légèrement acidulé.

288. Voici quelques couleurs d'aniline plus rarement employées et qui ont quelque importance pour la coloration.

La *benzoazurine*, recommandée par Bonnet pour la coloration du noyau, notamment dans les préparations mal conservées qui ne se laissent que difficilement colorer.

Cette substance en solution concentrée dissout l'albumine.

L'*induline* pour des recherches spéciales (V. §§ 316, 342, 343).

Le *bleu de méthyle* (V. §§ 317, 345, 459, 481, 495, 549, 736).

La *nigrosine*.

L'*orcéine* (V. §§ 369, 682).

La *thionine* en solution aqueuse colore les noyaux de préparations même anciennes (comme la benzoazurine) d'une manière très nette. Le mucus se colore en rouge bleu (V. § 549).

289. Listes des colorations combinées les plus usitées.

Carmin.

Carmin. — Hématoxyline. . .	§	420.
» — Carmin indigo . .	§	272.
» — Dahlia	§	344.
» — Acide picrique . .	§	274.
» — Bleu de Lyon . . .	§	271.
» — Picrocarmin . . .	§§	269, 270.

Hématoxyline.

Hématoxyline (Bœhmer). — Eosine	§	275
» » — Orange	§	279
» » — Acide picrique.	§	274
» » — Safranine . . .	§	281
» » — Picrocarmin.		
» » — Rouge Congo .	§	543
» (Heidenhain). — Carmin	§	282
» — Fuchsine acide. Ac. picrique.	§	278

Safranine.

Vert de méthyle.

290. Liste des termes techniques (1).

Un organe est *fixé, conservé* : il n'a généralement pas besoin d'être *durci*. Le durcissement est nécessaire pour les coupes avec le rasoir. Une fois fixé, l'objet est, si l'on veut, *lavé* et ensuite *traité* par l'alcool, pour être privé de son eau (et non pour être durci). On l'*inclut* ensuite dans la paraffine, etc. L'*inclusion* se décompose en plusieurs actes : tout d'abord, l'objet est soumis à l'action du xylol, etc., puis, à celle du mélange, et finalement à celle de la paraffine pure. L'opération consiste à faire passer successivement l'objet dans ces trois liquides. Il est alors placé dans un moule et il doit y être *orienté*.

Avant d'être coupé avec le microtome, il doit être disposé sur le chariot-à-objet après avoir été fixé par la fusion sur un cylindre, un morceau de bois, etc. On l'oriente alors au moyen de l'appareil à orientation. Le traitement ultérieur comprend tout d'abord le *collage*, puis l'*enlèvement de la paraffine* sous l'action du xylol et la *coloration des coupes*, dans le cas où on n'a pas auparavant *coloré en masse*. Après la coloration, il peut être question de *lavage* ; si c'est d'une coloration du noyau qu'il s'agit, on peut colorer après coup, à l'aide d'autres matières colorantes (*coloration du plasma*). On parle alors de *colorations combinées* ; si on n'emploie que 2 colorants, c'est alors ce qu'on appelle : *double coloration*. Vient enfin le montage dans le baume de Canada ; on peut procéder à cette opération en plaçant tout d'abord l'objet dans la glycérine, puis en le *bordant*.

(1) Dans certains traités, les mêmes termes techniques sont souvent pris dans des sens différents ; l'expression « inclure », par exemple, sert chez plusieurs auteurs, et quelquefois aussi chez le même, à désigner toutes sortes d'opérations différentes. Il n'en peut résulter que des malentendus ; pour éviter cet inconvénient, nous réunissons ici quelques-uns des termes les plus fréquents que nous ayons à employer.

PARTIE SPÉCIALE

La Cellule.

291. La cellule diffère en général d'un tissu à l'autre. Il est cependant possible, dans les cellules les plus différentes, de rendre visibles des éléments analogues au moyen des mêmes méthodes, par exemple, la chromatine du noyau, certains détails particuliers de structure dans le protoplasma, etc.

292. La chromatine est soluble dans les acides forts, insoluble dans les acides faibles ; elle se dissout dans les alcalis. L'action prolongée des sels d'acide chromique l'affecte sensiblement.

On rend les mitoses visibles en fixant les morceaux au sublimé, § 106, à l'acide picrique, § 111, ou à l'acide nitrique, § 86 ; en employant soit la coloration en masse avec l'hématoxyline, § 255 ou le carmin, §§ 239 et suiv., § 244, soit : 1° la coloration en coupes avec l'hématoxyline, §§ 250, 256, le carmin, §§ 238 et suiv., 244, ou encore la safranine, § 264.

Comme objets de recherches, on choisira de préférence, à cause de la dimension considérable des éléments, les amphibiens parmi les vertébrés, et notamment les têtards de grenouilles et de crapauds. Plus favorables encore, mais plus difficiles à se procurer, sont les embryons de salamandra mac. et atra.

On étudiera aussi les mitoses dans les cellules végétales, par exemple dans la région terminale de jeunes racines d'oignons. Il faut planter ces oignons dans un verre à jacinthe ; on les traite comme les tissus animaux.

293. *Hammer* (91) dit que les mitoses chez l'homme cessent de se produire après la mort, et qu'elles se détruisent par chromatolyse, le fuseau achromatique se maintenant longtemps.

294. Les méthodes les plus sûres pour ce genre de recherches sont : *a*) la fixation avec la liqueur de Flemming, § 99, suivie de la coloration en coupes avec la safranine, § 264 (Flemming) ; — *b*) la fixation de Rabl avec une solution de 1/10 à 1/8 0/0 de chlorure de platine ; lavage dans l'eau ; transport dans des alcools de plus en plus concentrés. Coloration avec l'hématoxyline de Delafild, § 256. Examen de l'objet dans l'alcool méthylique (ou dans l'eau) ; — *c*) la fixation d'après la méthode de Hermann avec la liqueur de Flemming modifiée, § 103, pendant quelques jours ou même une semaine ; lavage à l'eau courante : séjour de 24 heures dans l'alcool absolu ; au sortir de l'alcool, transport et séjour des morceaux de 12 à 24 heures dans l'acide pyroligneux brut : puis, lavage durant 24 heures et transport dans l'alcool. La coloration des coupes avec la safranine, § 264, ou avec la safranine de Gram, § 670, peut se faire, mais ne s'impose pas, parce que, même sans coloration, beaucoup de détails sont visibles. Les méthodes *b* et *c* permettent de voir distinctement quelques détails de structure du protoplasma, et *c* montre spécialement le centrosome avec une grande netteté. — *d*) La méthode de vom Rath, v. §§ 104 et 105. — *e*) Enfin nous mentionnons encore l'emploi de l'Alizarine recommandée par Rawitz (95) après mordançage préalable par le chrome (acide chromique ou sels de chrome).

295. Pour colorer le centrosome, les filaments du fuseau, le filament de linine et les rayonnements polaires, Flemming recommande la méthode suivante : fixer... etc. d'après § 99 ; colorer les coupes ou les lamelles minces pendant 2 à 3 jours dans la safranine, § 264 ; laver rapidement dans l'eau distillée ; transporter dans l'alcool absolu faiblement acidulé avec HCl (1 1000), jusqu'à ce qu'il ne se dissolve plus que peu de colorant ; laver rapidement dans l'eau distillée ; transporter les coupes dans une solution aqueuse très foncée de violet de gentiane où elles séjournent de 1 à 3 heures ; laver de nouveau rapidement dans l'eau distillée, les porter dans une solution aqueuse concentrée d'orange, jusqu'à ce qu'elles commencent à prendre une couleur violette ; les laver rapidement dans l'alcool absolu : les éclaircir dans l'essence de girofle ou dans l'huile de Bergamott, et finalement les monter dans le baume de Canada.

Dans les œufs de l'ascaris megalocephala en voie de division, les éléments chromatiques et achromatiques de la cellule se présentent sous une forme beaucoup plus simple.

Pour l'étude des centrosomes, nous renvoyons aussi à la méthode de M. Heidenhain (V. § 259).

On peut, d'après *Solger* (89), examiner facilement les centrosomes non colorés dans les cellules à pigment de la peau du brochet dans les régions frontale et ethmoïdale.

296. Voici la technique pour l'étude de la structure du protoplasma : On fixe les morceaux dans des solutions d'acide picrique ou dans l'alcool faiblement iodé : on les colore avec l'hématoxyline ; on les a préalablement traités avec l'acétate de fer puis rapidement lavés et soumis à une solution aqueuse à $1/2$ 0/0 d'hématoxyline ; voir aussi § 255. On les coupe ensuite en tranches très minces ($1/2 - 1\ \mu$).

Un éclairage favorable, un fort grossissement et des milieux peu réfringents sont des conditions d'examen qui permettront d'obtenir bien colorées les structures les plus diverses du protoplasma ; les cellules animales s'étudieront dans les œufs ovariens des poissons osseux, dans les globules du sang de la grenouille ou dans l'épithélium de l'intestin grêle (Bütschli).

Les savants belges emploient de préférence, et avec succès, un mélange composé de vert de méthyle et d'une solution d'acide acétique glacial, soit pour colorer seulement, soit pour fixer et colorer tout ensemble. On dissout le vert de méthyle dans l'acide acétique glacial, dans la proportion de 2 à 3 0/0 ; on colore pendant $1/2$ heure, on lave dans le susdit acide à 2-3 0/0, et on remplace ce dernier par la glycérine.

297. Pour mettre à jour la *structure granuleuse des cellules*, *Altmann* a recours à la méthode suivante : Il fixe au moyen d'un mélange, à volumes égaux, d'une solution à 5 0/0 de bichromate de potasse et d'une solution à 2 0/0 d'acide osmique : il y porte les fragments d'organes d'animaux tués à la minute, les y laisse 24 heures, les lave dans l'eau courante pendant plusieurs heures, et les fait passer quelque temps dans les alcools à 75°, 90 et 100° ; après quoi, viennent : un mélange de 3 p. de xylol pour 1 p. d'alcool absolu ; le mélange de xylol et de paraffine.... etc. Enfin Altmann en fait des coupes de 1 à 2 μ d'épaisseur.

Pour le collage, voici comment il procède : il fait une solution assez concentrée de caoutchouc dans le chloroforme qui porte en pharmacie le nom de traumaticine (gutta-percha 1 + 6 chloroforme) et l'étend de 25 fois son volume de chloroforme ; il verse un peu de cette dernière solution sur le porte-objet, laisse égoutter et, après l'évaporation du chloroforme, chauffe fortement le porte-objet à la flamme du gaz. Ces dispositions prises, il place sur les porte-objet les coupes à la paraffine qu'il mouille, avec un pinceau, d'une solution de coton-poudre dans l'acétone et l'alcool (2 g. de coton-poudre sont dissous dans 50 cc. d'acétone ; et 5 cc. de cette solution sont ensuite dilués dans 20 cc. d'alcool ; puis, il les presse fortement avec du papier buvard sur les porte-objet, les sèche et les débarrasse de la paraffine en la fondant. Ainsi traitées, les coupes peuvent, sans aucun risque, subir l'action des divers dissolvants et colorants.

Les coupes ainsi collées, Altmann les dégage, au moyen du xylol, de leur paraffine, et les porte ensuite dans l'alcool ; il prend une solution aqueuse d'aniline saturée à froid et filtrée, dans 100 cc. de laquelle il dissout 20 gr. de fuchsine acide : il place quelques gouttes de ce nouveau liquide sur le porte-objet qu'il expose à une flamme à l'air libre, jusqu'à ce que la face inférieure en accuse un degré sensible de chaleur, et qu'il voie fumer la solution colorante. Il laisse ensuite refroidir, et lave le colorant dans une solution d'acide picrique formée du mélange d'un volume d'une solution concentrée d'acide picrique dans de l'alcool absolu et de 2 volumes d'eau. Il verse alors une nouvelle quantité de la solution d'acide picrique sur le porte-objet qu'il chauffe de 30 à 60 secondes. Il dépendra de l'expérience personnelle et de l'habileté d'un chacun que ce chauffage se fasse dans des conditions de continuité et d'efficacité qui assurent de bons résultats.

Les granulations doivent apparaitre fortement colorées ; le reste, au contraire, doit être incolore, ou ne présenter qu'une teinte gris jaunâtre.

298. Altmann indique le procédé suivant comme permettant de maintenir les tissus dans leur état naturel, avec leur faculté de réaction intacte, et revêtant, par suite, un caractère universel (1) ; il aurait, de plus, l'avantage de conserver, comme pas un autre, les formes les plus ténues : On fait congeler de petits morceaux d'organes frais et on les fait complètement sécher dans cet état de congélation à une température inférieure à — 20° C. dans le vide et au-dessus de l'acide sulfurique. Le dessèchement dure deux jours. On maintient, pour plus de sûreté, la température pendant tout ce temps de préférence à — 30° C, parce que de — 10° à — 15° les objets se ratatinent. Il convient de dessécher au-dessous de la température critique. Il sera préférable de disposer d'un outillage spécial à cet usage.

On inclut directement, dans le vide, avec la paraffine fondue, les préparations dont le volume n'a pas changé.

299. Méthode d'*Altmann* (92) pour l'étude du *réseau intergranulaire dans le noyau*.

> Mélange A : Molybdate d'ammoniaque.   2,5
>
> Acide chromique.   0,25
>
> Eau 100

(d'après les objets, l'acide chromique sera employé à 1/4 ou 1 0/0). Avec le molybdate d'ammoniaque, seul, les noyaux apparaissent homogènes ; avec addition de 0,5-1 0/0 d'acide chromique, ils présentent des réseaux grossiers. Dans la solution A, les objets frais séjournent 24 heures environ ; on les transporte ensuite directement dans l'alcool, et, quelques jours après, dans la paraffine pure. Coloration à l'hématoxyline, la gentiane etc.

300. D'après *Fischer* (93) des solutions d'albumine diluées, traitées par différents réactifs (notamment par le bichromate de potasse et l'acide osmique) fournissent des précipités très intéressants : ils se comportent, en effet, vis-à-vis des colorants comme les granulations d'Altmann. On peut, pour cette raison, se demander si les granulations d'Altmann sont bien des formations vivantes.

(Voir aussi pour l'histologie de la cellule les travaux de : Flemming [82, 91, 95], Hermann 93 et Metzner [94]).

---

(1) Voir la note du § 509.

IIe CHAPITRE

Épithéliums et Endothéliums.

301. On se procure des épithéliums *frais*, en râclant légèrement avec un scalpel tranchant la surface de l'organe. Pour avoir des épithéliums pavimenteux, il faut s'adresser à la cavité buccale ; pour observer des épithéliums vibratiles, le milieu classique est la muqueuse du palais de la grenouille, ou les lamelles branchiales des lamellibranches. Beaucoup de parasites qui se rencontrent dans la vessie et le cloaque de la grenouille ont leur corps recouvert de cils vibratils.

On examine tout d'abord les épithéliums dans la solution de sel physiologique, et on fera bien de se rendre compte de l'action des acides faibles et des alcalis sur le mouvement des cils vibratiles (l'action des alcalis est excitante). Dans les préparations de la salive buccale on rencontre de petits corpuscules salivaires, chez lesquels on observera des mouvements moléculaires.

302. On fait alors l'examen des épithéliums en les isolant. Pour cela, on place dans des *liquides dissociateurs*, des lambeaux d'épithélium ou même des organes entiers recouverts d'épithélium (par exemple l'intestin, la trachée) ; au bout d'un temps plus ou moins long, on peut, en les secouant ou les effilant à l'aide d'aiguilles, voir les cellules s'isoler et nager librement ; l'examen peut se faire dans le liquide dissociateur lui-même ; ou bien encore, on additionne de glycérine, on colore en déposant une goutte de picrocarmin sur le bord du couvre-objet et on borde.

Parmi les **dissociateurs** les plus efficaces, nous signalerons :

303. L'alcool au tiers, de Ranvier (28 p. d'alc. abs. et 72 p. d'eau). Des lambeaux de moyenne dimension d'un épithélium frais séjournent de 12 à 24 heures dans une petite quantité de ce liquide ; à l'aide de simples secousses, ou bien encore en les effilant sur le porte-objet au moyen d'aiguilles, on obtient ainsi les cils des épithéliums vibratiles : on peut, si l'on veut, colorer après coup sur le porte-objet.

Comme autres milieux isolants pour les épithéliums nous citerons :

304. Le sérum iodé de M. Schultze (v. § 73).

305. L'acide osmique à 1 p. 1000.

De petits morceaux restent 24 heures ou plus, dans ce liquide ; on les lave ensuite dans l'eau, et on les effile soit dans l'eau elle-même, soit dans la glycérine.

306. L'acide oxalique : 1 p. dans 22 p. d'eau, Employé comme le précédent.

307. Une solution très faible d'acide chromique à 1/10 0/0, qu'on laisse agir pendant 24 heures ou même pendant des semaines : dans ce dernier cas, on ajoute un petit morceau de camphre.

308. Une solution très faible, de 1/2 à 1 0/0 de bichromate de potasse ou d'ammoniaque ; durée de l'action égale à celle de la précédente solution.

309. Avec de fortes solutions de sel marin pouvant atteindre 10 0/0, on obtient, notamment pour les épithéliums cylindriques, de bonnes dissociations ; elles dévoilent la présence, dans la région basale, de prolongements longs en forme de filaments, quelquefois même ramifiés, sur la signification desquels on n'est pas encore suffisamment fixé.

310. En 1891, *Soulier* a attiré l'attention sur des mélanges déterminés de sulfocyanure de potassium ou d'ammonium et de liqueur de *Ripart* et *Petit* (V. § 76), dont les proportions varient d'objet à objet, et qui rendent de précieux services pour la dissociation des épithéliums. Le sulfocyanure de potassium comme le sulfocyanure d'ammonium employés seuls, agissent avec trop d'intensité comme isolants, et altèrent les épithéliums d'une façon extraordinaire. La liqueur de Ripart et Petit, au contraire, fixe mais n'isole pas. Ce double fait a suggéré à l'auteur la possibilité d'obtenir par tâtonnements un liquide à la fois isolant et fixateur en vue de certains épithéliums. On peut encore, d'ailleurs, pour la même fin, combiner entre eux d'autres liquides par exemple la potasse caustique en solution faible avec Ripart et Petit, etc.

311. Des épithéliums ou des endothéliums frais, examinés par leur surface, ne permettent à l'observateur de distinguer que très imparfaitement les limites respectives des cellules. Pour rendre ces limites apparentes, on a recours à la **méthode au nitrate d'argent**. Ranvier (68 et 89).

On lave rapidement dans l'eau distillée des membranes, des morceaux de mésentères, de péricarde, minces et frais, des vaisseaux coupés ténus, des alvéoles pulmonaires insufflés d'air, etc.. pour les débarrasser des globules du sang, etc., qui y adhèrent. On les porte alors dans une solution aqueuse à 1/2 0/0 environ de nitrate d'argent où ils restent jusqu'au moment où ils commencent à perdre leur transparence. Ce moment arrivé, les morceaux passent de la solution de nitrate d'argent dans une grande quantité d'eau distillée et y séjournent, exposés dans un endroit ensoleillé, jusqu'à ce qu'ils commencent à brunir. On lave encore fortement à plusieurs reprises à l'eau distillée, et on les examine dans la glycérine ou dans d'autres liquides analogues ; ou bien, on les transporte, mais par gradation, dans l'alcool absolu, dans lequel il faut avoir grand soin de déployer convenablement les membranes, c'est-à-dire les étendre à l'aide d'aiguilles sur un liège. Xyloï ; baume de Canada.

Quand les opérations ont bien réussi, les limites entre les cellules ou les surfaces de contact des cellules paraissent noires, la substance cellulaire et les noyaux, incolores ou faiblement teintés.

312. On peut colorer les noyaux après coup, soit avec le carmin boraté, soit avec l'hématoxyline ; on fera très bien de procéder à cette coloration après le traitement par l'alcool.

313. En 1844, C. Krause, avec l'aide du nitrate d'argent a mis à jour dans l'épiderme les limites respectives des cellules, et, dans une thèse soutenue en 1854 sous la présidence de Coccius, Flinser a fait remarquer qu'à la suite de la cautérisation de l'épithélium de la cornée par le crayon de nitrate, il se produit des précipités entre les cellules.

314. On doit éviter avec le plus grand soin le contact de spatules en fer blanc, d'aiguilles en fer, de pinces, etc., avec la solution d'argent, et l'on peut facilement s'aider d'instruments improvisés en bois, en corne, de poils ou de piquants. Deux simples piquants d'oursin tiendront lieu d'aiguilles ; deux petits morceaux de bois ou de corne convenablement taillés et fixés sur le prolongement d'une pince ordinaire, une lamelle mince et large de bois dur, feront très bien l'affaire dans ce cas.

315. Comme dissolvant pour le nitrate d'argent, on peut remplacer l'eau par l'acide osmique à 1/2 0/0 ou par l'acide nitrique à 2 ou 3 0/0. On laisse agir les liquides pendant 1/4 d'heure environ ; on lave un peu plus longtemps, à peu près 1/2 heure, à l'eau distillée, et on porte les objets dans l'alcool à 70°. On colore après coup, si l'on veut, avec l'hématoxyline ou le carmin, et on monte la préparation dans le baume de Canada, à la manière ordinaire.

316. On recommande l'emploi de l'induline en solution aqueuse, dans le cas de coupes fixées, pour mettre à découvert les limites entre les cellules ; comme cela arrive avec le nitrate d'argent, ces dernières se montrent quelquefois colorées.

317. En traitant des tissus tels que des mésentères, des tendons, de petits nerfs, etc., par une solution de sel marin au bleu de méthylène (V. § 495), on réussit à mettre à jour les limites entre les cellules dans les endothéliums ou dans les cellules des tendons, et, secondairement, les Croix de Ranvier.

318. Pour rendre apparents les *ponts intercellulaires, Kolossow* (92) recommande la méthode suivante qui présente de grands avantages : De fines membranes, de très petits fragments de tissus (des objets qui, même, ont été auparavant fixés), sont plongés pendant 1/4 d'heure environ dans l'acide osmique à 1/2—1 0/0 ou bien dans :

Alcool	50 cc.
Eau	50 »
Ac. azotique conc.	2 »
Acide osmique	1-2 gr.

Après quoi, ils passent dans une solution aqueuse de tannin à 10 0/0 ou dans le développateur suivant :

Eau . . . . 450 cc.
Alcool à 85 0/0. . . . . . 100 »
Glycérine . . . . 50 »
Tannin puriss. . . . . . 30 »
Acide pyrogallique . . . 20 »

(Pour fabriquer le développateur, on fait dissoudre 30 gr. de tannin dans 100 cc. d'eau ; on filtre au bout de 1 ou 2 jours : puis, on ajoute au liquide filtré 30 gr. d'acide pyrogallique dissous dans 100 cc. d'eau; enfin, on verse le restant d'eau, l'alcool et la glycérine.)

Les morceaux séjournent quelques minutes dans le développateur : ils sont ensuite lavés pendant 5 minutes dans une solution étendue d'acide osmique. Eau distillée, alcool, etc.

IIIe CHAPITRE

Sang et Lymphe.

319. Les globules rouges du sang peuvent s'obtenir **directement.** On se procure une goutte de sang en se piquant soi-même, par exemple à la surface inférieure du doigt ; on presse suffisamment pour faire sortir la goutte ; on peut la porter directement sur le porte-objet, la recouvrir d'une lamelle et l'examiner.

Pour obtenir les globules dans leur disposition en piles de monnaies, on prendra une goutte plus grosse. Il faut opérer rapidement, parce que les globules ne tardent pas à s'altérer très profondément par suite de l'évaporation, ou pour toute autre cause.

On obtient de meilleurs résultats en plaçant au-dessus de la piqûre deux couvre-objet serrés l'un contre l'autre, et en faisant alors sortir la goutte de sang ; celle-ci s'introduit naturellement dans l'espace capillaire, et s'y répand en une mince couche. Au lieu de deux couvre-objet, on peut encore naturellement combiner d'une manière convenable un porte-objet et un couvre-objet. Cela fait, on a soin d'éviter l'entrée de l'air dans la goutte que l'on va examiner, et pour cela, on borde d'huile le couvre-objet.

320. A l'étude d'un nombre suffisant de globules rouges sans altération, succèdera immédiatement celle d'une goutte de sang sur une préparation montée sans grande précaution. Les globules se hérissent de pointes et prennent la forme de « pomme épineuse ». On ajoute de l'eau à ces préparations, et aussitôt on voit se gonfler les globules que l'eau a atteints. La matière colorante du globule (l'hémoglobine) se dissout alors dans l'eau, et les globules eux-mêmes, de plus en plus pâles, se dérobent bientôt à l'œil de l'observateur.

321. Sous l'action de l'acide acétique étendu, les globules se gonflent au premier contact de l'acide, se rembrunissent et ne tardent pas à perdre leur matière colorante.

322. On ne doit pas oublier de faire intervenir la bile du même animal ; on a, en effet, alors l'occasion d'assister à une dissolution directe des globules ; ils se gonflent et font véritablement explosion.

323. Pour l'examen des globules, on emploie la **liqueur d'Afanassiew**; on dissout 0 gr. 6 de peptone desséchée dans 100 p. de la solution de sel physiologique ; on ajoute 1 : 10,000 ou même 1 : 20,000 de violet de méthyle, et on fait bouillir le mélange. On en dépose une goutte sur la peau, par exemple à la face inférieure du doigt, après avoir eu soin de la bien nettoyer ; on fait une piqûre au-dessous de cette goutte de façon que le sang pénètre directement dans la liqueur, sans entrer en contact avec l'air. Cette liqueur conserve aussi les globules rouges et blancs.

Comme elle s'altère avec beaucoup de facilité, il faut avoir le soin de stériliser les flacons destinés à la renfermer ; on la filtre après l'avoir fait bouillir, et on y ajoute une quantité très minime de sublimé ou d'acide phénique.

On conserve également bien les globules du sang, en

faisant, d'une manière analogue, usage d'acide osmique sans addition de colorant.

324. Une seconde liqueur également bonne pour fixer le sang est fournie par la **solution de Hayem,** dont voici la formule :

Eau distillée.	200 cc.
Sel marin pur	1 gr.
Sulfate de soude.	5 gr.
Sublimé.	0 gr. 5.

On plonge directement le sang frais dans au moins cent parties de cette liqueur pour une de sang ; les éléments fixés tombent au fond.

Au bout de quelques heures, et même d'un jour, on décante la partie supérieure de la solution, et on lave le dépôt du fond avec de l'eau. On peut alors colorer après coup avec l'éosine ou, si l'on veut, avec l'hématoxyline, et monter ensuite la préparation dans la glycérine.

Comme la solution ne fixe pas le sang seul, mais avec lui d'autres éléments, on peut faire subir un traitement analogue à des membranes ou tissus minces contenant des vaisseaux sanguins, par exemple des mésentères, des queues de têtard et d'autres organes semblables. On obtient ainsi, en s'y prenant avec délicatesse, des globules du sang dans leur position naturelle.

325. Nous possédons une série de méthodes de coloration pour reconnaître les **globules rouges sur des coupes** dans les vaisseaux d'objets fixés.

326. La double coloration par l'hématoxyline et l'éosine (V. § 275) communique aux globules rouges une teinte rouge d'un éclat tout particulier qui les fait reconnaître immédiatement.

327. Wiscozky (77) fait agir l'éosine sur l'hémoglobine aux doses suivantes :

Eosine	1
Alun	1
Alcool	200

La réaction se fait encore mieux quand on a traité au

préalable les globules du sang pendant 2 minutes par l'acide osmique à 1 0/0 (Thanhoffer [77]).

328. Dans les préparations à l'acide chromique, les globules rouges deviennent verts si l'on emploie le colorant de Norris et Shakespeare (V. § 272).

329. Pour les préparations au sublimé, *Heidenhain* (88) recommande la méthode de *Ehrlich* et *Biondi* (v. § 287) qui colore le sang en orange.

Le mélange de sublimé et de chlorure de sodium fixe bien les globules rouges et ne dissout pas l'hémoglobine *H. F. Müller*.

330. On dévoile la présence des **globules blancs** dans le sang des mammifères, en ajoutant un peu d'acide acétique à une goutte de sang sur le porte-objet. Lorsque les globules rouges ont perdu leur netteté (V. § 320), les noyaux des globules blancs apparaissent clairement.

331. On peut observer les mouvements *amiboïdes* des globules blancs du sang des mammifères, en exposant les préparations à une température correspondant à peu près à celle du corps : on y arrive au moyen de la *platine chauffante*. Il faut opérer rapidement. A la température ordinaire, il est possible de constater les mouvements amiboïdes des globules blancs chez les amphibiens, par exemple chez la grenouille et la salamandre ; on voit ces mouvements encore plus nettement dans la lymphe de l'écrevisse commune.

332. Pour faire des préparations microscopiques à une température constante, d'un degré d'élévation déterminé, on a construit une série d'appareils connus sous le nom de *platines chauffantes*. Celle de M. Schultze (65) est à la fois simple et bien appropriée à sa destination.

Elle se compose d'une plaque de laiton que l'on peut fixer avec des crampons à la platine du microscope ; cette plaque présente en son milieu une ouverture, correspondant au trou de la platine et qui permet le passage des rayons lumineux. Tout près de cette ouverture, se trouve un thermomètre disposé de façon qu'on peut lire constamment la température de la platine, et par suite celle de l'objet qu'elle supporte ; la table de laiton se prolonge latéralement en deux bras sous lesquels on peut établir des lampes à alcool ; elles transmettent par conductibilité à la table le degré d'élévation de température désiré.

333. Il ressort de l'expérience suivante une preuve indirecte du mouvement amiboïde des leucocytes : On introduit un petit morceau de moelle de sureau dans le cœur lymphatique d'une grenouille, organe qui se trouve dans la région dorsale ; on coud la blessure. Au bout de 24 heures, on tue l'animal, on fixe le petit morceau de sureau, on l'imprègne avec la paraffine, on le coupe et on le colore. On le trouve alors entièrement traversé de leucocytes.

334. On assure la conservation indéfinie des globules rouges ou des globules blancs, en enfumant de vapeurs d'acide osmique une couche de sang très mince étendue sur le porte-objet (V. § 95).

335. On peut s'y prendre de différentes façons pour étendre la goutte de sang sur le porte-objet ou sur le couvre-objet : on introduit par capillarité une goutte de sang fraîchement retirée de l'animal, entre deux couvre-objet superposés, qu'on sépare alors l'un de l'autre ; on peut aussi placer directement une goutte de sang sur le porte-objet, et l'étendre alors soit avec une baguette de verre, soit avec un second porte-objet tenu obliquement ou disposé à plat par rapport au premier. Avec un peu d'exercice, on obtient de bons résultats en procédant, dans cette étude du sang, de la façon suivante : on saisit avec une pince la pointe du cœur ; on la coupe et on étend le sang en couche mince sur le porte-objet avec la pointe même du cœur.

336. On peut encore s'y prendre plus grossièrement, mais non sans succès, en faisant dessécher rapidement sur une lampe à alcool une couche aussi mince que possible de sang frais (V. § 335) ; puis, on la recouvre avec un couvre-objet que l'on borde (V. § 247); et on peut alors conserver la préparation. **Préparations par dessiccation.**

337. On peut encore colorer à nouveau les préparations qui ont subi ce traitement, à la condition que les globules du sang aient été, après la dessiccation, collés d'une façon suffisante sur le porte-objet, pour permettre les manipulations nécessaires.

La double coloration par l'hématoxyline et l'éosine trouvera ici avantageusement sa place.

338. Une excellente méthode à suivre pour faire des *préparations du sang*, consiste à étendre le sang en couche aussi mince que possible sur le porte-objet (V. § 335), et à plonger ce dernier, immédiatement après, pendant 10 minutes, dans une **solution aqueuse concentrée de sublimé** (V. § 106). On la lave alors avec de l'eau que l'on renouvelle plusieurs fois ; on peut porter la préparation directement, ou bien dans le colorant, ou, entre les deux, dans l'alcool. Cette méthode fixe convenablement les globules du sang et de la lymphe ; elle permet, grâce à la propriété qu'elle a également de coller, une série de doubles colorations (par exemple hématoxyline-éosine ; vert de méthyle-éosine, l'orange pouvant remplacer l'éosine).

339. *Ehrlich* (91) classe les couleurs d'aniline d'après d'autres principes que les chimistes. Il appelle *colorants acides* les combinaisons où le principe colorant est fourni par un acide comme dans le picrate d'ammoniaque : éosine, aurantia, induline, nigrosine.

Les *colorants basiques* sont, pour lui, formés d'une base colorante et d'un acide indifférent (l'acétate de Rosaniline, par exemple). A cette classe appartiennent : la fuchsine, le brun de Bismarck, la safranine, la gentiane, le Dahlia et le violet de méthyle.

Enfin les *colorants neutres*, comme le picrate de rosaniline, résultent de la combinaison d'une base et d'un acide colorants. Bleu de méthylène, vert de méthyle.

340. *Ehrlich* conseille de ne colorer les préparations du sang qu'après les avoir exposées à une température de 120°, température qu'on ne peut obtenir qu'avec des appareils spéciaux ; de son côté, *Nikiforoff* pense qu'il convient de remplacer ce traitement préalable par l'immersion de la préparation pendant 1 à 2 heures dans un mélange à volumes égaux d'alcool absolu et d'éther. (L'alcool ne devra pas contenir d'eau ; on la lui enlève au moyen de sulfate de cuivre calciné [V. § 125)]. Ces préparations sont alors séchées à l'air ; on pourra les colorer d'après la méthode d'Ehrlich, et cela avec le même succès.

341. *Ehrlich* a réuni en groupes distincts les cellules de structure granuleuse, d'après leur manière de se comporter avec les couleurs d'aniline ; il les désigne par les lettres *α-ω*. Voici ces différents groupes :

342. 1. Cellules éosinophiles ou acidophiles avec les granulations α : elles se rencontrent dans le sang, la lymphe et les tissus. Elles sont caractérisées par leur affinité pour la grande série des colorants acides, c. à. d. de ceux chez lesquels l'acide fournit le principe colorant.

Au premier rang se trouve l'éosine.

On colore pendant 12 heures dans une solution d'éosine saturée dans la glycérine, ou bien dans l'induline, ou encore dans une solution aqueuse d'orange saturée, ou enfin dans un mélange d'éosine, de glycérine et d'induline, les deux colorants étant simultanément dissous dans la glycérine jusqu'à saturation ; on lave avec l'eau, on laisse sécher et on monte la préparation dans le baume de Canada. Les granulations sont alors d'un rouge pourpre. On peut aussi employer l'hématoxyline d'Ehrlich (V. § 257) dans laquelle on ajoute 1 g. (0.5 g.) d'éosine. Avant d'user de la liqueur, on l'expose pendant 3 semaines à la lumière ; on colore en quelques heures, et on lave dans l'eau. Les noyaux sont bleus ; les granulations, d'un rouge vif.

343. 2. Les cellules aux granulations β (amphophiles, indulinophiles) sont sensibles aux colorants acides et basiques. On les trouve dans le sang du cobaye, du lapin et des oiseaux. *Procédé* : on fait agir sur des préparations sèches une solution saturée d'éosine, de jaune de naphthylamine ou d'induline dans la glycérine ; l'hémoglobine devient jaune ; les noyaux apparaissent noirs ; les granulations γ rouges et les granulations β noires.

344. 3. Cellules aux granulations γ (Mastzellen des Allemands) sont sensibles à tous les colorants basiques ; on les trouve dans le tissu conjonctif et dans le sang. Ehrlich les colore avec le Dahlia en solution saturée dans : acide acétique glacial, 12,5 ; alcool absolu, 50 ;

eau distillée, 100 (on dissout le dahlia dans l'alcool ; puis, on ajoute l'eau et enfin l'acide acétique) ; il fait agir ce colorant sur des préparations de morceaux desséchés ou fixés pendant 24 heures, au moins, dans l'alcool. Il emploie aussi la méthode suivante :

Carmin alune-Dahlia (Westphal). On traite avec ce mélange les coupes qui ont été pendant une semaine, au moins, fixées dans l'alcool :

Carmin	2 gr.
Eau distillée	200 c.c.
Alun	2 gr.

On fait bouillir le tout pendant 1/4 d'heure ; on filtre (Carmin de Partsch-Grenacher), et on ajoute 1 cc. d'acide phénique. Dans cette solution de carmin, on verse 200 cc. d'une solution saturée de Dahlia dans l'alcool absolu, 100 cc. de glycérine et 20 cc. d'acide acétique glacial. On agite le tout et on laisse reposer quelque temps. Les coupes faites dans les morceaux fixés à l'alcool séjournent dans cette liqueur 24 heures, et même plus longtemps ; après quoi, on les porte pendant le même temps dans l'alcool absolu. Les coupes se décolorent, les noyaux seuls conservent quelque chose de la couleur rougeâtre, mais les granulations des « Mastzellen » restent d'un bleu intense. Objets d'observation : tissu conjonctif interlobulaire du foie, intestin, etc.

345. 4. Cellules aux granulations δ d'Ehrlich ; ce sont des granulations très fines que l'on rencontre dans les leucocytes uninucléaires du sang de l'homme. On les met en évidence dans des préparations chauffées ou non, au moyen d'une solution aqueuse concentrée de bleu de méthylène. On ne les a encore que peu étudiées.

346. 5. Cellules neutrophiles (dans les leucocytes plurinucléaires du sang de l'homme).

Elles s'observent sur des préparations desséchées. Voici la composition du colorant neutre d'après Ehrlich : à 5 vol. d'une solution aqueuse saturée de fuchsine acide, on ajoute, en ayant soin d'agiter, 1 vol. d'une forte solution aqueuse de bleu de méthylène et 5 vol. d'eau ; on laisse reposer quelques jours, et on filtre. On laisse alors agir le colorant de 2 à 5 minutes, et on lave rapidement dans l'eau ; puis, on absorbe le liquide avec du papier buvard, on sèche et on monte dans le baume de Canada. Les globules rouges du sang apparaissent rouges, les granulations ε violettes et les granulations α d'un pourpre vif.

Ces cellules proviennent, à l'état de cellules uninucléaires, de la rate, des glandes lymphatiques, de la moelle des os, et se transforment dans le sang en cellules polynucléaires. Si l'on colore pendant quelques minutes avec la solution de Biondi (V. § 287), l'hémoglobine deviendra jaune, les granulations z seront rouges et les granulations ε vertes.

347. *R. Heidenhain* (88) prône la méthode de coloration de Biondi-Ehrlich (§ 287) modifiée par lui, pour distinguer sur des coupes les espèces suivantes de cellules migratrices :

1. Les cellules avec un protoplasma très réduit, presque incolore.

2. Les cellules avec un protoplasma plus abondant, d'un rose clair.

3. Les cellules granuleuses.

4. Les cellules avec un noyau d'un gris bleu très foncé et un protoplasma d'un rouge très sombre (formes de dégénérescence pour Heidenhain).

348. La formation de ce qu'on appelle les **cristaux d'hémoglobine** (C. B. Reichert [49]) s'obtient de la manière suivante : on emprunte une petite quantité de sang à un animal qui vient d'être tué : cheval ou cobaye. On le défibrine, en le battant et en l'agitant avec du mercure ; on agite ce sang défibriné longtemps au contact de l'éther sulfureux que l'on verse goutte à goutte jusqu'à ce qu'on obtienne la couleur de laque bien connue. Le sang couleur de laque ne doit plus présenter sous le microscope de globule rouge intact ; le colorant rouge du sang s'est dissous. On le dépose ainsi défibriné et décoloré de 12 à 24 heures dans un vase plat sur de la glace. Si maintenant on en place une goutte sur le porte-objet, et qu'on la laisse dessus pendant 1/2 heure, elle se prend à sécher en commençant par les bords où se forme un anneau sombre très net. (On peut hâter l'opération en chauffant légèrement le porte-objet.)

Si l'on recouvre alors la goutte avec un couvre-objet de moyenne dimension, on voit apparaître dans le voisinage immédiat de l'anneau et sur l'anneau lui-même, un grand nombre de cristaux dont on peut même, avec un faible grossissement, observer directement la formation au microscope.

On n'a aucun avantage à faire des préparations durables à cause de la complication du procédé à employer.

Il est possible de provoquer la formation de ces cristaux dans du baume de Canada très dense ; ils se conservent pendant des mois entiers.

349. Quand on enferme hermétiquement du sang défibriné dans un tube de verre, et qu'on le fait séjourner pendant 2 ou 3 jours dans une étuve (à 40° C.), si l'on brise l'extrémité du tube, et si on laisse s'écouler dans un plat ce sang ainsi traité, on voit à l'œil nu se former des cristaux d'hémoglobine très nets. Gscheidlen (76).

350. Les cristaux se forment encore dans les circonstances suivantes : on prend une goutte de sang, et, au moyen de la pointe d'une aiguille, on le mêle avec soin à une goutte d'égale dimension d'une solution de sel marin d'un degré quelconque de concentration. On chauffe avec précaution jusqu'à ce qu'il reste un résidu sec brun de rouille, et on recouvre ce dernier avec un couvre-objet. On fait pénétrer sous celui-ci un peu d'acide acétique que l'on chauffe en le portant par deux fois jusqu'à l'ébullition ; on doit bien prendre garde, en se livrant à cette opération, que le couvre-objet ne saute ou ne se brise ; on fait bouillir deux fois, en remplaçant l'acide acétique évaporé par une nouvelle quantité d'acide frais.

Après la complète évaporation de l'acide, on peut introduire directement le baume de Canada sous le couvre-objet.

On obtient d'innombrables cristaux d'un brun noirâtre susceptibles de se conserver très longtemps dans le baume. Ce sont les **cristaux d'hémine de Teichmann** (53) (Hémine = chlorhydrate d'hématine). Ces cristaux sont presque insolubles dans l'eau, l'alcool, l'éther, l'ammoniaque, l'acide acétique, les acides sulfurique et nitrique étendus ; ils sont dissous par la potasse caustique.

Dans ces conditions, il se produit des masses amorphes d'Hémine et des cristaux de sel marin qui souillent les préparations.

351. On peut accidentellement rencontrer un autre dérivé de la substance colorante du sang, dans les foyers apoplectiques, dans les corps jaunes de l'ovaire, etc. Ce sont des masses d'un jaune rouge constituées par des **cristaux d'hématoïdine** roussâtres, rhomboïdaux et ne contenant pas de fer (Virchow, 47).

On peut les conserver dans le baume de Canada.

352. Pour rendre la fibrine observable sur le porte-objet, on laisse séjourner en repos pendant 2 heures une goutte de sang dans une chambre humide ; on recouvre le tout avec un couvre-objet, et on lave avec de l'eau qu'on ajoute d'un côté de la lamelle, et qu'on absorbe de l'autre, avec du papier buvard. Après avoir ainsi entraîné le plus grand nombre des globules, on ajoute de l'iodure de potassium ioduré qui colore du jaune dense au brun les petits filaments et les réseaux de fibrine.

353. *Coloration de la Fibrine* (*Neelsen*, Grundriss der path. hist. Technik). Méthode de *Weigert*. On fixe de préférence dans l'alcool. Les coupes restent 10 minutes au moins dans une solution de violet de gentiane dans de l'eau anilinée ; puis, on les lave rapidement dans une solution à 0,6 0/0 de sel marin et on les traite pendant 10 minutes au moins par une solution d'iodure de potassium ioduré (1 : 2 : 300) (dans une petite coupe ou mieux sur le porte-objet). On les étend alors sur le porte-objet, on les sèche en les pressant avec du papier filtre et on les traite avec de l'huile d'aniline (2 p. pour 1 p. de xylol) que l'on renouvelle à plusieurs reprises, jusqu'à ce qu'elles deviennent transparentes et que la coloration apparaisse nettement. On se débarrasse avec soin de l'huile d'aniline par le xylol ; après quoi, on monte dans le baume de Canada.

354. On peut étudier la **circulation du sang** dans un grand nombre d'objets. Les plus favorables sont les têtards des grenouilles que l'on peut se procurer en si grand nombre pendant l'été. On enveloppe dans du papier buvard imbibé d'eau le corps épais et la tête de ces têtards, et on place l'animal sur le porte-objet. Le têtard s'agite tout d'abord violemment, mais il commence bientôt à respirer difficilement et se calme. Dans les membranes minces, par exemple sur les bords étalés et à la pointe de la queue, on peut déjà avec un grossissement moyen observer la circulation du sang : elle est parfaitement observable sur une foule de points du corps de la grenouille.

355. On rend les grenouilles immobiles généralement en les paralysant avec du *curare*. Ce poison agit, on le sait, sur les plaques terminales motrices des muscles striés ; il est sans action sur celles du cœur comme sur celles des muscles lisses : il n'agit pas non plus sur les nerfs sensitifs. Quand on injecte une dose suffisante de curare dans le cœur lymphatique d'une grenouille, tout mouvement cesse bientôt chez elle ; mais les battements du cœur, c'est-à-dire la circulation, persistent.

Jusqu'à présent, on n'a pu opérer qu'avec un extrait de curare, jamais avec une substance chimiquement pure ; aussi est-il impossible de doser d'une manière bien exacte. Avec une grenouille de grosseur moyenne, on emploie environ de 1/10 à 1/5 de gr. de la solution aqueuse à 1 0 0 que l'on injecte dans le cœur lymphatique dorsal. Si, au bout d'une heure, on n'a pas réussi, on fera une seconde injection. Les doses en usage ne se sont jamais montrées suffisamment actives pour arrêter le cœur.

356. Chez une grenouille ainsi curarisée, la circulation du sang s'observe directement sur ses *membranes natatoires* transparentes. On étend ces dernières en écartant l'un de l'autre deux doigts du pied, et en les fixant au moyen de deux aiguilles d'entomologiste (Carlsbad) au-dessus d'une ouverture pratiquée à l'emporte-pièce sur une plaque de liège ; on aura soin de choisir une plaque assez grande pour qu'on puisse y placer la grenouille. On fait coïncider l'ouverture du morceau de liège avec celle de la platine du microscope et on examine la membrane en question.

Une seconde partie du corps de la grenouille, où l'on peut observer la circulation du sang dans les papilles, les muscles, etc. est la *langue*. Elle présente une masse charnue fixée en avant à l'angle du maxillaire inférieur. On peut facilement l'extraire de la bouche et en faire l'examen aussi bien sur sa face dorsale que sur sa face ventrale. Il est possible, en l'étirant convenablement, de la rendre très mince ; après quoi, on la tend au moyen d'aiguilles au-dessus d'un trou pratiqué sur une plaque de liège.

Une troisième région est le *mésentère* de la grenouille ; mais ici une petite intervention chirurgicale s'impose. On fait dans la peau une incision de 1/2 cm. de long suivant la ligne axiale du côté droit ; il faut bien se garder de léser des vaisseaux, accident d'ailleurs facile à éviter, vu qu'ils apparaissent luisants au travers de la peau qui est mince. On fend alors la couche musculaire située au-dessous par une deuxième incision d'égale longueur à l'aide d'une pince qu'on introduit dans l'ouverture, on fait sortir le lacet de l'intestin grêle ; on l'étend au-dessus de la portion trouée d'un morceau de liège avec des aiguilles enfoncées au travers du canal intestinal. La préparation est alors achevée.

Une quatrième région est *le poumon* de la grenouille. On peut encore ici atteindre le but sans recourir à des moyens spéciaux. On choisit des grenouilles chez lesquelles les poumons sont remplis d'air, condition qu'un gonflement particulier de l'animal décèle au simple aspect. S'il en est autrement, on leur insuffle de l'air au moyen d'une canule introduite dans le larynx. Dans la partie supérieure de la ligne axiale, on fait dans la peau une incision qu'on élargit ensuite graduellement. L'opération devra se faire avec beaucoup de prudence, car il existe dans cette région une grosse veine à trajet sinueux. On a sous les yeux la couche musculaire sous-jacente, qui, dans les poumons remplis d'air, est si mince, qu'on peut voir au travers les grands alvéoles des poumons ; on fait alors une coupe de 1/2 cm. de largeur, oblique ou transversale, au travers des fibres musculaires, ne nécessitant aucune perte de sang.

Le poumon distendu fait saillie à la manière d'une hernie ; on le sort tout entier, avec précaution, par l'ouverture que l'on a pratiquée. Ce sac pulmonaire peut être examiné dans une « chambre de Holmgreen » construite tout exprès pour cet usage ; si elle fait défaut, on pourra, pour faire échapper l'air, percer le sac pulmonaire, de part en part, à l'aide d'aiguilles qu'on aura fait rougir au feu afin d'éviter toute hémorrhagie ; après quoi on déploiera le poumon avec soin, au-dessus d'une ouverture, et on le fixera avec des aiguilles également rougies. On garantira, durant le temps de l'observation, les parties contre l'évaporation en les humectant avec une solution à 1 0/0 de sel marin, et on le recouvrira d'un couvre-objet.

Les points où l'on peut étudier la circulation sont très nombreux. Pour en rester à la grenouille, on peut s'adresser à la *vessie*, aux *muscles striés* de maints endroits du corps, etc. Chez les petits poissons et leurs embryons, on examinera les *parties caudales*; chez le triton, les *branchies externes*, et, surtout, on mettra à profit, dans l'occasion, les *branchies externes* si longues et si volumineuses des salamandres. On peut enfin utiliser pour le même objet les disques germinatifs d'embryons d'oiseau (poulet, V. § 647) âgés de 2 ou 3 jours.

Dans ces recherches, il importe de tenir compte de l'existence des courants axial et marginal, et du mouvement de pulsation dans les artères, etc. On saisit de l'œil, quand les conditions de l'observation sont favorables, le retour du courant dans les capillaires. Aux points de bifurcation des capillaires, les globules du sang restent quelquefois adhérents les uns aux autres et prennent une longueur primitive. Si un de ces globules se détache et devient libre, il reprend ses premières dimensions (élasticité).

Les mésentères, comme aussi les poumons, peuvent, par suite du dessèchement ou de variations de température, etc., présenter brusquement certains états que l'on considère comme les préludes de l'inflammation; ils laissent voir alors l'émigration des globules blancs du sang au travers des parois des vaisseaux.

357. *L'appareil de Thoma-Zeiss* destiné à la numération des globules du sang, consiste en un tube capillaire en verre présentant dans son tiers supérieur une dilatation ampullaire qui renferme une petite boule de verre. L'extrémité antérieure du petit tube est munie d'une division allant de 0.1, 0.5, 1 à 101; de plus, est annexée à l'appareil une cellule hématimétrique construite par Abbe et Zeiss, fixée avec du ciment sur un porte-objet, et ayant exactement 0.1mm de profondeur. Son fond est partagé en carrés microscopiques; l'espace au-dessus de chacun de ces carrés mesure 1/4.000mm. Chacun de ces 16 carrés est marqué de traits particulièrement forts.

Voici la méthode que l'on suit pour faire l'évaluation: On fait entrer par capillarité du sang dans le tube jusqu'à la division 0.5 ou 1. On essuie alors la pointe du petit tube capillaire, et on y introduit une solution à

3 0/0 de sel marin jusqu'au degré 101. On opère un mélange intime des deux liquides, et on fait sortir la colonne liquide qui se trouve dans le capillaire en y soufflant de l'air. (On lave, après s'en être servi, le tube capillaire avec de l'eau, puis avec de l'alcool et enfin avec de l'éther.)

On remplit la chambre en verre du porte-objet avec ce mélange de sang et de sel marin ; on la recouvre du couvre-objet, on laisse reposer la préparation pendant quelques minutes, après quoi on examine. On compte toujours 16 carrés un à un, et on prend la moyenne des nombres obtenus ; on opère pour ce dénombrement de la manière suivante : quand le niveau du sang atteint la marque 0.5, la dilution est dans la proportion de 1 : 200; le sang monte-t-il dans le tube capillaire jusqu'à la division 1, le mélange est dans la proportion de 1 : 100. En multipliant le nombre des globules sanguins trouvé dans l'évaluation des carrés par 4,000, et, à nouveau, d'après le degré de la dilution, par 100 ou 200, et en divisant par le nombre des carrés comptés, on a le nombre des globules sanguins contenus dans 1 cc. de sang. Quand on opère avec une solution à 3 0/0 de sel marin teinte par un peu de violet de gentiane, on arrive à distinguer plus aisément les leucocytes, colorés aussi en bleu, des globules sanguins, chez lesquels la teinte rouge pâle domine la plupart du temps.

(Voir pour la technique du sang et de la lymphe : Ehrlich 91 et H. F. Müller 92).

IVe CHAPITRE

Tissu conjonctif et tissu adipeux.

358. On commence par examiner au microscope les **tissus conjonctifs à fibres parallèles** ; les objets qui se prêtent le mieux à ce genre d'étude et que l'on se procure le plus aisément sont les tendons de la queue d'une souris ou d'un rat. Si, avec les ongles, on arrache deux vertèbres terminales de la queue avec la peau, et si, en les tirant, on les écarte l'une de l'autre, elles demeureront reliées par quelques filaments minces, longs et brillants ; ces filaments sont les tendons.

359. On coupe avec des ciseaux bien aiguisés un petit fragment de ces tendons, on l'effile sur le porte-objet d'après la méthode de la demi-dessiccation (Ranvier [89], c'est-à-dire, qu'on le dissocie dans aussi peu de liquide que possible, tout en ayant soin qu'il ne se dessèche pas pendant ce temps, ce qu'on évite en ne discontinuant pas d'humecter de son haleine le porte-objet.

360. Quand on observe dans de l'eau (Rollet [59 et 71] recommande l'eau de chaux ou l'eau de baryte pour l'examen des fibrilles), on aperçoit des groupes plus ou moins grands de fibrilles tendineuses et, dans certaines circonstances, les fibrilles elles-mêmes.

361. Si on ajoute à ces préparations ainsi effilées une légère quantité d'une solution à 1 0/0 d'acide acétique, les fibres et les fibrilles se gonflent fortement et deviennent finalement d'une transparence telle qu'on ne les distingue plus qu'avec peine. Les noyaux des cellules tendineuses apparaissent alors avec une grande netteté.

362. Une solution de potasse caustique, surtout à chaud, dissout ces fibres tendineuses ainsi que ces fibrilles.

363. Le ligament de la nuque du bœuf permet d'étudier les grosses fibres du tissu **élastique** ; elles sont ici autrement difficiles à effiler, chaque fibre en s'isolant se courbant d'une manière particulière (forme en bâtonnet de Bischof).

364. Les réactifs, tels que l'acide acétique et la potasse caustique, sont presque sans action sur les fibres ainsi traitées ; les fibres élastiques sont très réfractaires, notamment vis-à-vis de la dernière substance. On peut mettre cette propriété à profit pour l'étude des fibres élastiques de finesse moyenne et extrême. Voici comment : On traite avec la lessive alcaline une lamelle mince d'un poumon frais, par exemple ; au bout d'un certain temps, deux heures environ, les tissus conjonctifs, le sang, etc., commencent à se dissoudre, et il ne reste plus que les petites fibres les plus fines qui entourent les alvéoles.

365. Le tissu **aréolaire** s'emprunte de préférence au grand épiploon, à celui d'un lapin par exemple. Il convient de traiter par l'argent (V. § 311) de petits fragments de cet organe, et de le colorer ensuite avec le carmin (picrocarmin) ; dans ces conditions, on voit comment les cellules endothéliales revêtent les faisceaux conjonctifs à mailles épaisses.

366. On fait l'étude des éléments du **derme** par le procédé suivant : On tue un chien, on détache un fragment de sa peau et on fait avec le nitrate d'argent (1 p. 1000) une injection interstitielle. Il se produit alors un petit œdème dans l'intérieur duquel les fibres sont un peu allongées : on les fixe dans cet état. On isole alors les faisceaux du tissu conjonctif, les fibres élastiques, les cellules du tissu conjonctif bien fixées, et éventuellement les cellules adipeuses. Parmi les fibres conjonctives, il y en a qui, souvent, présentent des étranglements et ont un trajet spiralé ; elles se comportent autrement que les fibrilles du même tissu.

On détache de cet œdème un petit lambeau avec des ciseaux courbes, et, sur le porte-objet, on isole ses fibres avec le plus grand soin en s'aidant de la loupe ; puis on procède à son inclusion et on peut alors le colorer suivant les indications du § 269.

367. *Ewald* et *Kühne* (74) soumettent les tissus suivants à l'action digestive de la trypsine, par exemple avec un extrait de pancréas glycériné faiblement alcalin, à la température de 35° C.

1. Les *tendons* se dissocient en petits groupes distincts ou en fibrilles ; de toutes les autres parties, il ne reste que des noyaux ratatinés qui se détruisent aisément.

2. Le *tissu conjonctif alvéolaire* du mésentère se comporte comme les tendons ; les endothéliums sont dissous jusqu'aux noyaux eux-mêmes.

3. Le *tissu conjonctif réticulé* se présente dans un état de pureté parfaite.

4. Le *cartilage hyalin.* Cellules et noyaux sont dissous ; la substance fondamentale montre un réseau particulier

un peu granuleux, ayant la consistance de la matière collagène.

5. Le *cartilage élastique* se comporte comme l'hyalin ; les fibres élastiques disparaissent.

6. Le *tissu élastique* se dissout.

7. Les *membranes dites amorphes* sont complètement dissoutes.

8. Le *foie* est complètement digéré, jusqu'aux noyaux et à la matière collagène. Le tissu conjonctif fibrillaire s'étend jusqu'à la veine intralobulaire.

9. Les *muscles* sont digérés avec leurs éléments conjonctifs eux-mèmes.

10. Les *épithéliums de la muqueuse* ne laissent subsister que les noyaux.

11. Dans les coupes de l'*épiderme* de l'homme, la couche de Malpighi disparait la première ; puis, les cellules à dents s'isolent, et celles de la couche cornée prennent l'aspect de cellules creuses à double contour.

La trypsine est donc un réactif qui permet d'isoler de chaque tissu animal les *fibrilles et les réseaux collagènes*, la substance cornée et les noyaux.

368. Voici quelques-uns des résultats qu'a obtenus F. Mall (91) dans son étude sur le tissu conjonctif et sa manière d'ètre vis-à-vis des réactifs.

Les fibres élastiques peuvent séjourner sans dommage dans l'acide acétique (ou dans une solution de ce même acide à 20 0/0 amenée à la température de l'ébullition). Elles deviennent seulement cassantes ; si on les fait cuire dans l'acide chlorhydrique concentré, la fibre élastique se désagrège très rapidement ; dans cet acide à 10 0/0 elle ne se modifie pas à la température ordinaire ; à 50 0/0, elle se dissout en 7 jours, et dans une solution concentrée, dès le second jour.

C'est l'intérieur de la fibre qui se détruit le premier, puis vient sa « membrane ». Pour rendre évidente cette dernière, on fait cuire les fibres élastiques à deux reprises dans l'acide chlorhydrique concentré et on verse le tout dans l'eau froide. Quelquefois on distingue aux membranes une striation longitudinale qui fait supposer l'existence d'une structure fibrillaire. La potasse caustique concentrée détruit les fibres en peu de jours ; en solution faible, son action se ralentit ; à 1 0/0, la potasse caustique a besoin de mois entiers ; à 2 0/0, d'un mois ; à 5 00, de 3 jours ; à 10 0/0, d'un jour ; à

20-40 00 de quelques heures pour provoquer la perte de la fibre.

Même en ébullition, une solution faible de potasse caustique ne dissout pas les fibres élastiques ; elles n'y deviennent même pas cassantes. Si on opère la cuisson dans la potasse à 5-10 0/0, les membranes de la fibre s'isolent en 1-2 jours. La pepsine détruit l'intérieur de la fibre, mais laisse intactes les « membranes ».

La *trypsine* dissout rapidement les fibres élastiques, mais non le tissu des tendons ou le tissu réticulé ; ce dernier peut, sans dommage aucun, y séjourner des jours entiers. La putréfaction détruit le *ligament de la nuque* en peu de jours : tout d'abord l'intérieur des fibres se désagrège, puis, les « membranes de la fibre ».

Pour mettre à jour l'intérieur de la fibre et « les membranes de la fibre », on emploie une coloration au rouge Magenta (Un petit grain de rouge Magenta pour 50 gr. de glycérine + 50 gr. d'eau). Le contenu se colore en rouge, la gaine de la fibre reste incolore.

Si l'on fait cuire un *tendon*, il se raccourcit. Si l'on fixe le tendon avant de le faire cuire, le raccourcissement ne se produit pas, le tissu adénoïde se ratatine par la cuisson, se gonfle au bout de peu de temps et se dissout ensuite.— Le tissu du tendon et le tissu adénoïde se ratatinent déjà à 72° C. Traités pendant un temps court par l'acide osmique à 1/2 0/0, ils se ratatinent à partir de 95° C. Ainsi modifiés par la chaleur, le réticulum et le tendon se laissent facilement digérer par la pancréatine (trypsine) et se détruisent très aisément par la putréfaction. Dans l'*acide acétique* concentré ou au-dessous de 1/20 0/0, les fibres du tendon ne se gonflent pas. Dans les acides, entre 1/2 et 25 0/0, le résultat inverse est obtenu ; à 25 0/0, l'acide les dissout au bout de 24 heures.

Dans l'*acide chlorhydrique* de 0,01 0/0 jusqu'à 6 0/0, ces fibres ne se gonflent pas. Dans une solution de 6 jusqu'à 25 0/0, elles restent un certain temps sans se modifier, et ne se dissolvent que dans l'acide concentré. Le *tissu réticulé* se gonfle dans l'acide chlorhydrique jusqu'à 3 0/0, reste intact entre 3 et 10 0/0 ; il se dissout au bout de 24 heures dans l'acide à 25 0/0 et au-dessus.

Traité par l'acide faible, et en cuisson, le tendon se dissout beaucoup plus rapidement que le tissu réticulé.

Dans le suc gastrique naturel du chien, les tendons ne se dissolvent pas plus vite que le tissu élastique ; dans le suc gastrique artificiel, au contraire, le tendon se dissout le premier ; puis, le tissu réticulé et enfin la fibre élastique. La pancréatine n'attaque ni le tendon ni le tissu réticulé ; si on les fait cuire, ils sont facilement digérés par elle.

La putréfaction ne détruit ni le tendon, ni le réticulum, si ces tissus ont été retirés du corps ; dans le corps même, au contraire, et notamment à la température de 37°, ils se désagrègent rapidement.

369. Pour l'étude au moyen des coupes des fibres élastiques, on a recours à la méthode de l'Orcéine (V. § 288).

370. On a assez souvent l'occasion d'examiner des **cellules adipeuses** à l'état frais dans des parties de tissus conservés vivants, par exemple, dans les mésentères d'animaux de toute taille. Une préparation faite par dissociation d'un fragment emprunté au tissu conjonctif dermique fournit d'ailleurs aussi des matériaux suffisants.

371. Le tissu adipeux est si brillant et ses cellules si grandes qu'on ne saurait, sur un objet frais, discerner les détails délicats de sa structure. Pour s'orienter dans la constitution d'une cellule adipeuse, on doit employer l'injection sous-épidermique au nitrate d'argent (V. § 366). Les préparations par dissociation donnent presque toujours des cellules adipeuses isolées, montrant avec netteté une goutte de graisse entourée d'un anneau protoplasmique. Ce dernier s'élargit à un des pôles de la cellule dont il enveloppe le noyau.

372. De petits morceaux de graisse pris au moment même sur le sujet, traités pendant 24 heures par l'acide osmique de 1/2 à 1 0/0, montrent leurs cellules adipeuses généralement noires. Examinées de plus près, et, pour cela, isolées le plus possible au moyen d'aiguilles, elles laissent voir leur intérieur entièrement occupé par une goutte de graisse colorée en noir : nous parlons de cellules appartenant à un tissu d'adulte. Cette goutte, vue dans le champ optique, est entourée par une ceinture de protoplasma gris et par la membrane ; le protoplasma présente, sur un des points, quand la cellule se montre dans une position favorable, un épaississement lenticulaire où est logé le noyau.

Ces petits morceaux de graisse traités par l'acide osmique, quand ils ont été conservés pendant longtemps dans de l'alcool plus ou moins fort, ne se prêtent plus à l'étude des détails que nous venons de relever ; aussi est-il de la dernière utilité de les observer le plus vite possible.

Ces morceaux de tissu adipeux, une fois fixés dans l'acide osmique, sont lavés sur le porte-objet avec de l'eau distillée ; on les dissocie et on les transporte dans la glycérine (V. § 216) ; on borde le couvre-objet et on a alors une préparation qu'on pourra indéfiniment conserver.

L'intervention de l'acide osmique dans une préparation du tissu adipeux exclut son transport direct dans l'alcool ; elle y deviendrait tout à fait noire ; ce qu'on a de mieux à faire, c'est d'employer une solution d'acide osmique de 1 à 2 0/0 à l'abri de la lumière, de laver à l'eau distillée et de transporter ensuite dans l'alcool ; la goutte de graisse ne tarde pas à y prendre une coloration intense.

La graisse, noircie dans l'acide osmique ou dans un mélange à l'acide osmique, se dissout dans la térébenthine, le xylol, le toluène, l'éther et la créosote ; mais non dans l'essence de girofle ni dans le chloroforme.

La solubilité dans les préparations traitées uniquement par l'acide osmique est toutefois beaucoup moins grande que dans les préparations fixées dans les mélanges (Flemming, 89).

La graisse traitée par le liquide de Müller noircit dans l'acide osmique.

Les portions de tissus contenant de la graisse devront donc séjourner dans le chloroforme (V. § 132) avant d'être pénétrées par la paraffine.

373. Quand on examine dans l'eau ou dans un liquide indifférent des cellules adipeuses fraîches, recouvertes par un couvre-objet, on remarque que ces cellules, ou plutôt leurs membranes, éclatent en plus ou moins grand nombre, et que, par suite, des gouttes de graisse plus ou moins volumineuses deviennent libres, et fusionnent souvent entre elles.

On comprend qu'il suffise pour exagérer le phénomène de la simple pression d'une aiguille sur le couvre-objet.

374. Les dépôts de graisse dans la cellule ne contiennent pas partout des substances semblables ; celles-ci sont différentes suivant qu'elles se trouvent à la périphérie ou au centre. Solger (93).

Ve CHAPITRE

Cartilage.

375. Le cartilage, notamment l'hyalin, peut s'étudier dans beaucoup de régions à l'état **frais**. Pour cela, on prend, soit l'hyposternum ou l'épisternum d'une grenouille, soit l'apophyse xyphoïde de petits mammifères. Ces lamelles cartilagineuses minces peuvent, une fois débarrassées des parties molles au moyen d'un linge, être examinées dans un liquide indifférent (V. § 71). On distingue alors nettement la substance fondamentale du cartilage, les capsules, et dans celles-ci, les cellules qui les remplissent complètement.

376. Il est possible aussi d'observer à l'état frais de gros morceaux de cartilage. La consistance du tissu cartilagineux permet d'en pratiquer directement des coupes au moyen d'un rasoir humecté d'un liquide indifférent, et de les examiner dans ce même liquide.

377. On peut, de la même manière, avec le rasoir, couper des morceaux frais de cartilage réticulé (V. § 67), ou bien s'il s'agit de cartilage mince, comme le pavillon de l'oreille d'une souris. on peut se borner à enlever les deux lamelles cutanées, et procéder à l'examen sans coupe préalable.

378. Les fragments de tissus contenant du cartilage hyalin, fixés par le sublimé et colorés ensuite avec la safranine, présentent une teinte orange très stable de la substance fondamentale du cartilage. L'hématoxyline la colore en bleu.

379. On peut, dans l'intérieur de la substance fondamentale du cartilage hyalin, dévoiler l'existence d'un système dit « *système des canalicules du suc* » (1), soit avec le crayon de nitrate d'argent, soit avec l'acide chromique (Heneke et Budge), soit enfin avec l'éther ou le collodion (Budge, 77 et 79).

On met à jour ce système en traitant des coupes fraîches du cartilage articulaire du pied d'un bœuf par une solution de 25 à 30 0/0 d'acide chromique. Au bout de quelques minutes, apparaît un système complet de lignes dans la substance fondamentale du cartilage. On lave alors la coupe dans une grande quantité d'eau jusqu'à décoloration complète ; puis, on colore à nouveau avec l'éosine ou l'hématoxyline. On inclut la coupe dans la glycérine ou le baume de Canada.

Wolters (94) recommande, pour arriver au même résultat, de colorer les coupes de cartilage, pendant 24 heures, dans une solution d'hématoxyline de Delafield étendue jusqu'à être rendue d'un bleu violacé, et de les traiter ensuite pendant 10 minutes dans une solution alcoolique concentrée d'acide picrique.

380. Le cartilage des céphalopodes présente des cellules ramifiées qui s'anastomosent entre elles.

381. Pour examiner un *cartilage réticulé* (pavillon de l'oreille, épiglotte, etc.), on commence par le fixer dans l'alcool ; puis on en fait des coupes minces que l'on colore à volonté, par exemple avec le carmin boraté, la safranine, etc.

Dans ces conditions, et surtout quand elles sont montées dans le baume de Canada, les préparations laissent à peine voir les réseaux élastiques. On les rend visibles en transportant la coupe, de l'eau dans une

(1) L'existence de ces canalicules du suc « Saftkanælchen » est niée par Ranvier (*Traité technique d'histologie*, 1889, p. 247), par J. Renaut (*Traité d'histologie pratique*, 1893, p. 377), et par M. Duval (*Précis d'histologie*, 1897, p. 424).

(Note du traducteur.)

solution faible d'iode, qui les colore rapidement en brun.

Il faut compter, dans ce cas, avec la présence de glycogène dans les cellules du cartilage (il en existe aussi dans le cartilage hyalin) : cette substance apparaît avec une teinte brun d'acajou qui disparaît si l'on chauffe.

382. Pour obtenir des préparations susceptibles d'être conservées, on colore des *coupes* minces de *cartilage réticulé* avec le *picrocarmin* : les réseaux élastiques se colorent alors en jaune, et les noyaux des cellules de cartilage en rouge.

383. On fait mieux encore en colorant des coupes minces avec une solution aqueuse de *fuchsine acide*, en les lavant longtemps à l'alcool, et les portant ensuite, à la manière ordinaire, dans le baume de Canada. Les réseaux apparaissent d'un rouge intense, le reste, en dehors des noyaux, restant incolore.

384. Chez les individus âgés, les cartilages, notamment celui des côtes et celui du larynx, etc., renferment des concrétions de carbonate de chaux ; aussi doit-on les décalcifier (V. §§ 388 et s.) après les avoir fixés.

385. Le cartilage costal de l'adulte et le cartilage embryonnaire fournissent souvent des éléments pour l'étude de plusieurs cellules cartilagineuses filles dans une capsule.

386. Les organes possédant du tissu cartilagineux ne se laissent pas bien coller avec l'albumine sur le porte-objet, surtout quand les coupes ont une certaine épaisseur ; dans ce cas, en effet, leur forme s'altère sous l'action de la chaleur.

387. Le *fibro-cartilage* s'emprunte aux disques intervertébraux, etc. ; on le fixe avec l'acide osmique, ou, mieux encore, avec l'acide picrique, et on le colore avec le picrocarmin. De petits fragments fixés dans l'alcool absolu, puis coupés et colorés avec l'hématoxyline et l'éosine (V. § 275), fournissent eux-mêmes de précieux éléments d'instruction (Voir Flesch, 80).

VIe CHAPITRE

Os et dents.

388. La masse fondamentale organique de l'os renferme diverses substances inorganiques, et notamment des sels calcaires qui donnent à l'os entier sa solidité. On le rend susceptible d'être coupé en le débarrassant de ces sels, en le *décalcifiant* : on traite, pour cela, les os et les dents par des acides qui y remplacent les acides des sels calcaires : il se fait, par suite, de nouvelles combinaisons, qui sont, elles, solubles dans l'eau et l'alcool. C'est sur ce principe que repose la décalcification.

389. Les **liquides décalcifiants** les plus usités sont les suivants :

390. L'acide chlorhydrique de 1/2 à 1 0/0 que l'on doit souvent renouveler.

391. Un mélange à volumes égaux d'une solution à 1 0/0 d'acide chlorhydrique et d'une solution à 1 0/0 d'acide chromique.

392. Une solution concentrée d'acide picrique et d'acide picro-nitrique, mais jamais d'acide picro-sulfurique qui donnerait lieu à la formation du gypse difficilement soluble.

393. L'acide nitrique ; nous avons ici en vue l'acidum nitricum purissimum contenant 70 0/0 d'acide et ayant un poids spécifique égal à 1, 40 ; cet acide nitrique est employé dans les proportions de 3 à 9 0/0, en solution aqueuse, ou, mieux encore, dans l'alcool à 70°, avec ou sans addition de sel marin (V. § 396).

394. Le premier de ces liquides ne doit jamais servir à traiter des objets tout à fait frais ; il faut les fixer au préalable ; même dans cet état, s'ils sont de grande dimension, et, s'ils restent longtemps dans la liqueur décalcifiante, ils s'altèrent très fortement.

Le second liquide décalcifie et fixe mieux, tout ensemble.

On obtient de très bons résultats avec les acides picrique et picro-nitrique : mais ces liquides ne pénè-
trent que très peu profondément, et ne décalcifient que
très lentement. On se trouve aussi très bien de l'acide
nitrique, notamment en solution faible pour des objets
de petite dimension, et préalablement bien fixés. Il convient de remplacer l'eau par une solution de sel marin ;
on évite ainsi l'effet ordinaire des acides : le gonflement.

L'usage de toutes ces liqueurs est soumis à la règle
générale d'être employées en quantité la plus grande
possible, et renouvelées aussi souvent qu'on le peut.
La durée de la décalcification varie avec la nature, le
degré de concentration, la température du liquide employé : mais elle implique toujours un temps assez
long, et parfois, des semaines.

L'os est décalcifié quand il est assez mou pour être
coupé ; on doit user de tâtonnements pour reconnaître
cet état : on essaie de faire des coupes, ou bien, on
cherche à percer l'os avec une aiguille fine.

Une fois décalcifiés dans l'un de ces 4 liquides, les
morceaux sont lavés pendant un temps très long (24
heures ou davantage), jusqu'à ce qu'ils aient complètement cédé à l'eau leur coloration, c'est-à-dire les
acides. Ils passent de là, comme les morceaux fixés, à
travers une série d'alcools de concentration graduellement croissante.

395. Tous ces liquides provoquent le gonflement de
la substance fondamentale de l'os, et, par suite, la plupart des canalicules primitifs se trouvent obturés ; la
structure intime de la substance fondamentale, et notamment celle des lamelles osseuses, est également dé-
truite.

396. Pour conserver cette structure, v. *Ebner* (75) a
proposé l'emploi d'un mélange composé d'acide chlorhydrique et d'une solution de sel marin. Voici quelle
en est la composition :

Une solution de sel marin saturée à froid est allongée de 2 vol. d'eau ; à ce mélange, on ajoute de l'acide chlorhydrique à 2 0 0. Pendant le séjour, dans ce liquide, des os que l'on veut décalcifier, on y verse journellement un peu d'acide chlorhydrique jusqu'à ce que les os soient devenus flexibles. On les lave alors dans une solution aqueuse de sel marin à moitié saturée ; on obtient bientôt une réaction acide ; on la fait disparaître en ajoutant peu à peu de l'ammoniaque jusqu'à ce que l'os soit devenu neutre. L'os peut alors être coupé. Cette liqueur décalcifie très lentement, mais donne de bons résultats.

397. Pour les objets très délicats, pour de petits os d'embryons ou pour l'os du rocher de tout petits animaux par exemple, on peut aussi avoir recours à l'acide chromo-osmique (Acide osmique à 1 0/0 : 10 cc. ; acide chromique à 1 0/0 : 25 cc. ; eau distillée : 65 cc.) ; on laisse agir ce liquide de 1 à 2 jours. Le lavage se fait dans l'alcool à 70°.

398. S'il s'agit de très petits objets contenant très peu de carbonate de chaux, il suffira de les faire séjourner dans l'acide chromique faible, dans les conditions où cet acide sert de fixateur, ou, ce qui revient au même, dans le liquide de Müller qui, d'ordinaire, contient aussi une petite quantité d'acide chromique libre.

399. On devra prendre l'habitude de commencer par fixer les objets avant de les décalcifier ; le temps nécessaire, dans ce cas particulier, est beaucoup plus long, mais les parties molles sont beaucoup plus ménagées.

400. Voici le mode d'emploi de la *Phloroglucine* (Haug. 91) d'après les instructions de *v. Kahlden* (95).

La Phloroglucine n'est pas, par elle-même, un décalcifiant, mais elle protège bien plutôt les tissus contre l'acide que l'on fait agir en même temps : on peut, pour cette raison, employer un acide en solution assez forte pour produire la décalcification de petits fragments d'os en une 1/2 heure et celle de fragments plus durs en quelques heures.

Il faut, naturellement, surveiller de près la préparation.

Formule de la solution : 1 gr. de Phloroglucine est dissous à chaud *avec précaution*, dans 10 p. d'acide nitrique pur ordinaire.

Pendant le mélange, en effet, il se produit de nombreuses vapeurs rouge-brun d'acide azotique et une élévation considérable de température.

A cette solution mère (rouge rubis) on ajoute 100 cc. d'une solution aqueuse d'acide nitrique à 10 0/0.

Un décalcifiant un peu long est le suivant :

Phloroglucine.	1
Ac. nitrique.	5
Alcool.	70
Eau distillée.	30

401. Comme liquide décalcifiant et favorable à la conservation des parties, à faire agir aussi sur des objets déjà fixés, Thoma (91) recommande un mélange d'acide azotique et d'alcool (alc. abs. : 5 vol.; ac. azot. conc. p. spéc. 1, 3] : 1 vol.). Ce liquide doit être renouvelé toutes les 24 heures ; il décalcifie en quelques jours. On lave à l'alcool à 95° additionné de carbonate de chaux précipité en excès. Au bout de 8 à 15 jours, les préparations perdent toute trace de l'acide ; on les débarrasse de la chaux en les lavant à l'alcool pur à 95°.

402. Ainsi préparés et lavés, l'os et la dent pénétrés de celloïdine ou de collodion (1) (V. § 143) se laissent aisément couper.

(1) Voici, comme complément de la note du § 143, en quoi consiste le procédé du « *Collodionnage* des surfaces de section » imaginé par Duval : On dilue du collodion ordinaire épais avec de l'éther, ou parties égales d'éther et d'alcool, de façon à en faire un collodion peu filant. Avec un pinceau ou le doigt, on passe légèrement de ce collodion fluide sur la surface de section, au préalable séchée avec le doigt ou à l'air, de sorte qu'elle soit devenue terne (si la surface restait brillante, c'est qu'elle serait humectée d'alcool, ce qui empêcherait toute adhérence du collodion).

Aussitôt après le collodionnage, on souffle sur la surface de section, pour faire vite sécher la mince pellicule de collodion. Dès que la surface est redevenue terne (ce qui prouve que le collodion a fait prise), on l'imbibe avec de l'alcool, de même que le rasoir, et on coupe. (Pour la coupe suivante, on recommence le séchage de la surface, son collodionnage, le séchage du collodion, l'imbibition à l'alcool et la coupe, et ainsi de suite. Toutes ces

403. Pour examiner isolément les **parties molles de l'os**, on en extraira de gros morceaux intacts de pulpe et de moelle ; à cet effet, entre les mâchoires d'un étau, on rompra vivement, et, sans qu'esquille s'en suive, la dent ou la diaphyse de l'os.

Dans le cas où il n'existerait pas de partie dure (cellules de la dentine et leurs prolongements secondaires, ou bien travées spongieuses de la diaphyse endochondrale imparfaitement résorbée), on pourra les fixer directement et les traiter ensuite à la manière ordinaire.

404. Les éléments de la moelle des os peuvent être examinés dans les préparations étendues sur des couvre-objet (V. § 335).

405. Si l'on veut examiner les parties dures et les parties molles en connexion les unes avec les autres, sans décalcification préalable, on devra recourir à la méthode que *v. Koch* (78) a employée avec un si grand succès dans ses recherches sur le corail. Weil l'a suivie, lorsqu'il a voulu polir la dent, tout en conservant les parties molles. Une fois que la cassure vive de la partie dure a permis d'atteindre les parties molles, les dents et les os sont fixés, et ensuite soumis au traitement ordinaire jusqu'à la coloration en masse, si l'on veut. On les plonge alors dans l'alcool absolu et dans la térébenthine, ou bien encore dans le chloroforme ; on les porte ensuite dans un mélange de baume de Canada et de térébenthine ou de chloroforme. Ce dernier s'évapore, ou bien la térébenthine s'épaissit peu à peu, surtout à une température élevée, et au bout de deux semaines généralement, le baume de Canada, qui imprègne la dent et toute la matière ambiante, acquiert la consistance de la pierre. *Rose* (92) recommande de laisser dessécher les préparations dans une étuve chauffée à 50° Celsius, ce qui exige environ 3 à 4 mois. On peut, sans avoir à redouter de ratatinement, hâter un

opérations, à recommencer pour chaque coupe, doivent se faire vite).

(*Note du traducteur.*)

peu l'évaporation ; on doit seulement, au début, n'évaporer qu'à la température la plus faible possible. Le tout est alors susceptible d'être poli d'après les mêmes procédés que ceux employés pour les parties dures seules.

406. Si l'on borne son examen à la **partie solide**, on choisira des lamelles osseuses très minces que fourniront le vomer et les parois alvéolaires de l'ethmoïde, etc., et, après en avoir enlevé le périoste, etc., on pourra les examiner directement, sans autre secours que celui d'un faible grossissement.

On peut encore, à l'aide d'un rasoir bien tranchant, détacher d'un os épais une lamelle d'une transparence suffisante, susceptible d'être, elle aussi, directement observée.

407. Mais s'il s'agit d'étudier des régions plus étendues, d'examiner un os épais, et, en particulier, de mettre à jour la disposition des cavités dans la dent et dans l'os, on procède au **polissage des os**, et, pour cela, on opère de la manière suivante : On choisit de vieux os bien macérés, et aussi pauvres que possible en tissu adipeux. On débarrasse les cavités de l'os, en les faisant putréfier et sécher, de presque toute la substance organique ; les plus petites vacuoles des os ainsi que les canalicules primitifs se trouvent alors remplis d'air. La macération ordinaire ne suffit pas ; on emploiera de préférence de vieux os pourris et lavés par la pluie pendant des années, comme on les trouve chez l'équarrisseur.

Dans les nouvelles chambres à macération à l'usage des anatomistes, les os sont si complètement dépouillés de leur graisse, qu'après leur dessiccation, ils peuvent être directement utilisés.

Au moyen d'une scie à chantournage, on fait deux sections parallèles qui détachent une mince lamelle dans la région précise de l'os que l'on veut étudier. On soumet l'une des faces à l'action d'une meule (meule à aiguiser) dure et plane, ou bien on l'interpose entre deux meules : la surface, rendue parfaitement égale dans toute son étendue, est ensuite polie sur une plaque de verre mat. On lave et on dessèche l'os, et l'on fixe avec du baume de Canada la surface bien polie qu'on assujettit sur une plaque de verre épais, à bords émoussés ; cette opération exige une certaine pratique. On arrive à ses fins en liquéfiant à la flamme un petit morceau de baume de Canada solide sur la plaque de verre. On pose alors la coupe par dessus, en prenant bien garde de ne pas laisser de bulles d'air entre la surface polie et la plaque de verre ; on polit alors l'autre surface sur une pierre à aiguiser dure et plane, jusqu'à ce que la lamelle tout entière soit devenue très mince.

Si le morceau de l'os n'a pas été convenablement fixé avec le baume de Canada sur la plaque de verre, ce que l'on reconnaît à la présence de bulles d'air entre la plaque et la surface polie, cette dernière se brise d'ordinaire au moment même où l'on va pouvoir s'en servir.

On peut aussi polir la surface en la pressant simplement avec le doigt ou avec un petit morceau de liège sur une meule, et en l'usant d'abord d'un côté, puis de l'autre, jusqu'à ce qu'elle soit devenue suffisamment mince et transparente.

Cette méthode n'est nullement sûre, et le débutant, notamment, doit se résigner à perdre beaucoup de matériaux ; le procédé de polissage que nous avons décrit plus haut dans le texte a été perfectionné surtout par les minéralogistes, et peut servir, comme nous l'avons déjà dit, à polir des objets très durs tels que minéraux, coquilles de mollusques, etc. ; seulement, suivant le degré de dureté, on emploiera, bien entendu, des pierres dures, de l'émeri ou de la poudre de diamant.

408. Une fois poli sur une plaque de verre, l'objet peut être directement inclus dans le baume de Canada ; la plaque de verre joue, dans ce cas, le rôle de porte-objet ; mais il n'y a généralement à cela aucun profit. Les parties creuses s'étant remplies de baume de Canada, dont l'indice de réfraction est à peu près égal à celui de la substance fondamentale de l'os qui a pris une teinte claire, deviennent par cela même invisibles.

Aussi vaut-il mieux détacher de la plaque de verre, au moyen du chloroforme, la mince lamelle osseuse dont le traitement demandera beaucoup de précaution. Si on fait sécher la préparation et qu'on vienne à l'examiner dans l'eau, on aperçoit tout d'abord, avec une netteté extraordinaire, les corpuscules osseux et les canalicules primitifs remplis d'air, colorés en noir : mais, peu à peu, l'eau prend la place de l'air. C'est sur ce fait que repose le mode suivant très simple de préparation des canalicules primitifs et des corpuscules osseux.

409. *Montage du tissu poli contenant de l'air*. On chauffe sur le porte-objet un petit morceau de baume de Canada solide, jusqu'à liquéfaction, et on chasse avec une aiguille les quelques bulles d'air qui ont pu se former. On place alors sur le baume liquide la plaque osseuse polie, préalablement séchée à l'air, et par suite blanchie, et on recouvre rapidement le tout avec un couvre-objet. On doit veiller tout particulièrement à ce que l'espace compris entre le tissu poli et le couvre-objet se remplisse de baume de Canada, ce qu'on obtient en pressant sur le couvre-objet avec une aiguille, ou encore en chauffant à nouveau. Le procédé ne réussit que lorsqu'on opère rapidement (le baume de Canada se durcit en effet excessivement vite, et il reste alors de l'air emprisonné dans les cavités internes de l'os). On a ainsi une préparation de corpuscules osseux et de canalicules qui peut se conserver.

410. Les coupes d'os décalcifiés peuvent, elles aussi, mais seulement sur des aires restreintes, fournir par la dessiccation les canalicules primitifs et les corpuscules remplis d'air, susceptibles d'être définitivement inclus de la même manière (Flemming).

411. On peut, d'ailleurs, dans les os ainsi polis, substituer à l'air *un colorant*, tel que le **bleu d'aniline** (*Ranvier* [75]) soluble dans l'alcool et insoluble dans l'eau, ou un autre, par exemple le violet de méthyle. Voici comment on opère dans ce cas : on prend une solution alcoolique concentrée de bleu d'aniline, de préférence dans une petite capsule d'une contenance de 15 gr. ; on y plonge le tissu poli qui a été séché à l'air ; on chauffe le tout lentement jusqu'à ce que l'alcool se soit évaporé : la chaleur chasse l'air naturellement, et les cavités du tissu se remplissent alors de poudre fine de bleu d'aniline. Ce procédé présente un inconvénient : les surfaces de l'os sont, en effet, souillées par des précipités ; on fera disparaître, aussi complètement que possible, ces derniers, avec un couteau, une pince ou un pinceau, et, finalement, en polissant ces surfaces sur une table de verre, qu'on aura soin d'humecter avec une solution à 2 ou 3 0/0 de sel marin, qui ne dissout pas le bleu d'aniline. On lave l'os poli dans cette même solution, et l'on inclut définitivement dans un mélange de glycérine et de chlorure de sodium ; ou bien encore, on commence par le laver à l'eau distillée pour le débarrasser du sel ; on le fait ensuite rapidement sécher et on l'inclut dans le baume de Canada durci, en suivant la méthode décrite précédemment. Ce dernier procédé ne réussit qu'avec des os en décomposition (V. § 407). Il faut chauffer le colorant avec beaucoup de précaution ; s'il vient à s'enflammer, on couvre la capsule, jusqu'à ce que la flamme se soit éteinte, au moyen d'un couvert plat dont on a eu soin de se pourvoir ; après quoi, on continue l'opération.

Il n'est pas possible, dans cette manière de procéder, de transporter, comme on le fait d'habitude, l'objet dans le baume de Canada liquide, vu que l'alcool, les huiles éthérées, etc., dissolvent et attaquent le bleu d'aniline.

412. Flemming (86) décalcifie, coupe, opère la dessiccation des coupes et inclut alors (V. § 410).

413. Des méthodes absolument semblables s'appliquent à l'étude des *dents* ; il est évident que, dans ce cas, ce sont les canalicules dentaires que remplit l'air ou le colorant (V. v. Ebner [91]). (Polissage des dents ayant macéré, procédé de Koch) (V. § 405).

La structure des dents peut aussi s'étudier sur des coupes. Naturellement, il faut d'abord décalcifier la dent. On emploie les mêmes procédés que pour les os.

L'acide chlorhydrique, l'acide chromique étendu et l'acide picrique dissolvent les *prismes de l'émail*; le ciment qui réunit ces derniers se dissout le premier (von *Ebner*).

L'émail de jeunes dents se colore en brun dans l'acide chromique et ses sels et en noir dans l'acide osmique. Déjà, dans les *cellules de l'émail* (Adamantoblastes), on voit des gouttes qui prennent la coloration de l'acide osmique. Graf Spee (87). Si l'on soumet une dent polie suivant sa longueur à l'action corrosive de l'acide chlorhydrique, l'entrecroisement des prismes de l'émail apparaît avec netteté (lignes de *Schreger*). Pour distinguer les *fibrilles de la dentine*, on décalcifie une dent dans le liquide de *v. Ebner* (V. § 396) ; il est bon d'observer des dents de jeunes individus, ou bien encore des dents cariées. On peut aussi faire agir l'acide chlorhydrique sur des dents polies.

Le *cément* renferme un grand nombre de fibres de *Sharpey*. On étudie le *développement des dents* chez des embryons dont on fixe les maxillaires pour les décalcifier ensuite et en faire des coupes sériées.

Un excellent sujet d'étude est fourni par les embryons de mouton que l'on peut facilement se procurer dans les abattoirs.

414. De petits os à l'état frais ou des dents, ou encore de petites plaquettes de ces mêmes organes obtenues avec la scie, et dont l'épaisseur ne doit pas dépasser 3/4^mm, sont placés pendant 24 heures dans un mélange d'une solution à 1 0/0 de chlorhydrate d'or et d'acide formique pur (2 vol. pour 1 vol.) ; on les lave ensuite rapidement dans l'eau distillée, et on les transporte dans une solution glycérinée de gomme arabique où ils séjournent 24 heures.

On les lave à nouveau à l'eau distillée, et on les transporte dans l'alcool ; puis, on les inclut dans la celloïdine ou la paraffine et on les coupe ; les sections montrent les canalicules primitifs et les canalicules de la dentine colorés franchement en violet foncé au milieu de la substance fondamentale claire (Lepkowsky [92]).

415. Les lamelles osseuses polies, traitées par le bleu d'aniline, présentent, notamment celles qui ont été polies transversalement, des cercles incolores et nettement limités. Ce sont les fibres de *Sharpey* (Ranvier).

416. On isole les corpuscules osseux de Virchow, et, pour cela, les cavités osseuses avec leurs canalicules primitifs et avec la substance osseuse compacte qui les limite, en faisant séjourner, pendant quelques heures et jusqu'à un jour entier, de minces lamelles polies dans l'acide nitrique concentré ; on dépose ensuite ces lamelles sur le porte-objet et on les recouvre d'un couvre-objet. Si on vient à presser ce dernier avec une aiguille, on voit généralement apparaître des corps ellipsoïdes isolés, munis de nombreux prolongements.

417. On peut faire rougir de fines lamelles osseuses à la flamme du gaz, dans un creuset de platine incandescent, pendant 15 à 30 secondes et pas davantage, sous peine de les rendre le plus souvent opaques.

On peut alors procéder à l'examen ; la chaleur détruit la substance organique, et on aperçoit avec une netteté parfaite, par exemple les *fibres de Sharpey*, tout au moins celles qui n'ont pas été calcinées (Kœlliker [86]).

418. Les *fibres de Sharpey* sont encore, au moyen de colorants, observables sur des os décalcifiés. *Kœlliker* (86) opère de la manière suivante : Il rend transparente une coupe de cartilage ossifié, au moyen de l'acide acétique concentré ; il la plonge immédiatement après, pendant un temps très court, 1/4, 1/2 ou 1 minute dans la solution de carmin d'indigo non étendue ; il la lave ensuite dans l'eau distillée, et la monte dans la glycérine ou dans le baume de Canada.

Les fibres de Sharpey deviennent d'un rouge pâle qui peut aller jusqu'au rouge sombre ; le reste de la substance osseuse se colore en bleu.

419. Pour l'étude de l'**ossification**, on choisit de préférence les os longs d'embryons de mammifères ; on les décalcifie, et on les coupe suivant leur axe longitudinal.

420. Comme colorants, on peut employer l'éosinevert de méthyle (V. § 265), ou le carmin-hématoxyline. Après le carmin boraté, il est possible de colorer après coup avec l'hématoxyline. *Norris* et *Shakespeare* (V. § 272).

421. On applique la double coloration : carmin boraté-bleu de Lyon (V. § 271), non seulement au tissu osseux et aux fibrilles du tissu conjonctif, mais aussi à la dentine décalcifiée ; on peut, par ce moyen, en révéler les traces les plus légères (Rœse 93).

421 *bis*. Si l'on colore à l'hématoxyline les préparations destinées à l'étude de l'ossification, et qu'on les traite pendant peu de temps par l'acide picrique, on obtient une double coloration très suggestive : ce qui reste de la substance cartilagineuse est bleu ; les lamelles osseuses de nouvelle formation présentent une teinte qui varie du jaune au bleu.

Consulter aussi Schaffer (88 et 93) et v. Ebner (91) : le premier pour l'étude de l'os ; le second, pour celle des dents.

VIIe CHAPITRE

Muscles, Nerfs et terminaisons nerveuses dans le muscle.

422. Les **muscles striés** pris, par exemple, sur la cuisse d'une grenouille, s'étudient **à l'état frais** sur un porte-objet dans la solution physiologique de sel ou dans tout autre liquide indifférent. La striation transversale de ces muscles est à peine visible ; on voit mieux la striation fibrillaire (longitudinale).

La grenouille, notamment celle d'hiver, présente souvent entre les fibrilles de petites ponctuations brillantes ; ce sont de petites boules de graisse.

423. Ce mode d'examen a communément pour résultat, au bout de peu de temps, que le sarcolemme se détache.

En moins de temps encore, on peut mettre à jour le sarcolemme, en ajoutant un peu d'eau aux fibres fraichement dissociées.

La pellicule de sarcolemme se détache alors en formant des saillies plus ou moins sphériques.

424. Pour la mise à jour du sarcolemme, Solger recommande, à la place de l'eau ordinaire ou de la solution physiologique, l'emploi d'une solution froide saturée de carbonate d'ammoniaque. Déjà au bout de 5 minutes l'étui du sarcolemme se soulève en beaucoup de points. Voir aussi, pour le sarcolemme, Froriep (78).

425. On observe très bien la **striation transversale** sur des muscles âgés de mammifères conservés longtemps, des mois et des années, dans l'**alcool** ; on les dissocie sur le porte-objet, on les colore à l'hématoxyline et on les monte dans la glycérine diluée. Les éléments biréfringents apparaissent d'un bleu foncé, le reste est clair ou même incolore.

426. Il existe un certain nombre de réactifs qui provoquent par dissociation la décomposition des fibres musculaires en *fibrilles* :

427. L'alcool, à tous ses degrés de concentration (à l'exception, toutefois, des degrés les plus faibles, comme par exemple de 1 à 10°).

428. De très faibles solutions d'acide chromique (inférieures à 1/10 0/0) ; de faibles solutions de sels de chrome.

429. L'acide acétique faible (1/2 à 1 0/0), une solution de 1,2 à 5 0/0 d'acide chlorhydrique, le suc gastrique, etc., provoquent, au contraire, la division des fibres musculaires en *disques*.

430. Rollett (85) applique un traitement particulier à différentes espèces de coléoptères (Hydrophilus piceus, par exemple) ; il commence par les essuyer, puis il les plonge tout vivants dans l'alcool à 93°. Les muscles se décomposent en disques de Bowmann (substance biréfringente de Brücke, portions isotrope et anisotrope de Hensen), et le sarcolemme demeure intact ; il les examine au bout de 24 à 48 heures dans la glycérine étendue. On fera bien de laisser s'écouler de 10 à 12 jours, si on a l'intention, excellente d'ailleurs, de les colorer avec l'hématoxyline : l'hématoxyline glycérinée de Renault (V. § 261).

Elle est diluée fortement dans de l'eau distillée ; puis, la dissociation s'opère dans ce même liquide, et enfin vient la coloration qui dure de 6 à 12 heures.

Les acides délayés, au contraire, font gonfler la substance des disques de Bowmann, et finissent par les dissoudre (Krause). Rollett étudie l'action des acides en dissociant dans la glycérine des muscles de coléoptères qui sont restés 24 heures dans l'alcool à 93°, et qui présentent la division en disques déjà décrite. Il dépose ensuite sur le bord du couvre-objet une goutte de glycérine additionnée d'un soupçon d'acide formique à 1 0/0.

L'examen se fait alors aussi, directement, dans l'acide formique à 1 0/0.

431. L'étude des muscles, comme celle des champs de Cohnheim, se trouve bien de l'emploi de la méthode de l'or (Voir aussi §§ 460 et s.). Voici comment procède Rollett : à la manière de Retzius, il plonge des muscles absolument frais de coléoptères dans une solution de 1/5 à 1/2 0/0 de chlorure d'or ; puis, il les écarte un peu les uns des autres avec des aiguilles de platine, et les laisse séjourner de 20 à 25 minutes dans le bain d'or ; il les transporte ensuite dans l'acide formique à 1 0/0 ou dans la liqueur réductrice de Bastian-Prichard (V. § 696).

432. Il n'est pas indifférent d'étudier un muscle à l'état de tension ou de relâchement, de contraction ou de repos. On provoque ces différents états dans un muscle ou dans un groupe de muscles, en donnant aux membres une position convenable. Cela fait, on injecte avec une seringue de Pravaz, de 1/4 à 1/2 cc. environ d'acide osmique à 1 0/0, qui s'étend le long des fibres et les fixe immédiatement. Au bout de 15 à 20 minutes, on coupe avec des ciseaux courbes les morceaux ainsi fixés ; on les lave pendant un temps égal dans l'eau distillée, et on les dissocie sur le porte-objet. Les stries transversales apparaissent très nettement sur des préparations non colorées au préalable, et montées dans la glycérine.

Des muscles, ainsi contractés ou relâchés, peuvent, d'ailleurs encore, être mis en état tétanique. Pour cela, on les irrite, par exemple, avec le courant électrique, et, une fois contractés, ils sont fixés de la manière indiquée plus haut, et soumis aux traitements ultérieurs absolument identiques (Ranvier 89).

433. De même, les muscles rouges et les muscles blancs ne se ressemblent pas complètement, notamment pour ce qui est de la hauteur des disques, et de la répartition des noyaux.

Le plus grand nombre des muscles du membre inférieur du lapin sont blancs, tandis que, au contraire, le demi-tendineux, le crural, le petit adducteur, le carré crural, sont rouges (Ranvier).

434. Pour étudier *la répartition des noyaux* dans les diverses sortes de muscles des différents animaux, on fait des coupes transversales dans les fibres musculaires : de très minces coupes permettent aussi de suivre la distribution des fibrilles dans la fibre ; des fibres musculaires, préalablement soumises au chlorure d'or (V. §§ 460 et s.), et coupées transversalement ou longitudinalement, montrent, de la manière la plus nette, le sarcoplasma avec une couleur foncée.

435. On se rend très bien compte des relations qui existent entre la fibre musculaire et le tendon en se conformant aux méthodes de *Weismann* et de *Ranvier.*

436. On traite pendant 1/4 d'heure par une solution de 35 0/0 de potasse caustique de petits muscles avec leurs tendons respectifs ; on dissocie sur le porte-objet la région située entre le muscle et le tendon, et on voit s'isoler les fibres musculaires avec le tendon correspondant (Weismann [64]).

437. Ranvier recommande de placer une grenouille en vie dans l'eau à 35° C. ; elle ne tarde pas à y mourir, et ses muscles deviennent raides. On la fait séjourner 1/4 d'heure dans cette eau qu'on laisse refroidir ; après quoi, on l'en retire. On coupe alors avec des ciseaux une petite bande contenant en même temps le muscle et le tendon, et on dissocie dans l'eau.

438. W. W. Podwissotzki (87) attire l'attention sur les rapports des fibrilles avec les petites fibres tendineuses dans le bourrelet de la lèvre inférieure du lapin. Pour cet ordre de recherches, il emploie la liqueur de Flemming, la safranine, et lave à l'acide picrique.

439. Les fibres musculaires lisses s'isolent dans **l'acide azotique fumant**, en solution forte, jusqu'à 20 0/0. On plonge des portions fraiches de la tunique musculeuse d'un morceau d'intestin pendant 2 ou 3 heures dans l'acide azotique susdit. Les muscles ainsi préparés sont lavés à l'eau et se laissent très facilement dissocier sur le porte-objet.

Si le séjour dans l'acide azotique se prolonge et dure de 12 à 24 heures, les muscles se séparent d'eux-mêmes, lorsqu'on les secoue ; mais les cellules musculaires sont dans un état de conservation peu satisfaisant ; elles sont irrégulièrement déchiquetées et leur noyau est complètement dissous. Les préparations peuvent alors être montées dans la glycérine pour être conservées (Reichert [49]).

440. Quand on place de petits morceaux non plus dans l'acide, mais dans une **solution de potasse caustique** d'un poids spécifique de 1, 33, et qu'on les y laisse 1/2 heure ou 1 h. 1/2, on obtient dans ce même liquide, à travers les fibres, des fuseaux extrêmement nets. Dans le cas où la macération s'est faite dans de bonnes conditions, les membranes musculaires se résolvent en fibres distinctes sous la moindre pression exercée sur le couvre-objet ; on les examine dans la potasse caustique. De cette même manière s'isolent les cellules ramifiées des muscles striés que présente la langue de la grenouille.

441. On peut, il est vrai, en neutralisant avec précaution la potasse caustique avec des acides, en lavant et colorant ensuite, transporter de pareilles préparations dans la glycérine ; mais le procédé est si compliqué et si délicat, que nous ne le recommandons pas.

Born s'y prend de la manière suivante pour inclure les fibres musculaires qui ont été isolées dans la potasse caustique à 35 0/0 : il commence par les dissocier dans la glycérine, et ajoute ensuite 2 à 3 gouttes d'un mélange de glycérine et d'acide chlorhydrique et de la teinture d'iode, jusqu'à ce que la teinte brune, que l'iode communique à la glycérine, ne disparaisse plus lorsqu'on agite la solution. Cette teinte que les fibres tiennent de l'iode, s'évanouit de nouveau ultérieurement ; mais on peut la remplacer par la coloration au carmin.

442. Des vaisseaux de petit calibre, par exemple ceux qu'offrent les mésentères de petits animaux, laissent apercevoir très distinctement les lignes de soudure des fibres musculaires lisses. De semblables figures se rencontrent généralement dans les mésentères préparés en vue de l'étude de l'endothélium (V. § 344).

443. On inclut dans la paraffine les muscles lisses de l'intestin de petits animaux, par exemple de la grenouille, fixés avec l'acide osmique à 1 0/0 ; on les coupe ensuite le plus minces possible (on ne doit pas dépasser 5 µ) dans un sens exactement perpendiculaire à la direction des fibres. Les images offertes par les coupes transversales sont très suggestives et très caractéristiques. Les coupes longitudinales colorées permettent d'étudier les noyaux, en forme de bâtonnets, des fibres musculaires.

444. Sur de minces coupes transversales (5 µ), les fibres musculaires lisses de l'intestin du chat bien fixées, avec la liqueur de Flemming par exemple, montrent entre elles des ponts intercellulaires qui correspondent aux coupes transversales des « Zellleisten » des Allemands (Barfurth 94).

445. L'isolation des **cellules musculaires du cœur** par la potasse caustique s'obtient de la même manière, et exige d'ordinaire deux fois moins de temps ; mais les cellules ne se séparent jamais aussi complètement dans le cœur que dans les muscles lisses.

446. Les cellules musculaires de Purkinje s'obtiennent en plaçant, pendant 24 heures, des fragments de cœur de 1/2^{mm} d'épaisseur (l'endocarde compris) dans une petite quantité d'alcool au tiers de Ranvier. La solution aqueuse à 5 0/0 de chromate d'ammoniaque donne aussi de très bons résultats.

On détache sans difficulté l'endocarde absolument

lisse ; on enlève les filaments de Purkinje et on les dissocie. Les cellules s'isolent facilement au moyen d'aiguilles ; on colore après coup avec le picrocarmin par exemple, sans excès, les cellules qui se trouvent isolées, et on les inclut dans la glycérine.

Les cœurs du mouton, de la chèvre et du cheval se prêtent fort bien à cette étude.

447. Les **fibres nerveuses à myéline** (1) peuvent être dissociées à l'état vivant dans un liquide indifférent (V. § 71), et s'étudier comme suit :

Des nerfs frais, empruntés à un animal que l'on vient de tuer, par exemple le nerf sciatique d'une grenouille, sont, avec précaution, dissociés suivant leur longueur sur le porte-objet : la méthode de la demi-

(1) On doit au docteur Azoulay (94) un excellent procédé pour la coloration de la *myéline*, en ce qui concerne surtout la moelle, le bulbe et les nerfs :

A. Pièces ayant séjourné plusieurs mois dans le liquide de Müller, ou traitées et durcies par le formol ; lavage dans l'eau 1-2 jours ; montage à la celloïdine ou au collodion. Un séjour très prolongé des pièces dans l'alcool ne nuit aucunement.

1º Coupes très fines, régulières, reçues dans l'alcool à 90° ;

2º Léger lavage dans l'eau pour les débarrasser de l'alcool qui réduirait inutilement l'acide osmique ;

3º Immersion dans une solution faible d'acide osmique à 1 pour 500 ou 1000 d'eau distillée ou plus forte : 5-10-15 minutes, suivant la richesse de la solution en acide osmique, l'épaisseur et la surface de la coupe (on prend 1 cc. d'acide osmique à 1 ou 2 0/0 et on l'étend de 20 ou 40 cc. d'eau distillée).

4º Léger lavage à l'eau ; peu utile pour les coupes très fines, qui ne doivent pas subir de décoloration, ou pour les coupes épaisses devant la subir ;

5º Immersion des coupes dans une solution de tanin à 5 ou 10 pour 100 et chauffage jusqu'à vapeurs à la flamme ou à l'étuve à 50°-55° : 2-3-4-5 minutes et plus, suivant la teinte qu'on veut obtenir. — 5 minutes en moyenne ;

6º Lavage des coupes à plusieurs eaux 5 à 10 minutes et plus, si on veut faire une double coloration ;

7º Double coloration au carmin et à l'éosine aqueuse ;

8º Montage ordinaire des coupes à l'alcool, xylol phéniqué simple, ou éosiné si on veut faire la double coloration à ce moment, xylol et baume de Canada.

Il n'y a que la myéline qui soit colorée.

Comme il n'y a pas de décoloration, on est certain que les

dessiccation de Ranvier (V. § 359) se recommande dans ce cas.

La simple addition à ces fibres dissociées d'une certaine quantité de la solution physiologique de sel permettra d'observer l'éclat particulier de la gaîne de myéline, le cylindre-axe, les étranglements de *Ranvier*, les segments de *Lantermann*, et rarement les noyaux.

448. Si l'on vient à y ajouter de l'eau et particulièrement de l'eau distillée, aussitôt les gaînes de myéline subissent des modifications tout à fait singulières ; les étranglements de Ranvier disparaissent, plus tard les segments de Lantermann, et à l'intérieur de la gaîne, se produisent des coagulations particulières.

Aux extrémités libres, la myéline s'écoule et se coagule en *gouttes de myéline*, d'un aspect tout à fait typique. Ces mêmes gouttes se retrouvent en grand nombre, lorsque l'on dissocie la substance blanche du système nerveux central.

449. On peut encore ajouter de l'acide osmique, à 1 0/0, à des préparations, dissociées, fraîchement montées, et le laisser agir pendant une demi-heure dans une chambre humide. Les nerfs se fixent et les gaînes de myéline se mettent à noircir. Les étrangle-

endroits où la myéline manque, sont des endroits malades ou sclérosés.

Si les coupes sont épaisses ou trop étendues, il faut décolorer; alors on a : les 6 temps comme plus haut ;

7° décoloration par le procédé de Pal :

a) Permanganate de potasse à 0,25 0/0,

b) Lavage à l'eau,

c) Sulfite de potasse à 1 0/0 }   à mélanger au moment
Acide oxalique à 1 0/0   }   de s'en servir.

ou encore par :

Extrait d'eau de Javel, 1

Eau, 50.

Le temps de ces décolorations est trop variable pour qu'il y ait utilité à l'indiquer. Cela nécessite de l'expérience et de la surveillance tout comme pour le *Weigert-Pal.*

8° Lavage prolongé à l'eau ;

9° Double coloration ad libitum au carmin ou à l'éosine ;

10° Montage ordinaire des coupes.

(*Note du traducteur.*)

ments de Ranvier restent incolores, et se détachent, par cela même, avec une grande netteté. On enlève alors l'acide osmique avec du papier buvard, et on lave à l'eau distillée en l'introduisant par un des côtés du couvre-objet, et en l'absorbant, de l'autre, au moyen d'une bande de papier buvard. On remplace l'eau par un courant très lent de glycérine. On peut alors opérer l'inclusion définitive dans ce même liquide (V. § 216).

450. Les préparations ainsi dissociées peuvent encore être mises en contact avec une solution à 1/10 0/0 de nitrate d'argent (aussi d'après § 315). Au bout de 5 minutes, on enlève la goutte avec du papier buvard, et on procède pour le reste comme précédemment, c'est-à-dire qu'on lave à l'eau distillée sous le couvre-objet, puis, que l'on introduit peu à peu de la glycérine, etc.

On obtient de cette manière les **croix de Ranvier** et les *stries de Frommann* (64) ; ces dernières se montrent d'ordinaire plus tard sous l'influence de la lumière. Pour inclure ces préparations dans le baume de Canada, on remplace, sous le couvre-objet, l'eau par l'alcool, et ce dernier par l'essence de girofle que l'on enlève ensuite avec le papier buvard ; on introduit enfin le baume de Canada.

Voici d'autres méthodes que l'on emploiera avec avantage :

451. Sur un morceau de bois, avec un fil à coudre, on étend dans sa situation normale un nerf mince, par exemple le nerf sciatique d'une grenouille ; on le coupe et on le traite environ 12 heures par l'acide osmique à 1/2 0/0. Le nerf fixé est lavé pendant une demi-heure à l'eau distillée, puis, plongé dans l'alcool absolu où il séjourne à peu près 2 heures, et, à la suite, le même temps dans une huile éthérée qui l'éclaircit ; on peut alors le dissocier sur le porte-objet. On n'utilise d'ailleurs, dans ces conditions, que la portion de nerf comprise entre les deux extrémités nouées. Ces préparations dissociées peuvent être directement montées dans le baume de Canada après enlèvement de l'excès d'huile au moyen d'un papier buvard.

452. S'il s'agit de nerfs d'une épaisseur quelconque, par exemple de ceux d'un mammifère, on les traite, en état de tension modérée, en les plongeant de 12 à 24 heures dans une solution aqueuse de 1/2 à 1 0/0 de nitrate d'argent ; puis, en les lavant rapidement à l'eau distillée et les transportant dans l'alcool. On les dissocie ensuite comme dans l'exemple précédent, ou bien on les inclut dans la paraffine d'après le procédé ordinaire, et on les coupe suivant leur longueur.

Après une courte exposition à la lumière, on voit apparaître les croix de Ranvier, les stries de Frommann, les limites des cellules endothéliales des périnèvres (gaînes lamelleuses).

453. Il y a quelques années, *Kühne* (89) attira l'attention sur des *réseaux* particuliers (buissons de Kühne) dans l'intérieur de la gaîne de myéline, que l'on rend distincts en faisant digérer les fibres nerveuses par de la trypsine. On y réussit encore plus simplement, en traitant des nerfs à myéline par l'alcool et l'éther sulfurique, en les dissociant ensuite et en les colorant sur le porte-objet avec l'hématoxyline, celle de Bœhmer par exemple. Ces réseaux, dont la préexistence n'a pas encore été rigoureusement établie, se colorent en bleu ; ce sont les réseaux spongieux cornés de Kühne.

454. L'étude de la **gaîne de Schwann et des noyaux** se fait sur des préparations traitées par l'acide osmique et dissociées.

On examine la gaîne de *Henle* sur des nerfs très fins traités par le nitrate d'argent d'après la méthode décrite pour les endothéliums (V. § 311).

455. Quand on traite les nerfs d'après *Fleischl* (74), pour les fixer, par l'acide chromique, l'alcool ou les sels de chrome, et qu'on les coupe dans le sens transversal ou longitudinal, on cesse d'apercevoir des fibrilles disséminées dans l'espace axial ; elles adhèrent entre elles, formant un filament fin, si on a eu recours à l'acide chromique, plus grossier si on a employé l'alcool : ce filament est connu sous le nom de cylindre-axe.

Pour isoler le **cylindre-axe**, il est bon de traiter les nerfs par l'acide chromique très faible à 1/10 0/0 environ, ou par le bichromate de potasse faible, en solution d'environ 1/5 0 0. pendant quelques jours, jusqu'à une semaine, et de les dissocier. On réussit la plupart du temps, par la dissociation, à détacher par places la gaine de myéline coagulée et à mettre à nu le cylindre-axe. On obtiendra, tout particulièrement, de grandes étendues de ce cylindre-axe en ajoutant de l'acide acétique aux préparations fraîchement dissociées ; c'est là une méthode qui est recommandée par Kœlliker (93).

456. Pour faire apparaître les **fibrilles** de *Kupffer* (83) dans l'espace axial, voici comment on devra procéder : On mettra à nu le sciatique d'une grenouille par exemple ; on le fixera avec du fil sur un petit morceau de bois dans son état de tension normale ; après l'avoir coupé, on le plongera dans une solution aqueuse d'acide osmique à 1/2 0/0 pendant environ 4 heures ; on le lavera ensuite pendant le même temps à l'eau distillée, et on le soumettra enfin à l'action de l'alcool à 90° pendant 24 heures.

Ces nerfs ainsi fixés, on en détache de petits fragments d'une longueur d'environ 1/2 cm., que l'on colore dans une solution aqueuse saturée de fuchsine acide, où ils séjournent 12 heures, et qu'on traite pendant 72 heures (3 jours) par l'alcool absolu. On les inclut dans la paraffine à la manière ordinaire ; ils restent dans le bain 1/2 heure.

On en fait des coupes aussi minces que possible, qui ne doivent pas dépasser 3 μ. Les fibrilles apparaissent rouges, le plasma inter-fibrillaire est incolore. Les coupes longitudinales sont les plus instructives ; elles demandent à être orientées avec un soin particulier. On peut obtenir des résultats analogues, mais cependant moins satisfaisants, par la substitution à la fuchsine acide du brun de Bismarck, ou de tout autre colorant équivalent.

457. Le meilleur moyen de mettre à jour les **fibres de Remak** est de traiter le sympathique, ou mieux, le nerf vague d'un mammifère par l'acide osmique, et de le dissocier. Entre les fibres à myéline du nerf vague se rencontrent de nombreuses fibres sympathiques qui, dans ces conditions, demeurent incolores.

458. S'il s'agit de mettre en évidence les **terminaisons nerveuses dans les muscles striés**, on choisira, si on le peut, des muscles courts, par exemple ceux de l'œil. On les coupe, on les étend sur un porte-objet, et on les dissocie avec précaution, suivant leur longueur, avec des aiguilles. On n'a qu'à ajouter de l'acide acétique à 1 0/0 et à les recouvrir d'un couvre-objet, pour voir apparaître les nerfs au bout de deux heures, et il est possible de les suivre jusque dans le muscle. Les préparations à l'acide acétique ne se prêtent pas à un montage susceptible de conservation.

459. Les injections d'une solution salée de *bleu de méthylène* faites, chez les mammifères, directement dans les veines, et, chez la grenouille, soit dans les veines, soit dans le cœur lymphatique, ont été dans ces derniers temps employées pour la recherche des terminaisons nerveuses.

On fait usage, dans ce but, du bleu de méthylène rectifié d'Ehrlich pour la coloration des tissus vivants (voir la méthode § 495).

460. A propos de l'étude des terminaisons des nerfs dans les tissus en général et dans les muscles en particulier, il importe de signaler la **méthode de l'or** introduite par Cohnheim (67), et appliquée, en premier lieu, à la cornée. Voici en quoi elle consiste : on place de petits fragments (de petits muscles, dans notre cas) dans une solution à 1/2 0/0 de chlorure d'or à laquelle on a ajouté une trace d'acide acétique ; on les y laisse jusqu'à ce qu'ils deviennent jaunes (quelques minutes à 1/2 heure). Puis, on les lave rapidement à l'eau distillée et ils restent enfin à l'obscurité dans de l'eau additionnée d'un peu d'acide acétique.

Généralement les morceaux deviennent jaune grisâtre, gris violacé, rouges au bout de 1 à 3 jours. Les nuances du violet au rouge sont les plus favorables.

Cette méthode n'est nullement sûre : les résultats en sont assez souvent mauvais ou nuls ; elle ne permet même pas de se rendre compte des sources d'erreur.

Entre tous les procédés mis en usage au sujet des terminaisons des nerfs dans les muscles, nous retenons les deux plus sûrs : celui de Lœwit et de Fischer et celui de Ranvier.

461. Procédé de Lœwit (Lœwit 75, Fischer 74, Bremer 82). — De petits fragments de muscles (1^{mm}) sont plongés dans l'acide formique au tiers (ac. form., 1 ; eau distillée, 2), jusqu'à ce qu'ils deviennent transparents (1 minute). On les transporte alors dans une petite quantité de chlorure d'or en solution à 1 0 0, pendant près d'un quart d'heure : ils y deviennent jaunes. On les plonge à nouveau dans l'acide formique au tiers, où ils séjournent pendant 24 heures à l'abri de la lumière ; on peut les reporter alors dans une solution concentrée d'acide formique où ils devront rester également 24 heures à l'abri de la lumière. On les lave à l'eau distillée, et on les dissocie sur le porte-objet. Ils sont généralement violets au centre et d'un jaune sale à la surface. Dans la partie intermédiaire, se trouvent des fibres musculaires qui montrent les nerfs et les terminaisons nerveuses très bien colorés.

462. Kühne (86) acidule avec l'acide formique à 1/2 0 0, traite les fragments par le chlorure d'or à 1 0/0, et réduit au moyen de l'acide formique de 20 à 25 0/0 dissous dans un mélange à volume égal de glycérine et d'eau.

463. Ranvier (89) traite les fragments de muscle, avant de les plonger dans une solution à 1 0/0 de chlorure d'or, avec le jus de citron fraîchement exprimé et filtré sur de la flanelle, et les y laisse jusqu'à ce qu'ils deviennent transparents (quelques minutes). De là, il les porte dans une solution de chlorure d'or à 1 0/0, où il les laisse séjourner près de 20 minutes ; il les lave ensuite rapidement dans l'eau distillée, et les plonge dans de l'eau faiblement acidulée (1 goutte d'acide acétique dans 30 cc. d'eau), et les laisse de 24 à 48 heures, *exposés à la lumière*. Dans les fragment ainsi traités, la réduction de l'or n'est pas complète ; ce qui est cause que les préparations deviennent généralement très foncées.Cela n'arrive pas quand, à l'eau faiblement acidulée, on substitue l'action de l'acide formique au tiers pendant 24 heures dans l'obscurité, comme dans le procédé de Lœwit.

464. **Golgi** (80) acidule avec l'acide arsénique à 1/2 0/0 ; il remplace le chlorure d'or par le chlorure double d'or et de potassium (Gerlach) et emploie ensuite l'acide arsénique à 1 0/0, dans lequel la réduction s'opère à la lumière du soleil.

Muschenkoff donne les instructions suivantes :

Des objets ne dépassant pas 1/2 cc. séjournent environ 30 jours, soit dans une solution à 2 0/0 de bichromate d'ammoniaque,soit dans une solution à 2 0/0 de bichromate de potasse. Après le lavage, on les transporte dans du jus de citron frais ou bien dans une solution de 20 0/0 d'acide formique où ils restent de 15 à 20 minutes.Après quoi : eau distillée ; solution à 1/2 0/0 de chlorure d'or ou de chlorure double d'or et de potassium pendant 1/2 heure. La réduction s'opère dans de l'eau légèrement acidulée par l'acide acétique.

465. C'est chez les reptiles (et surtout chez le Pseudopus Pallasii) que la méthode de l'or réussit le mieux ; après eux, viennent les mammifères ; au contraire, les oiseaux, les amphibiens et les poissons sont réfractaires à ce procédé.

466. Les organes terminaux des nerfs, décrits par Golgi dans les tendons des mammifères sont également mis en évidence par la méthode de l'or.

467. Negro (87) recommande l'hématoxyline, en particulier chez les lézards et la grenouille, dans le but de rendre visibles. en quelques minutes, dans des muscles frais, les terminaisons des nerfs.

468. Pour observer les terminaisons des nerfs dans les muscles striés, Gad (95) recommande le procédé suivant : On place pendant 18 heures des faisceaux de muscles pris dans l'épaisseur d'une plume d'oie dans :

1 Acide acétique ordinaire 1
  Glycérine 1
  Solution aqueuse d'hydrate de chlo-
    ral (1 0/0) 6

Ces muscles sont dissociés dans la glycérine pure et soumis à l'action de la liqueur suivante :

2 Hématoxyline d'Ehrlich 1
  Glycérine. 1
  Solution à 1 0/0 d'hydrate de chlo-
    ral 6

Les morceaux y restent de 3 à 10 jours. On les transporte ensuite dans la glycérine additionnée d'acide acétique dans lequel la coloration se différencie de telle sorte que les nerfs et leurs terminaisons dans les muscles et les vaisseaux sont colorés d'une manière intense, le reste ayant un aspect clair. A la sortie de la liqueur 2, on peut conserver les petits fragments dans la glycérine pure et ne les traiter que plus tard par l'acide acétique (Solution 1) (95).

469. L'application de la méthode de l'or à l'étude des terminaisons des nerfs dans les muscles lisses et les muscles du cœur, est très délicate et peu sûre.

470. *Stœhr* (94) prône la méthode suivante : Séjour pendant 40-55 minutes dans un mélange de 8 parties d'une solution de chlorure d'or à 1 0/0, et de 2 parties d'acide formique pur (le mélange a été trois fois porté à l'ébullition). Lavage à l'eau distillée. Transport dans la liqueur suivante :

  Acide formique pur . . . . . 10 parties
  Eau distillée . . . . 40 —

Réduction à la lumière pendant 36 heures ; séjour de quelques heures dans la glycérine acidulée.

Voir aussi : Ranvier (78 et 80).

VIIIᵉ CHAPITRE

Moelle épinière. Cerveau et ganglions.

471. On retire le cerveau et la moelle épinière,

en ayant soin de les dégager le plus complètement possible de la peau et des muscles de la région en question. On ouvre le canal médullaire en s'aidant de tenailles à briser les os ; pour ouvrir la cavité crânienne, on peut, chez les petits animaux comme maints poissons, grenouilles, etc., user d'un couteau ; chez le cobaye ou chez le lapin jeune, il suffira d'une forte pince. Quand la chose est possible, on obtient ainsi, la plupart du temps, de bien meilleurs résultats que dans le cas des petits animaux qui exigent l'usage des tenailles ou de la scie. Une fois le cerveau ou la moelle épinière mis à nu, avant d'enlever ces organes, on coupe les nerfs qui en dépendent. On plonge les fragments dans le liquide fixateur, où ils reposent sur un coussinet de papier filtre ou de ouate ; ils peuvent, d'ailleurs, aussi, y être pendus à un fil blanc. L'examen du cerveau et de la moelle épinière de grands mammifères, qu'on se procure à la boucherie, alors même qu'on ne les traite que quelques heures après la mort de l'animal, permet, tout au moins, de s'orienter convenablement dans la structure de ces organes. De bons liquides fixateurs sont, dans ce cas, le bichromate de potasse, le liquide de Müller, l'alcool, et, pour les préparations fraîches, le sublimé.

472. Les méthodes ne manquent pas pour **isoler les cellules ganglionnaires.** Voici quelques-unes de celles qui ont fait le mieux leurs preuves :

473. On injecte par une piqûre dans la corne antérieure de la moelle épinière, de l'acide osmique à 1 0/0 ou de l'alcool au tiers (V. § 303) ; après quoi, les parties ainsi fixées sont coupées, dissociées et montées dans la glycérine.

474. On coupe et on fait macérer de petits fragments empruntés aux cornes antérieures de la moelle épinière. On a, pour cela, recours aux **liquides isolants** suivants, dans lesquels on plonge et on fait séjourner des morceaux dont la dimension peut atteindre 12 cc.

475. L'alcool au tiers, 1 à 2 semaines.

476. L'acide chromique de 1 à 0,5 0/0 pendant 3 à 5 jours.

477. Une solution à 1 0/0 de bichromate de potasse, 2 semaines.

478. L'acide osmique à 1 0/0 : 24 heures ou plus longtemps.

En imprimant des secousses à la préparation, ou en dissociant, on obtient l'isolement spontané des cellules ganglionnaires. On monte dans l'eau ou dans la glycérine les préparations, qu'on peut, au préalable, colorer en ajoutant à la glycérine une faible quantité d'éosine par exemple.

479. Le mélange d'acide nitrique et d'acide chlorhydrique (eau régale) donne aussi de bons résultats pour isoler les cellules glanglionnaires ; ces dernières supportent relativement bien ce traitement (V. Thanhoffer [85]).

480. Très instructives sont les préparations de la substance grise, et, notamment, celles des cornes antérieures faites, avec précaution, par le procédé de l'écrasement, surtout entre deux porte-objets ; mais elles ne peuvent se conserver.

481. On obtiendra, avec un peu d'exercice, des préparations d'un usage permanent, au moyen de la pratique suivante : on étend la substance grise des cornes antérieures en une couche mince sur le porte-objet ou sur le couvre-objet ; on la laisse sécher à l'air et on la colore alors avec le bleu de méthylène (solution à 1 0/0 environ) ; on la lave dans l'alcool absolu, et on la porte dans le xylol et dans le baume du Canada. Pour l'opération du lavage, il faut chercher, par tâtonnement, le moment précis où les cellules ganglionnaires, et, notamment, leurs corpuscules nucléaires, présentent une coloration intense, le reste de la préparation étant presque incolore.

482. On peut, encore, isoler au moyen d'un courant d'eau. Des tranches minces de moelle épinière, soit à l'état frais, soit après un traitement rapide par l'acide osmique faible, sont énergiquement lavées dans un courant d'eau ; les vaisseaux et les cellules ganglionnaires, se maintiennent, d'ordinaire, dans un état assez satisfaisant.

483. Certains détails de structure sur lesquels jusqu'ici l'attention n'a été que peu attirée, peuvent être assez facilement étudiés dans les cellules ganglionnaires. *Nissl* (95) et *Flemming* (95). Sur des préparations fixées dans l'alcool et colorées par la thionine, ou bien sur d'autres, traitées par le sublimé et colorées par l'hématoxyline, on voit des corps colorables, « corps tingibles », trancher nettement dans les cellules ganglionnaires.

L'étude des prolongements des cellules et de la marche des fibres à l'intérieur du système nerveux central, et, en particulier, celle des prolongements dits en bois de cerf des cellules de Purkinje du cervelet, se réclame encore aujourd'hui de l'ancienne **méthode de Gerlach**. Voici en quoi elle consiste : on fixe les fragments avec le bichromate de potasse ou avec le liquide de Müller ; on les sectionne perpendiculairement à l'axe de leurs replis, et on soumet, à l'action colorante d'une solution très allongée de carmin ammoniacal, les coupes pendant un temps très long.

484. Indépendamment de la méthode du carmin ammoniacal, il en est une seconde pour l'étude de la moelle épinière ; lorsqu'elle réussit, elle donne, pour les ganglions et les fibres, d'excellents résultats ; elle est encore due à Gerlach (71, 72) : On fixe une moelle d'enfant pendant 2 à 3 semaines dans une solution de bichromate d'ammoniaque de 1 à 2 p. 100. On en fait des coupes, et on les laisse séjourner de 10 à 12 heures dans une solution de chlorure double d'or et de potassium à 1 p. 10.000, additionnée d'acide chlorhydrique très faible. On les lave ensuite dans l'acide chlorhydrique à 1/2 jusqu'à 1/3 0/0 et on les plonge, pendant 10 minutes, dans l'alcool à 60° additionné d'acide chlorhydrique à 1 0/0.

Une fois la préparation portée dans le baume de Canada, après qu'elle a passé par l'alcool absolu et l'essence de girofle, les nerfs, tout d'abord pâles, se montrent, au bout de quelques heures, avec une grande netteté ; dans ces conditions, les préparations, quand elles viennent à bien, peuvent entrer franchement en concurrence avec celles obtenues par la méthode de Golgi. Elles sont toutefois d'une exécution bien moins sûre ; de plus, elles brunissent souvent dans le baume de Canada, au point de ne plus pouvoir être utilisées.

485 *Strœbe* (93) recommande le procédé suivant pour colorer le cylindre-axe dans le système nerveux central et périphérique : On colore pendant 10 minutes, et même pendant 1/2 heure ou 1 heure dans une solution aqueuse saturée de bleu d'aniline des coupes de 10 μ d'épaisseur faites dans la celloïdine ou le collodion de préparations fixées pendant 4-5 mois dans le liquide de Müller. Lavage à l'eau ; différenciation par l'alcool et la potasse caustique : on fait une solution contenant 1 g. de potasse caustique pour 100 cc. d'alcool ; on la laisse reposer 24 heures, on filtre et on met alors 20 à 30 gouttes de ce liquide dans un verre de montre où on laisse les coupes jusqu'à ce qu'elles deviennent rouge-brun clair, ce qui demande quelques minutes.— Puis : eau distillée pendant 5 minutes, dans laquelle les coupes deviennent bleues ; nouvelle coloration, mais dans une solution aqueuse concentrée de safranine, diluée dans son volume d'eau, et cela, pendant 1/4 à une 1/2 heure. Alcool absolu, xylol, baume de Canada.

Résultat : Le cylindre-axe est bleu ; la gaîne de myéline est incolore avec de petites ponctuations bleues ; la gaîne de Schwann, enfin, est rouge.

Pour la coloration des cellules ganglionnaires et de leurs prolongements dans les organes centraux, Golgi a proposé les méthodes suivantes :

486. Méthode du sublimé. Golgi (94) traite durant 2 à 3 semaines des fragments frais d'organes centraux mesurant de 1 à 2 cm. de diamètre par le liquide de Müller ou par le bichromate de potasse seul, ce dernier en solution dont il élève graduellement le degré de concentration de 3 0/0 à 5 0/0.

Ces morceaux passent ensuite dans une solution de sublimé de 1/4 à 1/2 0/0, que l'on a soin de renouveler souvent ; ils y séjournent de 8 à 10 jours, et même plus longtemps. Ils peuvent, alors, être coupés, et, après avoir été bien lavés, être conservés dans la glycérine ou dans le baume de Canada. La substance corticale du cerveau est le tissu pour lequel cette méthode convient le mieux; toutefois ses résultats ne présentent pas la constance désirable : tantôt ce sont les cellules ganglionnaires, tantôt les cellules conjonctives et les vaisseaux qui se colorent. Les objets colorés paraissent noirs par réfraction.

487. Pal recommande, pour donner plus de netteté aux coupes, de les traiter, après coup, par le sulfite de soude. Les préparations qui ont, à la place de l'action du sublimé, subi celle du nitrate d'argent, sont, elles-mêmes, d'après Pal, lavées avec avantage au sulfite de soude (1/2 à 1 0/0).

488. *Cox* (90 et 91) prône la méthode suivante : Des fragments d'épaisseur moyenne de centres nerveux sont traités de 2 à 3 mois en hiver et au moins 1 mois en été dans le liquide suivant :

Solution à 5 0/0 de bichromate de potasse. .   20 parties
Solution à 5 0/0 de sublimé.   20   «
Eau distillée. . . . .   30-40 «
Solution à 8 0/0 de chromate jaune de potasse
(fortement alcaline)   16   «

On les met ensuite pendant quelques heures dans l'alcool. La méthode donne de meilleurs résultats avec des animaux jeunes (notamment avec un lapin âgé d'un mois). On voit se colorer en première ligne les fibres de Remak.

489. Une seconde méthode due à *Golgi* (94) **(1)** dans laquelle la coloration repose sur la formation de *bichromate d'argent* consiste dans la série de manipulations suivante que nous donnons conformément aux instructions de l'auteur.

En 1875, Golgi employa sa méthode de la façon suivante: Il fixait un bulbe olfactif dans le liquide de Müller dont il élevait graduellement la teneur en bichromate de potasse (jusqu'à 4 g.).La fixation durait en été de 5 à 6 semaines, en hiver de 3 à 4 mois et davantage. Il traitait alors les morceaux (après 3 mois en hiver et 30-40 jours en été) par une solution de nitrate d'argent de 1/2 à 1 0/0 et cela, en vérifiant tous les 4 ou 5 jours la marche de l'opération. En été, cela dure 24 heures ;

(1) La méthode de Golgi appliquée aux tissus autres que le nerveux donne des renseignements souvent précieux, et non fournis par les autres méthodes.

(*Note du traducteur.*)

en hiver, 48 ; on peut même prolonger sans danger la durée du bain d'argent. Cette méthode est capricieuse. Une fois la réaction produite, les morceaux peuvent être conservés soit dans la solution d'argent, soit dans l'alcool ; lavage à l'alcool absolu ; créosote : baume de Canada. La coloration est éphémère.

En 1885, Golgi employa, pour fixer les tissus, le bichromate de potasse pur. Il opérait sur des fragments de 1-1 1/2 cm. de cerveau et de moelle empruntés de préférence à des animaux fraîchement tués. (La réaction réussit toutefois même 24-48 heures après la mort.) On fixe dans le bichromate de potasse de concentration graduellement ascendante (de 2-5 0/0 : il est bon de se servir d'une quantité assez grande de ce liquide que l'on maintient dans des flacons bien bouchés. Naturellement, on le renouvellera souvent, et, afin d'éviter les moisissures, on ajoutera du camphre ou de l'acide salycilique.

Il est très difficile de statuer exactement sur le moment précis où est atteint le degré de fixation voulu pour le traitement ultérieur au nitrate d'argent ; cela dépend en effet de la quantité et de la température du liquide employé; les tâtonnements sont donc de rigueur. On peut, au bout de 6 semaines environ, commencer déjà les observations pour se rendre compte si le nitrate d'argent a agi avec ou sans succès. On les répète tous les 8 jours.

On fait encore usage d'une solution à 2/3 0/0 de nitrate d'argent (1/2 verre à boire pour un objet de 1 cc.); tout d'abord on voit se déposer un abondant précipité, la solution d'argent doit être changée, et doit même l'être une seconde fois au bout de quelques heures.

Après 24 ou au plus 48 heures, le traitement est généralement terminé. On déshydrate avec précaution les coupes dans l'alcool absolu et on les fait passer ensuite dans la créosote pour les monter enfin sans couvre-objet dans le baume de Canada.

Aujourd'hui, deux modifications de la méthode de Golgi sont surtout en usage ; l'une est dite la méthode *lente*, l'autre la méthode *rapide*.

La première consiste à traiter les morceaux tout d'abord par une solution au bichromate de potasse que l'on élève rapidement de 3 à 5 0/0 ; cette solution doit être renouvelée plusieurs fois, la durée de la fixation dépend de la température et de la quantité de liquide employée. Aussi faut-il surveiller l'opération. On peut, au bout de 4 à 6 semaines déjà, vérifier si le nitrate d'argent a agi avec ou sans succès. Dans ce dernier cas, on continue les observations tous les 8 jours. On transporte les morceaux du bichromate de potasse dans une solution de 1/2-1 0/0 de nitrate d'argent qu'il faut renouveler au bout de quelques heures. La réaction s'effectue le plus souvent en 20-30 heures. Ce procédé ne donne pas de résultat constant.

490. On opère plus vite avec la méthode suivante de Golgi : Les morceaux sont préalablement traités dans 8 parties d'une solution de bichromate de potasse à 2 0/0 que l'on mélange avec 1 partie de solution d'acide osmique à 1 0/0 ; ils sont, au bout de 2 ou 3 jours, portés dans une solution au nitrate d'argent de 1/2 à 1 0/0.

491. Ramon y Cajal (94) a modifié cette dernière méthode de la manière suivante :

Les morceaux sont plongés, pendant 3 jours (1), dans 4 vol. d'une solution de bichromate de potasse à 3 0/0 auxquels on ajoute 1 vol. d'une solution d'acide osmique à 1 0 0 : puis, pendant 1 à 2 jours, dans une solution de nitrate d'argent à 3/4 0/0. Ce procédé convient uniquement à de petits objets, tel que, par exemple, le système nerveux central d'embryon.

492. Si l'on n'obtient pas de succès avec la méthode de Golgi, on peut transporter à nouveau les préparations dans un mélange de bichromate de potasse et d'acide osmique (ce dernier y entrant pour une plus

---

(1) La moyenne du séjour dans la solution de bichromate de potasse est bien de 3 jours ; mais cette durée dépend des éléments nerveux à obtenir ; c'est ainsi qu'il faut en général : 2 jours pour les névroglies ; 3 jours pour les cellules ; de 4 à 5 jours pour les fibres collatérales : de 6 à 7 jours et plus pour les terminaisons nerveuses. Ce ne sont là, bien entendu, que des chiffres approximatifs permettant l'apparition des éléments que l'on recherche. Ainsi, ce n'est pas une raison pour que seules, les collatérales apparaissent, si on a fait durcir les pièces de 4 à 5 jours ; d'autres éléments peuvent aussi se montrer ; mais ils sont rares.

(*Note du traducteur.*)

faible part) et les reporter ensuite dans l'argent au bout de 24 à 48 heures.

Kopsch (96) recommande d'employer de la manière suivante le formol avec la méthode de Golgi : Peu de temps avant de s'en servir, on mélange 10 cc. de formol avec 40 cc. d'une solution à 3, 5 0/0 de bichromate de potasse ; on met les petits fragments d'organes dans cette solution, en observant le rapport de 50 cc. de liquide pour 2 cc. de substance. Avec de gros morceaux, il faut renouveler le liquide au bout de 12 heures. Après 24 heures, ce dernier est remplacé par une solution à 3, 5 0/0 de bichromate de potasse (sans addition de formol). Le transport dans la solution d'argent à 0,75 0/0 s'opère pour le foie et l'estomac dès le second jour ; pour le système nerveux central, au bout de 3 à 6 jours.

493. Les fragments sont plongés dans l'alcool à 40°, puis, dans l'alcool absolu, et ensuite coupés. On peut employer la méthode de la paraffine, à la condition d'agir le plus rapidement possible ; toutefois, il faudrait s'abstenir de recouvrir les coupes avec une lamelle de verre. On les porte donc sur un couvre-objet dans une solution épaisse de baume de Canada qui se durcit peu à peu. Le couvre-objet est disposé, la face portant la préparation tournée en bas, sur un petit cadre en bois ou sur un porte-objet à cellule. On examine les coupes du côté du couvre-objet.

Un procédé plus rapide, mais moins bon, consiste à monter les coupes sur le porte-objet et sans couvre-objet ; d'abord, il n'est praticable dans le baume qu'avec un faible grossissement, et encore l'examen est-il entravé par les inégalités qui subsistent sur la couche de baume de Canada.

494. *E. Kallius* (92) réduit le chromate d'argent directement à l'état d'argent métallique au moyen du développateur à l'hydroquinone (5 gr. *d'hydroquinone*, 40 de *sulfite de soude*, 75 gr. de *carbonate de potasse*, 250 cc. *d'eau distillée*). On prend 20 cc. de cette liqueur pour 230 cc. d'eau distillée. (Cette liqueur se conserve des semaines entières à la condition de la laisser dans l'obscurité.) Avant de l'employer, on l'allonge de 1/3 ou au maximum de 1/2 de son volume d'alcool absolu et les coupes subissent son action pendant plusieurs heures dans un verre de montre, jusqu'à ce qu'elles deviennent gris foncé ou noir.

Pour contrôler si la réduction est accomplie, on place *une* coupe dans une solution à 20 0/0 d'hyposulfite de soude où tout le chromate d'argent est dissous (mais non l'argent métallique réduit). Pour faire disparaître la coloration gris foncé des coupes, on s'y prend ainsi : à leur sortie de la solution d'hydroquinone, les coupes passent dans l'alcool à 70° où elles restent de 10 à 15 minutes, puis, pendant 5 minutes, dans une solution à 20 0/0 d'hyposulfite de soude, et enfin, jusqu'à 24 heures dans une grande quantité d'eau distillée. Il faut alors déshydrater les coupes et les porter dans le baume, ou bien les colorer (carmin, hématoxyline, brun de Naphthylamine) et les monter alors dans le baume. On peut aussi traiter les coupes par la potasse caustique ou l'alcool acidulé avec l'acide chlorhydrique.

A propos de la méthode de Golgi, consulter aussi Riese (91).

495. Méthode du bleu de méthylène d'Ehrlich.

On injecte 3 à 5 cc. d'un mélange de bleu de méthylène (V. aussi § 459) et de la solution physiologique de sel (1 : 300) dans une veine ou dans le cœur lymphatique d'une grenouille. (L'injection, chez un lapin, se fait, par exemple, dans la veine jugulaire externe.) Au bout de 2 heures, on examine les nerfs, les cellules ganglionnaires du sympathique, les muscles, etc. L'exposition à l'air rend la coloration plus intense. On voit très nettement colorés les nerfs qui se distribuent dans le muscle, et, tout spécialement, les fibrilles nerveuses, isolées et se réunissant dans l'espace axial des fibres à myéline, etc.

Avec le bleu de méthylène, il est possible, aussi, de colorer les tissus tout vivants. Ces sortes de préparations peuvent être conservées, du moins pendant quelque temps, dans l'iodure de potassium ioduré (voir cet iodure) ou dans le picrate d'ammoniaque,

Tout récemment, on a encore recommandé un nouveau liquide : On additionne par moitié une solution aqueuse et concentrée de picrate d'ammoniaque avec de la glycérine, et on ajoute, presque goutte à goutte, cette solution aux préparations (Mayer).

496. *Dogiel* se sert d'une solution salée à 1 0/00 de bleu de méthylène rectifié, et procède, par exemple sur l'œil, comme il suit : il coupe cet organe en deux suivant son grand axe ; il isole la rétine, et l'étend sur un porte-objet, la couche des cônes et des bâtonnets étant appliquée contre ce dernier. Il porte alors sur le corps vitré 2 à 3 gouttes de la solution colorante, et recouvre la préparation avec un verre de montre pour l'empêcher de se dessécher, tout en permettant à l'air de circuler sous ce verre de montre. Ces nerfs apparaissent colorés au bout de 2, 3 ou 4 heures. Si la coloration maxima est atteinte, il ajoute une solution aqueuse et concentrée de picrate d'ammoniaque employé seul, ou contenant des traces d'acide osmique. Il laisse agir pendant 1 jour. La couleur se modifie et se fixe en même temps. Il enlève la solution de l'acide picrique avec du papier filtre et monte dans la glycérine.

Meyer (95) recommande une injection sous-cutanée d'une solution salée à 1 0/0 de bleu de méthylène, par exemple 20 cc. pour un jeune lapin. Au bout de 2 heures on répète l'injection. Deux heures plus tard, l'animal est généralement mort. On enlève les organes du système nerveux central et on en fixe de petits fragments d'après le procédé de *Bethe* (V. § 497).

497. *Bethe* (95) prône pour la *fixation du bleu de méthylène* chez les vertébrés le mélange suivant :

Molybdate d'ammoniaque . . .   1 g.
Eau distillée . . . .   10 cc.
Eau oxygénée . . . .   1 cc.
Acide chlorhydrique officinal. .   1 goutte.

Ce liquide doit être aussi froid que possible (2° à — 2°) ; on y laisse les morceaux à fixer de 2 à 3 heures, s'ils sont petits, de 4 à 5 heures s'ils atteignent 1 cc. ; ils restent pendant quelque temps exposés à

la température du laboratoire — lavage à l'eau distillée de 1/2 heure à 2 heures ; alcool froid ; xylol. Inclusion dans la paraffine ou la celloïdine. Coloration au
carmin aluné ou aux couleurs d'aniline. — Le cas de
tissus riches en graisse étant excepté, si on ajoute de
l'acide osmique au liquide fixateur dans lequel la préparation a déjà séjourné quelque temps, le bleu de méthylène devient plus insoluble dans l'alcool, et la teinte
devient d'un bleu plus foncé. Le traitement ultérieur
des coupes par l'acide osmique est, lui aussi, possible (1).

(1) Voici une modification *très importante*, introduite tout récemment (96) par Cajal dans la méthode de Bethe, pour la *coloration
au bleu de méthylène des organes centraux* et *périphériques* :

Cajal emploie une solution cencentrée de bleu de méthylène
dans l'eau salée physiologique (0 g. 75 0/0) ; il fait avec ce liquide dans l'aorte ou la carotide de l'animal vivant ou immédiatement sacrifié plusieurs injections à 4 ou 5 minutes d'intervalle.
Après quoi, il ouvre immédiatement les parois renfermant les
organes nerveux à étudier, pour exposer ces organes (cerveau,
cervelet, rétine) à l'action de l'air pendant 3/4 d'heure à 2 heures.
Cajal retire ensuite les pièces par petits morceaux ou tranches de
2-3 mm. (ces tranches doivent être faites sur le cerveau et le cervelet dès l'ouverture de la boite crânienne ; elles sont verticales,
et ont pour but de mettre la substance grise en contact avec
l'air) ; il les plonge dans le fixateur de Bethe auquel il ajoute
5 0/0 d'acide osmique à 1 0/0. Après cette fixation et le lavage à
l'eau qui la suit, on plonge les pièces dans :

Formol du commerce . . . . ·	30 cc.	
Eau distillée.	100 cc.	pendant 2-4 h.
Chlorure de platine à 1 0/0	5 cc.	

Cette solution rend le bleu de méthylène plus insoluble dans
l'alcool, grâce au chlorure de platine, et durcit en même temps
l'organe. Aussi peut-on se passer de l'inclusion à la paraffine et
couper directement la pièce en la fixant sur un bloc de paraffine
à l'aide d'une aiguille ou d'un scalpel tout autour de la base de
la pièce.

On passe alors les coupes dans l'alcool absolu additionné de
1 de chlorure de platine pour 300 d'alcool, ou plutôt de quelques
gouttes de solution aqueuse de chlorure de platine, puis rapidement dans l'alcool absolu. On les éclaircit à la bergamotte ou à
l'origan et on les monte (De cette façon l'alcool saturé de chlorure platinique n'a eu que le minimum d'action dissolvante sur
le bleu).

(Note du traducteur.)

498. *Méthode de Henle* (71) *et de Merkel* (77) pour la mise en évidence des *fibres nerveuses* dans le système nerveux central.

Des fragments du système nerveux central sont traités, comme à l'ordinaire, dans le liquide de Müller (V. § 88), puis, sont durcis dans l'alcool jusqu'à ce qu'ils soient devenus susceptibles d'être coupés. On procède alors à l'opération des coupes que l'on plonge dans l'alcool à 94° environ ; on les y laisse séjourner à volonté ; mais jamais moins de 10 minutes.

On retire alors la coupe, et on enlève rapidement l'alcool au moyen du papier filtre ou d'un lambeau de linge, jusqu'à ce que la préparation commence à devenir sèche. On plonge cette dernière dans un verre de montre contenant du xylol ; on agite la coupe dans ce liquide pendant quelques instants, jusqu'à ce qu'elle ait pris un aspect uniforme, et on observe dans le xylol. Il n'est pas prudent de faire cet examen sans couvre-objet, car l'extrème rapidité de l'évaporation du xylol exposerait complètement à l'air la préparation, qui ne tarderait pas à s'altérer.

Par ce procédé, le cylindre-axe seul est rendu visible, et, par occasion, les cellules ganglionnaires présentent un certain éclat ; mais tout le reste, noyaux, vaisseaux, etc., demeure presque invisible.

La raison de ces différences de manière d'être se trouve dans ce fait que l'eau, qui se trouve encore dans l'alcool, est retenue par les cylindres-axes et par les cellules ganglionnaires avec plus d'énergie que par d'autres tissus (Le xylol ne se mèle pas à l'eau).

499. Pour la mise à jour des fibres à myéline (1) dans le système nerveux central, la **méthode de la fuchsine acide de Weigert**, qui n'a plus aujourd'hui qu'un intérèt historique, a ouvert une ère toute nouvelle.

Voici le procédé de Weigert pour colorer les organes centraux par la fuchsine acide : Des coupes dont l'épaisseur ne doit pas dépasser 20 μ sont plongées dans une solution aqueuse et concentrée de fuchsine acide ; elles sont ensuite lavées dans une grande coupe pleine d'eau, puis, portées dans un troisième récipient où se trouve une solution alcoolique de potasse que l'on prépare de

(1) Voir la note du § 447.

la manière suivante : 100 cc. d'alcool absolu sont mélangés avec 1 gr. de potasse caustique fondue ; 10 cc. de cette solution sont, au bout de 24 heures, ajoutés à 100 cc. d'alcool absolu ; c'est dans cette dernière liqueur que sont portées les coupes au sortir de l'eau. Une partie du colorant abandonne les coupes sous forme de nuages, et on attend qu'il se produise une différenciation de la substance grise et de la substance blanche (la subtance blanche se montre plus rouge que la grise). On porte alors les coupes dans un verre rempli d'eau pure qui ne doit contenir aucune trace d'acide.

On lave encore une fois dans l'eau pure, et on examine si la substance grise est plus claire que la blanche ; s'il en est ainsi, la coloration est réussie ; sinon, on répétera l'opération en son entier, ou bien on reportera la coupe dans la solution de potasse, et on la lavera dans l'eau.

500. Plus tard, Weigert trouva une autre méthode bien connue sous le nom de **méthode de l'hématoxyline de Weigert.**

Primitivement, la *méthode de l'hématoxyline de Weigert* consistait en ceci : Des coupes de préparations fixées dans le liquide de Müller ou dans celui d'Erlicki (*non lavées dans l'eau*), et dont la couleur doit être brune et non verte (inclusion dans la celloïdine), sont plongées dans une solution d'hématoxyline ainsi composée :

1 g. d'hématoxyline.
10 g. d'alcool.
90 cc. d'eau.

La solution a dû reposer quelques jours avant d'être employée. Les coupes y séjournent 3 heures, enfermées dans une étuve chauffée à 30-45° C ; à la température ordinaire du laboratoire, ce séjour sera plus long et durera de 1 à 2 jours. Les coupes devenues noires sont lavées superficiellement dans l'eau distillée ; puis, portées dans une liqueur composée de :

Borax . . . . 2 g.
Ferricyanure de potassium. 2 g. 1/2
Eau. . . . . 100 g.

C'est dans cette liqueur que s'opère la différenciation désirée ; la substance grise devient jaune ; la blanche reste sombre. Dans quelques circonstances, cette différenciation ne se produit qu'après des heures. Toutes les gaines de myéline, à la fin, apparaissent noires ; les autres éléments présentent des teintes qui varient entre le jaune et le brun.

501. Voici une méthode de **Weigert** qui est plus employée aujourd'hui :

Les morceaux, une fois fixés, d'après les indications du § 500, inclus dans la celloïdine, assujettis à du bois (V. § 143) et enfermés dans une étuve, sont et demeurent plongés de 24 à 48 heures dans une solution neutre d'acétate de cuivre (solution saturée du sel étendue d'un égal volume d'eau). Les fragments présentent une couleur vert foncé, et leur revêtement de celloïdine, une teinte vert clair.

Grâce à ce procédé, on peut conserver les morceaux dans l'alcool à 80° jusqu'au moment où on les coupera. Les coupes faites, on les porte dans une solution d'hématoxyline (*Hématoxyline de Weigert*) composée de :

1 g. d'hématoxyline.

10 cc. d'alcool absolu.

90 cc. d'eau.

1 cc. d'une solution aqueuse saturée de carbonate de lithine.

Avant d'employer ce colorant, on y ajoutera de l'acide acétique (une goutte dans un verre de montre).

Les coupes y demeurent de 2 à 24 heures d'après la grosseur ou la nature de l'objet ; s'il s'agit de tissus difficiles à colorer, on ajoutera l'action de la chaleur en les enfermant dans l'étuve chauffée à 40° C.

On les transporte de là dans le même liquide différenciateur que celui en usage dans la méthode susmentionnée de l'hématoxyline de Weigert, à savoir :

2 g. de borax.

2 g. 1/2 de ferricyanure de potassium.

100 cc. d'eau.

La marche de la différenciation est lente ; celle-ci demande quelques jours et ne doit pas être interrompue avant que la substance blanche soit devenue foncée, et la substance grise, claire.

502. Voici une nouvelle méthode due à *Weigert* (91) :

On fixe les morceaux d'après les instructions du § 500 ; on les inclut dans la celloïdine ou le collodion et on les scelle sur du liège ou du bois (V. § 143). — Cela fait, on les laisse séjourner pendant 24 heures dans une étuve où ils plongent dans la solution suivante :

Acétate neutre de cuivre . . . .
(Solution aqueuse saturée à froid) . .
Tartrate double de potasse et de sou-
   de : Sel de Seignette. . . . .
(Solution aqueuse à 10 %). . . . . . .
                            en parties égales

De gros objets (par exemple le Pont de Varole de l'homme) peuvent y rester jusqu'à 48 heures au maximum, si on a soin de renouveler la solution au bout de 24 heures (Éviter une température élevée qui rendrait les tissus cassants). On les place une seconde fois dans l'étuve dans une *solution aqueuse d'acétate neutre de cuivre*. Cette solution saturée à froid peut être ou ne pas être allongée de son 1/2 volume d'eau distillée. Rapide lavage à l'eau distillée. Alcool à 80°. Au bout de 1/2 heure à 1 heure, les objets peuvent déjà être débités en coupes ou, si l'on veut, être laissés encore longtemps dans la solution. Coloration des coupes :

A   Carbonate de lithine (solution
        aqueuse saturée) . . . .   7 cc.
     Eau distillée . . . .   93 cc.

B   Hématoxyline . . . .   1 g.
     Alcool. . . . .   10 cc.

On peut conserver en réserve les deux liqueurs ; toutefois, il ne faudrait pas laisser par trop vieillir la solution de lithine. On les mélange immédiatement avant leur emploi : A 9 parties + B 1 partie (ne pas employer la liqueur en trop petite quantité !).

4 à 5 heures suffisent pour que les coupes, expo-

sées à la température du laboratoire, soient complètement colorées ; on peut, malgré cela, les laisser 24 heures dans le colorant. *Lavage* à l'eau.

(Si on ne recourt pas à la différenciation indiquée au § 501, on ne peut colorer que des coupes isolées et non des coupes celloïdinées en série, et ces coupes ne doivent pas atteindre une épaisseur supérieure à 1/40 mm.)

Puis les coupes passent dans l'alcool à 90° ; de là, pendant *un temps court* dans un mélange de carbol et de xylol, ou *mieux* dans un mélange de 2 parties d'*huile d'aniline* et de 1 partie de *xylol*. Enfin viennent le tour du xylol et du « baume au xylol » (dans le « baume au chloroforme », la coloration disparaît). Après l'emploi de l'huile d'aniline, il faut effectuer un lavage sérieux dans le xylol pur ; sinon les coupes se décolorent également.

Résultat : les fibres à myéline présentent une coloration allant du bleu foncé au noir sur un fond clair, qui se colore bientôt en rose clair. La celloïdine du bord prend souvent une teinte bleu clair. Si l'on veut se débarrasser de cette dernière coloration, on remplace le second lavage à l'eau par un lavage dans l'acide acétique de 1/5 à 1/2 0/0 (puis : eau, alcool). Avec des préparations délicates (par exemple, l'écorce cérébrale), il faut éviter l'acide acétique.

503. La **méthode de Pal** (86) n'est au fond qu'une modification de celle de Weigert ; toutefois, on obtient avec elle des effets moins énergiques ; aussi la recommande-t-on dans le cas des coupes épaisses : elle donne, aux débutants en particulier, de très élégants résultats ; la fixation se fait comme dans la méthode précédente ; les coupes sont plongées pareillement dans l'hématoxyline, ou bien, si elles ne sont pas assez brunes, si elles tirent sur le vert, pendant quelques heures dans l'acide chromique à 1/2 0/0, ou dans une solution de 2 à 3 0/0 de bichromate de potasse. On les porte ensuite dans une solution d'hématoxyline ; ce sera, soit l'hématoxyline de Weigert (§ 501) ; soit une solution formée de :

Hématoxyline.   0 g. 75.
Alcool . . . .   10 g.
Eau . . . . .   90 g. (on dissout en chauffant)
avec addition de 2 cc. d'une solution aqueuse saturée
de carbonate de lithine.

Au bout de 24 heures au moins, à la température
de la chambre, les coupes sont transportées dans une
solution aqueuse à 1/4 0/0 d'hypermanganate de potasse qui doit être de fraîche date ; elles y séjournent
de 20 à 30 secondes, puis passent dans une liqueur formée de :

Acide oxalique   1
Sulfite de potasse   1
Eau   200

C'est là que s'effectue la différenciation ; à l'examen macroscopique, la substance grise apparaît incolore, la blanche se montre sombre. Toutes les gaînes de
myéline sont alors d'un bleu foncé, et le reste incolore.

On peut très bien colorer à nouveau avec d'autres
substances, comme l'éosine, le carmin aluné, etc.

504. Voici encore une autre marche qui mène
également au but :

On traite les coupes par le liquide d'Erlicki pendant 1 à 2 heures, à une température de 40° à 50° ; on
les lave très superficiellement dans l'eau, puis on les
fait séjourner de 2 à 3 heures et à la même température que précédemment, dans :

Hématoxyline. . . . .   1 g.
Alcool absolu. . . . .   10 g.
Eau . . . .   90 g.

On les traite alors par l'hypochlorite de soude (quelques gouttes d'une solution contenant 2 0/0 de chlore
sur un verre de montre avec de l'eau) ; la différenciation
s'y opère directement, en un temps fort court, sous les
yeux de l'observateur : les gaînes de myéline restent colorées et tout le reste se décolore. L'eau de Javel étendue peut être employée, d'une manière analogue, comme liquide différenciateur.

Une fois la différenciation de la substance grise et

de la substance blanche obtenue par l'une des méthodes susdites, on lavera les coupes avec beaucoup de précaution dans l'eau distillée ; après quoi, on enlèvera cette eau, et on procédera à leur montage :

La dernière méthode a été proposée par *Heilmeyer* pour l'étude des capillaires biliaires du foie (Voir cet organe).

505. Comme l'a montré Weigert (93 et 94), son procédé de coloration est applicable aux objets fixés avec le formol.

Inclure dans la celloïdine ou le collodion.

Couper (ne pas traiter par l'acétate de cuivre du § 502).

Commencer par bien étendre les coupes et les chauffer dans une capsule avec de l'acide chromique à 1 0/0 jusqu'à la production de vapeurs. Laver à l'eau.

Colorer dans l'hématoxyline de Weigert, en chauffant jusqu'à la production de vapeurs.

Eau.—Différenciation d'après Pal. Eau à laquelle on ajoute quelques gouttes d'ammoniaque (si l'on obtient une teinte brune) ou de lithine (dans le cas de teinte bleue). Monter la coupe. Ce procédé est beaucoup plus rapide que celui proposé auparavant par Weigert ; le but poursuivi est ainsi plus tôt atteint.

506. Plus simple encore paraît le procédé donné par *Kultschitzky* (90) pour l'étude de la moelle :

Au sortir du liquide de Müller ou de celui d'Erlicki, les objets sont inclus dans la celloïdine, puis, coupés, et les préparations ainsi obtenues plongées dans la solution d'hématoxyline :

On dissout entièrement 1 gramme d'hématoxyline dans 2 cc. d'alcool, et on y ajoute 100 cc. d'une solution à 20 0/0 d'acide borique.

Avant de l'employer, on acidule cette solution avec 2 à 3 gouttes d'acide acétique pour un verre de montre. Ou bien encore plus simplement : On dissout 1 gramme d'hématoxyline dans 2 cc. d'alcool, et on y verse 100 cc. d'une solution aqueuse à 2 0 0 d'acide acétique.

Au bout de 24 heures, toutes les gaines de myéline apparaissent colorées en bleu foncé ; tout le reste est presque incolore, tirant vers la teinte rougeâtre. Le traitement après coup par le liquide différenciateur de Weigert (§ 501) conduit plus sûrement au but.

507. Voici d'après *Kultschitzky* (87) et *Wolters* (90) une méthode de coloration pour la gaine de myéline et le cylindre-axe :

a) Kultschitzky : à de l'alcool à 50° on ajoute *ad libitum* du bichromate de potasse finement pulvérisé et du sulfate de cuivre. Au bout de 24 heures, une partie de ces sels se dissout dans l'obscurité absolue. Avant de l'employer, on acidule cette liqueur avec de l'acide acétique (5-6 gouttes pour 100 cc.). Suivant leur dimension, les objets demandent de 12 à 24 heures pour être fixés dans l'obscurité ; puis, on les porte dans l'alcool absolu.

12 à 24 heures plus tard, on peut effectuer les coupes.

b) Wolters : On fait dans la celloïdine des coupes aussi minces que possible 5-10 μ d'objets fixés dans la liqueur de Kultschitzky, et on les soumet ensuite pendant 24 heures au liquide macérateur suivant :

Solution de chlorure de Vanadium à 10 0/0 : 2 parties.
Solution d'acétate d'aluminium à 8 0/0 : 8 parties.

Laver 10 minutes dans l'eau ; après quoi, les coupes passent dans la solution d'hématoxyline de Kultschitzky :

> Hématoxyline (solution alcoolique). . .   **2**
> Acide acétique à 2 0/0   100
> Deux gouttes d'acide osmique (Kaes, 91).

Elles y restent 24 heures (à 30°) et, ensuite, subissent l'action de l'alcool à 80°, acidulé avec de l'acide chlorhydrique, jusqu'à ce qu'elles deviennent d'un rouge-bleu clair. Cette dernière manipulation exige une grande habitude pour être menée à bonne fin.

508. *Flechsig* (76) a attiré l'attention sur ce fait, que chez les embryons, les fœtus et les animaux jeunes, certains tubes se remplissent de myéline plus tard que d'autres, et il a fondé sur cette observation une méthode pour l'étude du trajet des fibres dans le système nerveux central.

509. Voici les procédés à suivre pour rendre visibles les cellules conjonctives des organes nerveux centraux : La fixation des pièces qui ne doivent guère dépasser 1 cc. se fait dans l'alcool à 96°-98°, pendant 2 à 3 jours. On inclut ensuite dans la celloïdine et on fait des coupes ne dépassant pas 20 μ. d'épaisseur.

1º Procédé de coloration : Les coupes baignant dans l'alcool à 90º-95º sont portées dans une solution aqueuse de bleu de méthylène à 0,1 0/0 : elles y séjournent de 30 à 60 secondes pendant qu'on chauffe jusqu'à vapeurs ; puis, on les lave vite, quelques minutes seulement, dans deux bains successifs d'alcool absolu contenu dans des verres de montre. On les passe immédiatement dans de l'huile d'origan où se fait la différenciation. On suit la marche de la différenciation au microscope avec un faible grossissement ; les granulations des cellules nerveuses doivent apparaître colorées franchement en bleu et les cellules conjonctives en verdâtre clair : on monte au baume (lavage au xylol au préalable pour meilleure conservation des couleurs).

2º Procédé de coloration : Les coupes, une fois colorées au bleu de méthylène comme ci-dessus, sont lavées vivement dans l'alcool et portées dans une solution alcoolique de Magenta ou fuchsine diamant à 0,1 0/0 d'alcool à 96º. Elles y séjournent de 15 à 30 minutes. On les lave à nouveau à l'alcool une minute, et on les plonge dans l'essence de girofle où se fait la différenciation. On suit cette dernière au microscope avec un faible grossissement. Si la teinte rouge des cellules conjonctives et noyaux des vaisseaux due à la fuchsine ou au Magenta est trop intense, il faut continuer de laver à l'essence de girofle ; si, au contraire, c'est la teinte bleue des granulations des cellules nerveuses qui est trop forte, il faut enlever l'essence de girofle et laver à l'huile d'origan. Il faut savoir, en effet, que l'essence de girofle dissout le bleu de méthylène, et l'huile d'origan la fuchsine, mais que l'inverse n'a pas lieu (Nissl, Rehm, v. Rehm (92) (1).

(1) Voici une méthode très importante due à *Unna* pour la démonstration du grano et du spongioplasma des cellules, applicable en particulier aux cellules nerveuses :
1º Fixation par l'alcool absolu.
2º Montage ou *non* au collodion ou à la celloïdine.
3º Coupes fines.
4º Bleu de méthylène polychrome (Grübler) 1/4 d'heure à 12 heures (1/4 d'heure est suffisant pour les cellules nerveuses).
5º Décoloration complète par mélange d'éther (spécial) et glycérine (chez Grübler). 2-3 gouttes dans un godet d'eau. Cette décoloration exige un temps très variable ; il faut renouveler le bain décolorant dès qu'il n'enlève plus la couleur.
6º Lavage à l'eau, quelques minutes.
7º Alcool absolu ; huile de bergamote, baume, xylol.
(Note du traducteur.)

510. On met très bien en évidence le cylindre-axe et les cellules nerveuses dans des préparations fixées dans l'alcool, par le procédé suivant que recommande Rehm :

On plonge des coupes durant 48 heures dans une solution aqueuse d'hématoxyline à 1 2 0/0 ; on les lave ensuite dans de l'eau additionnée d'une solution aqueuse saturée de lithine dans la proportion de 1 cc. à 100 cc., jusqu'à disparition de toute trace de colorant.

Traitement ultérieur: Alcool..., etc. Les cylindres-axes sont d'un gris foncé, ainsi que les prolongements des cellules nerveuses.

511. *Coloration. Méthode de Marchi* (85).

1) Liquide de Müller pendant 8 jours. 2) Des fragments aussi petits que possible passent, sans être lavés, dans : 2 parties de liquide de Müller et 1 partie d'acide osmique à 1 0/0 et y restent de 5 à 8 jours. 3) Lavage pendant quelques jours. 4) Celloïdine ou collodion, etc. Les fibres *en voie de dégénérescence* deviennent noires ; tout le reste de la préparation reste légèrement jaune.

512. Coloration de la névroglie. Méthode de *Weigert* (95) :

1) Fixation (et macération).

Ces deux actes peuvent s'accomplir ensemble ou séparément. On opérera en deux temps si l'on veut aussi traiter les préparations d'après d'autres méthodes, telles que celles de Marchi, de Golgi-Nissl ou la « méthode des gaines de myéline ». Fixation dans le formol au 1/10. Les objets ne doivent pas dépasser 1/2 centimètre d'épaisseur. Matériaux aussi frais que possible. Se servir de cristallisoirs avec du papier filtre tapissant le fond.

Au bout d'un jour on renouvelle le liquide ; 4 jours environ suffisent pour la fixation. On peut, pendant des années entières, conserver alors les préparations en vue de la coloration de la névroglie.

2) Macération (Voir Merkel-Bonnet, Ergebnisse, 1894).

On recommande tout spécialement le liquide suivant :

5 0/0 d'acétate neutre de cuivre.

5 0/0 d'acide acétique ordinaire.

2 1/2 0/0 d'alun de chrome dans l'eau.

On fait bouillir de l'eau dans laquelle on met l'alun de chrome : puis, on ajoute les deux autres ingrédients : l'acide acétique d'abord et ensuite l'acétate neutre de cuivre finement pulvérisé. On agite convenablement et on laisse refroidir. C'est dans ce liquide (très efficace aussi pour la coloration des gaines de myéline) que séjournent pendant 4 à 5 jours dans l'étuve ou pendant 8 jours à la température du laboratoire les objets fixés dans le formol. Si l'on ne désire colorer que la névroglie, il vaut mieux ne pas employer le formol simple, mais placer *directement* les objets frais et ne dépassant pas 1/2 cm. d'épaisseur dans *la solution de cuivre et d'alun de chrome*, à laquelle on ajoute 10 0/0 de formol. Laisser séjourner au moins 8 jours dans le liquide (que l'on renouvellera plusieurs fois) à la température du laboratoire.

Lavage à l'eau ; déshydratation par l'alcool ; inclusion dans la celloïdine ou le collodion.— Coupes.

Les coupes restent 10 minutes dans une solution à 1/3 0 0 de Permanganate de potasse ; on les lave ensuite avec de l'eau que l'on fait couler sur elles ; puis, on les met dans la liqueur suivante où s'effectue la réduction :

5 0/0 de Chromogène.

5 0/0 d'acide formique (poids spécifique = 1,20) dans l'eau.

On filtre avec soin. Avant de s'en servir, on additionne 90 cc. de ce mélange avec 10 cc. d'une solution à 10 0/0 de sulfite neutre de soude. Au bout de quelques minutes, une décoloration s'est déjà produite dans les coupes brunies par le permanganate de potasse, mais il vaut mieux les laisser tout de même de 2 à 4 heures encore dans la solution.

Si l'on tient à obtenir le tissu conjonctif incolore, on peut à ce moment arrêter les manipulations faites en vue de la coloration ; sinon, dans le cas où l'on désire donner à ce tissu une teinte faisant contraste avec celle du tissu nerveux, on place les coupes, après avoir décanté la liqueur réductrice et avoir à deux reprises différentes versé de l'eau dessus, dans une solution simple, aqueuse, saturée de Chromogène (5 0/0 de Chromogène dans l'eau distillée). Filtrer avec soin ! Dans cette solution les coupes restent une nuit ; plus leur séjour est long, et plus frappant est le contraste obtenu dans la coloration du système nerveux : on verse encore deux fois de suite de l'eau sur les coupes, et ces dernières sont alors prêtes pour la coloration.

3) Coloration : c'est une modification de la méthode employée pour la fibrine (§ 353). La solution d'iodure de potassium ioduré est toujours la même (solution saturée d'iode dans une solution à 5 0/0 d'iodure de potassium).

A la place de la solution ordinaire de violet de gentiane, on emploie une solution alcoolique de violet de méthyle (alcool à 70° ou 80°) ; elle est saturée à chaud et, après le refroidissement, on a le soin de décanter. On ajoute à cette liqueur 5 cc. d'une solution aqueuse à 5 0/0 d'acide oxalique par 100 cc. ; la solution d'huile d'aniline et de xylol est faite dans les proportions suivantes : 1 partie d'huile pour 1 partie de xylol.

La coloration s'effectue dans la suite comme dans le cas de la fibrine : les réactions s'opèrent très rapidement. Les coupes ne doivent pas avoir plus de 20 μ d'épaisseur.

Consulter aussi pour ce chapitre 8 : Déjerine (95), Lenhossék (95), Obersteiner (95), Weigert (94 et 95).

IXᵉ CHAPITRE

Cœur. Vaisseaux sanguins ; leur distribution. Vaisseaux lymphatiques ; capillaires lymphatiques.

513. La connaissance de la disposition et de la situation respective des différentes parties des tissus qui constituent la *paroi cardiaque* s'acquiert au moyen de coupes pratiquées dans cette paroi, que l'on fixe à sa guise (avec le liquide de Müller, l'acide chromique, l'alcool, etc.), et qu'on traite ensuite. On isole les fibres de Purkinje et les cellules musculaires lisses du cœur de la manière indiquée aux §§ 439 et suivants.

514. L'endocarde et le péricarde peuvent (V. § 311) être traités par la méthode de l'argent, puis, être enlevés au moyen d'une pince, ou détachés, par *sections plates*, en minces lamelles, à l'aide d'un rasoir, et enfin inclus dans la glycérine.

515. On fixe, à sa fantaisie, les vaisseaux très gros, ceux de dimension moyenne, et on les coupe dans la celloïdine.

516. On traite les parois de ces vaisseaux par une solution de potasse ou de soude caustique ou par l'alcool au tiers, durant 24 heures et plus ; ou bien, par l'acide tartrique à 1 0/0 pendant quelques heures seulement. On peut alors, par des fractionnements et des dissociations pratiqués avec soin, isoler par places les éléments **élastiques (plaques, réseaux et fibres).**

517. On coupe les artères et les veines de moyenne dimension, et on les colore avec le picrocarmin, par exemple (V. § 269) (tunique musculaire).

518. On pratique de fines coupes transversales dans des vaisseaux qui ont été soumis à la dessiccation ; on les plonge pendant 24 heures dans une solution allongée d'hématoxyline de Bœhmer ; puis, pendant quelques minutes, dans l'acide acétique, et enfin pendant le même temps, dans un acide picrique faible. Les coupes sont lavées et conservées, soit dans la glycérine, soit dans le baume de Canada. Les muscles apparaissent colorés en violet ; le tissu conjonctif en rouge brun, et le tissu élastique en jaune (Gerlach).

519. Les vaisseaux de *petite* et ceux de *très petite dimension* (dénués de vasa vasorum), à parois minces formées d'une seule rangée d'éléments musculaires, à direction circulaire dans les artères, longitudinale dans les veines, s'étudient fort aisément dans les préparations de la substance blanche ou de la substance grise du système nerveux, obtenus par la dissociation. Ces mêmes vaisseaux, et aussi les plus petits d'entre ceux de moyenne grosseur, s'étudient au moyen des coupes faites dans différents organes, et, de préférence dans le poumon, dans la région voisine du hile.

520. L'examen des capillaires, et, dans tous les cas, des *artérioles* et des *petites veines*, se fait sur des membranes minces, rendues foncées à la suite de leur traitement par la méthode de l'argent (§ 311), et colorées après coup par l'hématoxyline.

Il se fait encore avec plus de sûreté et de succès, quand, chez un animal, une grenouille par exemple, qu'on a fait périr par le chloroforme, et dont on a fait écouler le sang en incisant la pointe du cœur, on injecte dans les vaisseaux une solution faible de nitrate d'argent (1 0 0) jusqu'à ce que le système vasculaire tout entier en soit rempli (une grenouille exige de 10 à 15 cc.). On enlève à l'animal ainsi traité les mésentères, les alvéoles pulmonaires, la vessie ; on lave ces organes, on les fixe avec l'alcool, et, enfin, on les inclut. De semblables préparations montrent, indépendamment des limites de l'endothélium, celles des muscles lisses.

521. Les capillaires qui n'ont pas été injectés s'affaissent de telle sorte qu'ils ne sont plus reconnaissables ; leur distribution ne deviendra visible que par l'**injection des vaisseaux.**

La *technique des injections* a pris un grand développement, et est devenue l'une des branches les plus importantes de la technique microscopique ; cette importance même nous dispense d'avoir à décrire les appareils d'injection, et les procédés pour introduire et fixer la canule ; nous nous contenterons de citer deux masses à injection qui ont déjà fait leurs preuves : une rouge et une bleue.

522. C'est, en premier lieu, la masse au *carmin* et à la *gélatine.* Voici comment on la fabrique : On prépare une bouillie de carmin (environ 4 gr. de carmin et 8 cc. d'eau). On ajoute à cette bouillie assez d'ammoniaque pour dissoudre le carmin, ce que l'on reconnaît à ce que le tout devient couleur de laque. D'autre part, on met 50 gr. de gélatine dans l'eau distillée et

on l'y laisse se gonfler pendant environ 24 heures. Une
fois ce résultat obtenu, on chauffe la gélatine au bain-
marie, à une température de 40° C., après en avoir
exprimé l'eau avec les mains. Il faut avoir soin que la
gélatine ne soit pas surchauffée ; quand elle est fondue,
on y verse, en agitant constamment la masse, la quantité de bouillie de carmin nécessaire pour produire une
coloration d'intensité déterminée. On mélange, avec soin,
le liquide au moyen d'une baguette de verre, jusqu'à ce
que le carmin se soit uniformément réparti dans la
masse de gélatine. On verse alors, goutte à goutte, dans
cette liqueur, en l'agitant continuellement, une solution
d'acide acétique à 25 0/0 ; on s'arrêtera lorsque l'on
verra la teinte de laque commencer à passer du rouge
foncé de cerise au rouge brique ; à ce moment, la masse
sera neutre, et on la filtrera sur de la flanelle neuve.

Si l'on veut injecter des animaux tout entiers, il
convient d'introduire la canule de la seringue par le
côté gauche du cœur dans l'aorte et de l'y fixer, de telle
façon que la masse puisse revenir dans le côté droit de
cet organe. On injecte lentement, en pressant très
modérément. La masse est injectée à chaud dans un
animal que l'on a préalablement chauffé dans une eau
de 37° à 38° C., et privé, par le massage, le plus complètement possible, de son sang, avant qu'on ait lié
la canule. (Pour les amphibiens, il suffit d'une température de 30° C. environ.) Les fragments ainsi injectés
sont fixés dans l'alcool.

Si l'on veut injecter un animal entier, il faut introduire la canule de la seringue dans le cœur gauche,
dans l'aorte, et faire la ligature de telle sorte que l'écoulement du sang, dû à son retour à travers le cœur droit,
soit possible. On injecte lentement en exerçant une
pression modérée.

523. **Le bleu de Prusse** soluble dans l'eau, versé,
en solution aqueuse saturée, à chaud, sur la gélatine
préparée d'après les instructions du § 522, donne une
masse d'injection bleue (Ranvier) (89) ; s'il fait défaut,
on peut le faire de toutes pièces en suivant le procédé
de Ranvier. On mêle ensemble deux solutions concen-

trées de ferrocyanure de potassium et de sulfate ferrique en proportions déterminées : il se forme alors un précipité bleu de bleu de Prusse insoluble. On filtre le liquide, et la masse bleue reste naturellement sur le filtre. On lave alors à l'eau cette masse, jusqu'à ce qu'il sorte du filtre une liqueur bleue ; cela dure, suivant les circonstances, 24 heures et plus encore. Le bleu de Prusse insoluble est alors devenu soluble, et la bouillie restée dans le filtre peut être desséchée, et servir comme bleu de Prusse soluble.

Les pièces injectées avec ce bleu permettent une fixation ultérieure avec l'acide chromique et les sels de chrome.

524. Altmann proposa en 1879 le procédé que voici :

On injecte avec un peu d'huile d'olive des vaisseaux comme ceux de la cornée, des reins, de l'iris, de la choroïde, de la peau ou de la rétine : les membranes ainsi injectées sont traitées par l'acide osmique (V. § 94) qui colore en noir les vaisseaux. Les organes, trop épais pour être transparents, peuvent être découpés en lamelles minces au moyen du microtome réfrigérant, et, après cela, ils sont pareillement soumis à l'action de l'acide osmique à 1 0/0 pendant 24 heures ; cet acide rend noirs les vaisseaux remplis d'huile et leur donne, en même temps, la résistance de la corde, de sorte que l'on peut, avec beaucoup de précaution il est vrai, traiter les coupes sur le porte-objet avec l'eau de Javel ; cette dernière dissout toutes les parties du tissu.

De cette façon, on est à même d'obtenir de très nettes préparations microscopiques, par corrosion, des vaisseaux les plus fins et des capillaires.

On peut aussi transporter ces préparations dans la glycérine, après les avoir fait passer par l'eau, ou bien dans le baume du Canada, après un séjour dans l'alcool ; mais on doit y procéder avec un soin tout particulier, vu que les préparations deviennent, dans ce cas, extraordinairement cassantes.

525. Une autre méthode, celle de l'imprégnation des voies lymphatiques par les corps gras, est encore due à Altmann : On prépare à cet effet, soit :

    1. Huile d'olive . . . . 1 vol.
        Alcool absolu . . . . 1/2 vol.
        Éther sulfurique. . . . . 1/2 vol.

La solution doit être claire ; ou bien encore :

    2. Huile de ricin . . . . 2 vol.
       Alcool absolu . . . . 1 vol.

On place des fragments d'un tissu frais, par exemple une cornée, dans une assez grande quantité de la 1re ou de la 2e solution. Au bout de 5 à 8 jours, on porte les petits morceaux en question, directement, de l'un ou l'autre de ces mélanges, dans l'eau où ils séjournent quelques heures : ce lavage a pour effet de nettoyer les particules graisseuses superficielles adhérentes, et d'amener la précipitation de celles qui se trouvent dans les canaux. On plonge alors les fragments de tissus pendant 24 heures dans l'acide osmique à 1 0/0, et, comme les vaisseaux, on les soumet à l'action corrosive de l'eau de Javel, soit directement, soit seulement, si le cas l'exige, après les avoir coupés avec le microtome réfrigérant.

Si l'on veut effectuer la corrosion dans les conditions les meilleures, et en prolonger longtemps l'action, on devra diluer l'eau de Javel avec 1 ou 2 vol. d'eau ordinaire.

526. Pour injecter les capillaires et les sinus lymphatiques, on a introduit dans la technique la méthode par piqûre ; cette injection se fait soit avec le bleu de Prusse (V. § 523), soit une solution aqueuse de nitrate d'argent (1/1000), soit encore avec une solution de ce même sel dans la gélatine (1/4 0/0) (Ranvier, 89). On met de la gélatine pendant 12 heures dans une grande quantité d'eau, on la comprime avec les mains autant que possible, et on la chauffe. Elle ne tarde pas à devenir liquide, et c'est à ce moment que l'on ajoute le nitrate d'argent.

Xe CHAPITRE

Ganglions lymphatiques et Rate.

527. Pour s'orienter en gros dans la structure des ganglions lymphatiques, il suffira d'opérer des coupes dans de petits ganglions empruntés au mésentère d'un chat, par exemple, et de fixer avec l'alcool, la liqueur de Flemming, le sublimé ou l'acide picrique.

Les coupes colorées avec l'hématoxyline et l'éosine permettent de s'orienter facilement dans la distribution des substances médullaire et corticale. Les trabécules et les capsules sont mises en évidence par l'éosine.

On fait apparaître l'endothélium des trabécules, en injectant une solution faible de nitrate d'argent à 1 10 0/0 dans un vaisseau afférent ou, ce qui est plus simple, dans le ganglion lymphatique par une piqûre ; on fixe alors le ganglion par l'alcool.

Les coupes, dont le minimum d'épaisseur doit être de 15 μ, montrent dans les trabécules tous les traits bien connus de la structure endothéliale.

528. L'étude des centres germinatifs (Keimcentren) de Flemming trouve de précieux éléments, non seulement dans les ganglions lymphatiques, mais encore dans les follicules solitaires de l'intestin. On les fixe préalablement avec la liqueur de Flemming, comme aussi avec l'acide picrique, etc., et on les colore avec la safranine.

529. Le tissu adénoïde, peu ou point observable sur des préparations en coupes, ne devient visible que lorsque, d'une manière ou d'une autre, on a chassé les cellules.

Les coupes au travers des ganglions lymphatiques, pratiquées soit sur le tissu frais, soit au moyen d'un microtome réfrigérant, sont étendues sur un porte-objet dans une petite quantité de liquide, et touchées délicatement avec un pinceau fin ; les leucocytes adhèrent, en partie, au pinceau, et on peut plus tard procéder à la coloration avec l'hématoxyline, par exemple, qui communique aux réseaux adénoïdes une teinte bleue. C'est la *méthode du pinceau* (*His*) 61].

On peut encore, pour des préparations préalablement fixées, puis coupées et placées pendant un certain temps dans l'eau, employer la méthode du pinceau ou faire usage d'une autre, également donnée par His, et qui consiste à secouer quelque temps les coupes dans un verre à expérience rempli à moitié d'eau. L'addition de bile de grenouille à de l'eau nous a paru donner des résultats meilleurs et plus rapides ; il n'est pas impossible qu'une partie des éléments qui se trouvent dans les mailles du réticulum se dissolve dans la bile.

Ce procédé éloigne le plus grand nombre des leucocytes, et, une fois les coupes étendues et colorées, le tissu conjonctif réticulé apparaît nettement à l'œil de l'observateur.

530. On obtient le même résultat en faisant digérer les coupes dans la trypsine (V. § 367).

531. Le tissu réticulé (non gélatineux) se présente, d'après Mall (91), dans les ganglions lymphatiques, la rate, les muqueuses, le foie, les reins, les poumons ; pour le mettre en évidence, on commence par faire digérer les coupes dans la pancréatine, puis, on y ajoute de l'eau, et on leur imprime des secousses ; on les étend ensuite sur un porte-objet, et on les fait sécher. On humecte alors avec une goutte d'une solution où entrent 10 gr. d'acide picrique, 150 cc. d'alcool absolu, et 300 cc. d'eau. On fait de nouveau sécher ; après quoi, on place sur la coupe quelques gouttes de fuchsine acide qu'on y laisse pendant environ 1/2 heure (Fuchsine acide, 10 gr. ; alcool absolu, 33 cc. ; eau, 66 cc.). On verse l'excès de fuchsine et on plonge très peu de temps le porte-objet dans la solution d'acide picrique, puis, dans l'alcool absolu. — Xylol, baume de Canada (c'est, au fond, la méthode d'Altmann exposée § 297).

532. Des images différant sur certains points de celles que donne la méthode précédente, s'obtiennent par l'emploi du procédé dit de l'argent, décrit § 577, appliqué à des fragments de rate et à des ganglions lymphatiques fixés dans l'alcool. Avant l'opération, on sépare, en les coupant, les capsules des fragments ; dans la rate, on voit se colorer les fibres dans la pulpe, comme dans le corpuscule de Malpighi, et aussi une couche corticale particulière de ce même corpuscule qui revêt les vaisseaux.

533. L'examen des cellules demanderait l'emploi des différents colorants en usage pour l'étude de la lymphe (V. § 319 et suiv.) ; on les fait agir sur des coupes ; ou bien, en raclant une surface de coupe fraîche, on obtient un élément d'étude que l'on traite absolument comme il a été dit pour la lymphe.

534. La méthode à suivre pour l'examen de la rate est identique à celle que nous avons appliquée à l'étude des ganglions lymphatiques.

L'injection des vaisseaux de la rate constitue un des problèmes les plus délicats de la technique de l'injection, ce qui tient aux particularités de la circulation du sang dans cet organe.

XI° CHAPITRE

L'intestin et ses glandes.

535. **La muqueuse de la cavité buccale** est soumise à l'action des fixateurs ordinaires : l'alcool, l'acide chromique, la liqueur de Flemming ; des préparations colorées au carmin fournissent des éléments tout à fait précieux d'orientation.

Si on a en vue une étude spéciale ; si l'on veut, par exemple, faire un examen minutieux de l'épithélium ou des glandes, etc., on devra, dans ce cas, faire subir des modifications aux méthodes.

536. Les *papilles caliciformes et foliées* (rarement fongiformes) portent les **bourgeons du goût** qui sont composés de cellules de soutien et de cellules sensitives ; c'est la liqueur de Flemming qui est, de beaucoup, la meilleure pour fixer ces cellules. Le liquide de Müller et l'acide chromique ne donnent que des images inutilisables.

Des coupes minces, pratiquées dans le calice, dans le sens longitudinal ou transversal, sont colorées, soit avec l'hématoxyline de Heidenhain, soit avec la safranine et le violet de gentiane (§ 670).

S'il s'agit de suivre les nerfs jusque dans les bulbes gustatifs ou jusque dans les épithéliums, on devra opérer de la manière suivante : On fait avec le rasoir une coupe plane d'une papille foliée d'un lapin ; on la trempe pendant 10 minutes dans le jus de citron, filtré au préalable ; puis, on la porte dans du chlorure d'or où elle séjourne de 40 à 60 minutes. Si maintenant, on place la papille dans de l'eau faiblement acidulée par l'acide acétique, la réduction s'accomplit à la lumière (Ranvier), et l'objet peut être traité par l'alcool, et coupé, suivant une direction perpendiculaire aux plis de la papille.

Après un traitement assez court par l'acide formique qui provoque un léger gonflement de la préparation, on l'inclut dans la glycérine.

537. Œsophage. Pour une simple vue d'ensemble, on choisira l'œsophage de petits animaux. Chez les gros mammifères, il faut, soit préparer à part la muqueuse et ne couper qu'elle, soit opérer l'inclusion dans la celloïdine, vu que ce n'est qu'avec grande difficulté qu'on parvient à inclure dans la paraffine des coupes pratiquées dans un segment d'œsophage humain.

538. Pour ce qui est des **glandes**, il faut bien prendre garde qu'on n'a pas affaire ici à des organes présentant un état stable. La cellule glandulaire est tout autre pendant ou après la sécrétion et dans le repos ; elle n'est jamais dans le même état : il importe donc de distinguer des temps et de les examiner chacun en particulier, par exemple pour l'estomac, le 1er, le 2e et le 3e temps de la digestion (Voir les traités de physiologie), et d'étudier chacun des états correspondants.

A cette fin, une pratique excellente consiste à faire tout d'abord jeûner des animaux ; puis, à leur donner à manger et à les tuer au bout d'un temps déterminé. L'animal qui se prête le mieux aux expériences de cet ordre est le chien. Il est plus difficile d'obtenir chez les lapins ou les souris un estomac absolument vide ; les grenouilles peuvent être nourries artificiellement avec du sang défibriné au moyen d'un entonnoir en verre.

On peut, aussi, provoquer les différents temps de la digestion par l'action d'excitants déterminés ; par exemple une excitation nerveuse ou certains poisons.

539. Les réactifs les plus importants, au point de vue pratique, pour les recherches histologiques sont sans contredit la pilocarpine et l'atropine. Chez le lapin, on les emploie aux doses suivantes : chlorhydrate de pilocarpine 1 cc. d'une solution à 5 0/0 ; sulfate d'atropine : 1 cc. d'une solution à 0,5 0 0.

540. L'étude de l'estomac et de **l'intestin** se fait par les méthodes ordinaires de fixation, mais, de préférence, par celle du sublimé. On a toujours soin de mettre quelques pièces de contrôle dans l'alcool. On prend des fragments aussi frais que possible, chez lesquels ne s'est opérée aucune autodigestion. On fixe en leur entier des morceaux de petite dimension, ou bien on coupe l'intestin. Il peut être nuisible de laver à l'eau.

S'il s'agit de fixer en masse de gros morceaux d'intestin, on injecte dans ce dernier un liquide fixateur ; par exemple de l'acide chromique ; l'injection est faite par une des extrémités, l'autre étant liée. Quand l'intestin est modérément rempli, on fait une seconde ligature au devant de la seringue, et on plonge l'intestin dans une grande quantité du même liquide fixateur. Pendant la macération, on coupe les deux extrémités liées.

C'est avec le sublimé que l'on obtient les plus jolies préparations montrant la répartition des régimes glandulaires de **l'estomac** ; on conserve aussi, dans ce cas, l'épithélium superficiel — (on se sert d'une seringue en verre) —. Si l'on veut opérer des coupes longitudinales totales dans l'estomac (et l'on choisira au début de petits animaux), il est bon de ménager de petites fentes dans l'estomac fixé, afin de faciliter la pénétration des liquides dont on se sert pour l'inclusion.

541. Pour examiner spécialement la muqueuse, il convient de la détacher avec un couteau tranchant, et de la tendre avec des aiguilles sur une plaque de liège. On laisse alors cette plaque flotter dans le liquide fixateur, la face portant la préparation, tournée en bas.

542. Cellules glandulaires de l'estomac. — La double coloration hématoxyline-éosine se recommande surtout pour les coupes d'objets fixés au sublimé. Chez les vertébrés inférieurs, l'éosine colore les cellules granuleuses situées dans le fond des glandes, tandis que les cellules du col de ces glandes restent claires ; chez les mammifères, l'éosine colore les cellules bordantes (Belegzellen).

Ces couleurs d'aniline acides semblent généralement colorer les cellules bordantes : aussi peut-on combiner les couleurs d'aniline rouges avec l'hématoxyline et les bleues avec le carmin.

543. Hématoxyline — Rouge-Congo. — Des coupes de la muqueuse de la grande courbure de l'estomac, fixée dans l'alcool ou le sublimé, sont portées pendant 1 minute ou 1 minute 1/2, dans l'hématoxyline de Bœhmer ; de là, quelques secondes, dans une solution aqueuse d'acide chlorhydrique à 1 0/0, et enfin, plusieurs minutes dans l'eau ; ou bien, si l'on veut obtenir une coloration bleue plus intense des noyaux et des cellules capitales (Hauptzellen), on les lave directement dans l'eau.

Après ces divers traitements, les coupes séjournent de 2 à 5 minutes dans un verre de montre contenant une solution aqueuse diluée de rouge Congo d'un rouge foncé, mais très transparente. Elles sont ensuite lavées pendant un temps égal dans l'eau ou dans l'alcool dilué, jusqu'à ce que la préparation, chargée, tout d'abord, d'un excès de couleur, paraisse suffisamment dépouillée de cet excès de colorant.

L'alcool absolu opère ce dépouillement avec beaucoup de lenteur. Les cellules bordantes (Belegzellen) présentent alors une teinte rouge, et les cellules capitales (Hauptzellen), une teinte bleuâtre (Stintzing).

544. Si, après la coloration ainsi obtenue, et mieux encore après leur séjour pendant des heures entières dans l'alcool absolu, on traite ces coupes pendant une demi-heure et plus, par l'alcool dilué, de 70 0/0 par exemple (voir le chapitre du sang), on voit les cellules bordantes (Belegzellen) reperdre leur coloration rouge ; d'autre part, on constate, dans la muqueuse de la grande courbure, ou dans celle de la région pylorique de l'estomac du porc, comme aussi dans le tissu conjonctif inter et sous-glandulaire, de même que dans la sous-muqueuse, l'existence de cellules ovales, ou plus ou moins arrondies, possédant un protoplasma granuleux brun-rougeâtre et dont les noyaux se colorent pa r l'hématoxyline (cellules congophiles). Elles se montrent, de plus, sensibles à l'action colorante du congo seul, et présentent alors un noyau non coloré.

Comme à côté d'elles, on découvre, au moyen du mélange d'Ehrlich-Westphal (V. § 344), des cellules plasmatiques (Mastzellen) qui se distinguent essentiellement elles-mêmes par leur forme, les cellules congophiles ne sauraient être identifiées avec ces dernières. Par contre, le colorant éosine dévoile l'existence de cellules qui, par leur nombre, leur distribution et leur forme, répondent absolument à celles qui se laissent colorer par le congo ; ces dernières (cellules congophiles), se trouvant elles-mêmes dans le sang et les vaisseaux (sur des coupes), seront nécessairement identiques aux cellules colorées par l'éosine (cellules éosinophiles d'Ehrlich (V. § 342, Stintzing).

545. La méthode de coloration due à Garbini (V. § 283) colore les cellules capitales (Hauptzellen) et les cellules bordantes (Belegzellen), quand on les traite par la liqueur de Flemming, les premières en rouge, les dernières en bleu.

546. Les **épithéliums** de l'estomac et de l'intestin peuvent s'étudier par les **méthodes de dissociation** indiquées aux §§ 303 et suivants ; l'acide osmique à 1 p. 1.000 se recommande tout spécialement dans ce cas. Les épithéliums de l'estomac se trouvent bien du traitement du sublimé ; ceux de l'intestin réclament spécialement la fixation par la liqueur de Flemming.

547. Les **villosités** peuvent s'examiner à l'**état frais** dans des liquides indifférents ; les villosités de souris et de chèvres, en particulier, se prêtent fort bien à cet ordre d'étude. Avec toutes les méthodes de fixation en usage, on a à craindre la contraction des villosités qui peut avoir, par exemple, pour effet le détachement de l'épithélium. Dans ce cas, l'acide osmique donne des résultats assez satisfaisants.

548. Des coupes d'objets traitées par la liqueur de Flemming, et colorées avec la gentiane ou la safranine, montrent le contenu des **cellules caliciformes** (Becherzellen) affectées d'une coloration bleue ou rouge-brun d'une intensité tout à fait surprenante. Le reste de ces cellules se colore aussi avec le brun de Bismarck.

549. La **mucine** des glandes mucipares et des cellules caliciformes de différents animaux, se colore, d'une manière plus ou moins intense, par les colorants basiques dérivés du goudron de houille (dans le sens d'Ehrlich ; v. § 339). *H. Hoyer* a obtenu avec le bleu de méthylène, et par l'emploi de solutions très diluées, une coloration fixe et intense de cette même mucine. Voici la série des opérations et des réactifs : Fixation par le sublimé ; inclusion dans la paraffine ; collage au moyen de l'alcool à 30—50 0/0 sur des plaques de mica (V. § 202) ; xylol ; alcool à 90 0/0 environ ; colorant ; alcool ; alcool absolu ; huile essentielle (huile de cèdre, par exemple) ; baume de Canada (Inclusion de la préparation et de la plaquette de mica tout ensemble). Colorant : On ajoute à 5 cc. d'eau distillée, 2 gouttes d'une solution aqueuse saturée de bleu de méthylène ; on laisse agir ce mélange de 5 à 15 minutes, jusqu'à ce que la coupe ait pris une teinte sombre.(Il faut préparer la solution concentrée dans de l'eau bouillante.)

Hoyer (90) recommande encore pour colorer le mucus, la thionine, le violet de Lauth ou le bleu de toluidine.

550. **Colorants nouveaux pour le mucus**, dus à *Paul Mayer* (96).

Mucicarmin (Carmin pour mucus) : Carmin, 1 g. ; Chlorure d'aluminium, 0,5 g. ; eau distillée, 2 cc. — Chauffer 2 minutes environ sur une petite flamme, jusqu'à ce que le mélange devienne tout à fait foncé. — Ajouter 100 cc. d'alcool à 50°. On peut se servir de cette solution mère : 1° directement ; 2° en l'étendant (5 ou 10 vol. d'alcool à 50° ou 60° pour 1 vol. de la solution mère) ; mais il ne faut recourir qu'exceptionnellement à ces deux modes de procédés. Dans la règle, il faut étendre la solution mère d'eau distillée ou ordinaire à raison de 10 vol. d'eau pour 1 vol. de solution carminique, ce qui donne une solution finale de 1 de carmin pour 1.000 de liquide ; ce colorant doit colorer uniquement le mucus dans les coupes ou les membranes minces. On peut colorer ensuite avec l'hémalun pour faire ressortir les noyaux.

Muchématéine (Hématéine pour mucus). On pulvérise 0.2 g. d'hématéine dans quelques gouttes de glycérine ; on y ajoute 0,1 g. de chlorure d'aluminium, 40 cc. de glycérine, et 60 cc. d'eau distillée.

Solution alcoolique : Hématéine. 0,2 g. ; Chlorure d'aluminium. 0, 1 g.; alcool à 70°, 100 cc. ; acide nitrique, 1 à 2 gouttes. On emploie les deux solutions pour la coloration du mucus sur des coupes ou des membranes minces.

551. La mucine est soluble dans les alcalis faibles, par exemple dans l'eau de chaux, et peut y être précipitée par l'acide acétique. Le précipité ne se dissout pas dans un excédent d'acide acétique. Elle se précipite par l'alcool, mais ne se précipite pas à l'ébullition. Le Mucinogène n'est pas coloré par l'hématoxyline, qui colore seulement la mucine. On peut, grâce à cette méthode, distinguer une glande en activité d'une glande au repos. R. Heidenhain (83).

552. Il ne faut pas perdre de vue, dans l'étude du mucus, que les mucines que l'on a pu jusqu'ici isoler (mucine de la sous-maxillaire du bœuf ; mucine des gaines tendineuses et du cordon ombilical ; mucine de l'helix pomatia), possèdent bien toutes en commun les propriétés les plus essentielles, mais que toutefois elles se distinguent les unes des autres par le degré de solubilité et par la plus ou moins grande facilité avec laquelle elles se précipitent.

553. Matériaux pour l'**étude des follicules** (V. aussi § 528).

Parmi les meilleurs, sont les plaques de Peyer qu'on soumet à l'examen microscopique, qu'on coupe ensuite, et qu'on traite, par exemple, par la liqueur de Flemming. On opère sur l'intestin grêle et le cœcum de cobayes et de lapins ; l'appendice vermiculaire contient une série continue de follicules.

Les follicules, ainsi traités, peuvent être coupés et colorés d'après la méthode de Garbini (V. § 283) ; il est, alors, possible de saisir les rapports qui existent entre les extrémités basales de l'épithélium et le tissu sous-jacent (notamment sur des préparations au baume de Canada).

Des fragments d'intestin soumis à l'action de la liqueur de Flemming permettent d'observer **l'absorption de la graisse** (toutefois il convient de se reporter au § 372).

554. **Les glandes** peuvent s'étudier **à l'état frais** sur des objets qui s'y prêtent, par exemple les glandes muqueuses sur la membrane clignotante de la grenouille.

555. Pour fixer de petits fragments de glandes salivaires, on emploie la liqueur de Flemming ou le sublimé.

556. Pour colorer les **croissants de Gianuzzi**, il convient d'avoir recours à la double coloration, par l'hématoxyline et l'éosine, de morceaux fixés avec l'alcool, le sublimé, etc. Les croissants apparaissent alors colorés en bleu.

557. Les cellules des pièces intercalaires d'Ebner prennent, avec le carmin et l'hématoxyline, une coloration plus intense que le reste de la glande.

558. La striation des parties basales des **conduits salivaires**, des glandes salivaires et du pancréas, ne se saisit nulle part mieux que dans les préparations non colorées, traitées par l'acide osmique et par des mélanges de cet acide, et incluses dans la glycérine : celles que l'on a colorées et incluses dans le baume de Canada donnent des images moins nettes.

L'épithélium strié des conduits salivaires se colore, avec l'hématoxyline associée au rouge Congo, en rouge brun (§ 536).

559. Dans la plupart des glandes salivaires (à l'exception toutefois de la parotide du lapin ou de la sublinguale du chien par exemple), les conduits salivaires se colorent en brun foncé quand on les soumet en petits fragments à l'action de l'acide pyrogallique, et qu'on a soin de remuer, de manière à laisser pénétrer l'air. La coloration se maintient intacte dans l'alcool (Merkel, 83).

560. De très petits morceaux frais de pancréas,

étendus avec précaution dans la solution physiologique de sel, permettent de discerner les granulations de la zone interne (Kühne et Lea) (74).

561. Pour rendre visibles par la coloration la **zone interne et la zone externe des cellules glandulaires du pancréas**, il existe deux procédés : la coloration de la zone interne, ou celle de la zone externe.

562. Pour colorer la zone externe, Heidenhain a proposé de faire agir comme colorant le carmin ammoniacal, sur des fragments fixés avec l'alcool. (Le carmin boraté donne, également, de bons résultats.)

563. Pour colorer les granulations de la zone interne, on se trouve bien de faire usage, pour les préparations au sublimé, du mélange de vert de méthyle et d'éosine (V. § 284), ou de celui de vert de méthyle et de fuchsine acide (V. § 285).

Dans les deux cas, les granulations deviennent rouges, la zone externe restant claire ; ces recherches se font particulièrement bien chez les amphibiens (Salamandre), et, aussi, chez les mammifères, surtout en état de jeûne. Le traitement par la liqueur de Flemming, la coloration par la safranine, le lavage dans l'acide picrique, ont pour résultat la coloration en rouge des granulations de la zone interne.

564. La méthode de Golgi (V. § 572) met en évidence les lumières et les conduits excréteurs des diverses glandes ; par exemple du pancréas et des glandes salivaires.

565. *Plexus d'Auerbach et de Meissner.*

Ces deux plexus deviennent visibles sur des fragments d'intestin bien tendus, quand on les traite par la méthode de l'or (V. § 461). Ils se montrent encore, quelquefois, avec la coloration bleue, sur des fragments d'intestin fixés dans l'alcool et tendus, que l'on a colorés avec des solutions faibles d'hématoxyline (celle d'Ehrlich, par exemple ; v. § 257).

XIIe CHAPITRE

Foie.

566. Pour les besoins d'une simple vue d'ensemble, on s'adressera, tout d'abord, au foie du porc, que l'on se procure facilement. Cet organe montre des lobules sphéroïdaux, reliés entre eux par une grande quantité de tissu conjonctif interlobulaire.

Le foie de l'homme (comme celui du bœuf, du lapin, du cobaye, etc.), est loin de présenter des lobules aussi bien limités ; ils confluent très souvent de manière à former un lobule double et même triple, le tout enveloppé dans du tissu conjonctif interlobulaire, lequel peut, dans certaines circonstances, n'être que très faiblement développé.

L'examen du foie de l'embryon et du fœtus offre d'autant plus d'intérêt que nous apprenons, grâce à lui, que la division en lobules y est encore peu accentuée. Dans le foie, à cet âge, le type de glande réticulée est très accusé, et, d'ordinaire, les espaces périvasculaires y sont d'une observation facile.

567. Le choix des méthodes dépend de l'objet que l'on a sous les yeux : cellules hépatiques, vaisseaux sanguins, capillaires biliaires, tissu conjonctif hépatique. Presque tous les procédés de fixation, mis en usage dans les recherches générales, fournissent des images favorables à une étude en gros ; toutefois, il faut s'abstenir des sels chromiques, parce que les noyaux des cellules hépatiques contiennent une quantité extrêmement faible de chromatine, et que cette substance est soluble dans les sels de chrome. Les colorations avec l'hématoxyline donnent les meilleures images. La différenciation dans les cellules hépatiques en protoplasma et paraplasma de Kupffer, s'obtient par l'acide osmique et la liqueur chromo-acéto-osmique de Flemming.

568. Les vaisseaux sanguins du foie s'injectent généralement par la veine porte (V. § 521).

569. Les **voies biliaires** peuvent, aussi, être mises en évidence par la *méthode de l'injection* ; le procédé le meilleur consiste dans l'emploi du bleu de Prusse soluble dans l'eau, employé en solution concentrée ; on injecte, soit par le canal hépatique, soit par le canal cholédoque. Dans ce dernier cas, la masse d'injection se dirige tout d'abord vers la vésicule biliaire, et, ce n'est qu'après qu'elle l'a remplie et distendue, qu'elle se répand par le canal hépatique, dans le foie. De cette manière, on évitera toute pression exagérée, car la vésicule biliaire se charge de la régulariser. Trop souvent, cette injection ne donne que des résultats peu satisfaisants. On a à se garder des extravasations, et, dans les cas les plus heureux, on ne parvient à injecter, dans des portions tout à fait limitées du foie, que des régions restreintes du lobule, généralement celles de la périphérie. On arrive pourtant, par la coloration, à voir les capillaires biliaires.

570. Une autre méthode, historiquement plus ancienne, est celle de l'**injection physiologique** de *Chrzonszczewsky* :

On injecte dans la veine jugulaire externe une solution aqueuse saturée de carmin d'indigo, en trois fois dans l'espace de une heure et demie (la dose employée chaque fois sera, pour le chien, de 50 cc. ; pour le chat, de 30 cc., et, pour un lapin adulte, de 20 cc.). Au bout de ce temps, on tue l'animal et on fixe de petits fragments de foie, soit avec l'alcool absolu, soit avec le chlorure de potassium, soit enfin, en injectant par la veine porte les vaisseaux sanguins, avec une solution aqueuse saturée de ce dernier sel.

On peut aussi injecter, après coup, les vaisseaux avec de la gélatine carminée et faire durcir, alors, dans l'alcool ; on obtient, dans ce cas, à côté les uns des autres, les capillaires biliaires, injectés naturellement avec le carmin d'indigo, et les vaisseaux sanguins injectés avec la gélatine carminée.

Vient-on à couper le foie ainsi fixé, on trouve, si on a tué l'animal au bon moment, les capillaires biliaires tout remplis par le carmin d'indigo qui s'y est introduit après être sorti des vaisseaux sanguins et lymphatiques, et avoir traversé les cellules hépatiques.

571. Chez la grenouille, la marche est plus simple : on injecte dans le cœur lymphatique de l'animal 2 cc. environ d'une solution aqueuse de carmin d'indigo ; au bout de deux heures, on tue l'animal ; après quoi, on fixe le foie d'après la méthode précédente, et on procède aux manipulations ultérieures.

572. Mise en évidence des **capillaires biliaires** par le **bichromate d'argent** (Bœhm A., v. Kupffer 89).

Des fragments de foie bien frais, dont la dimension ne doit pas dépasser 1 cc., sont plongés, durant trois fois vingt-quatre heures, dans la liqueur suivante recommandée par Ramon y Cajal pour d'autres usages :

4 vol. d'une solution à 3 0/0 de bichromate de potasse.

1 vol. d'une solution à 1 0/0 d'acide osmique ;

De là, ils passent et séjournent de 24 à 48 heures dans une solution aqueuse à 3/4 0/0 de nitrate d'argent ; après quoi, on les lave dans l'eau distillée, on les fait durcir, après coup, dans l'alcool, et on les coupe. Les *capillaires biliaires* apparaissent d'une façon très nette.

573. Un morceau de foie d'un animal tout récemment tué, est fixé, au moyen du bichromate de potasse en solution, dont la concentration s'élève rapidement de 2 0/0 à 5 0/0. Au bout de 3 semaines, on le porte dans une solution à 3/4 0/0 de nitrate d'argent ; on l'y étend fortement durant quelques jours, une semaine, et on voit, alors, se colorer les *capillaires biliaires*. Oppel (90).

574. Mise en évidence du **tissu conjonctif du foie** (Kupffer, 76) :

On fait, au moyen du double couteau, des coupes dans un foie bien frais, et on les lave dans une solution de chlorure de sodium à 0,6 0/0 ; on peut encore, ce qui est préférable, les traiter pendant un quart d'heure par une solution diluée d'acide chromique (0,05 0/0) et, de là, les porter dans une solution très étendue de chlorure d'or, suivant la formule de Gerlach :

Chlorure d'or . . . . .   1 partie.
Acide chlorhydrique . .   1 partie.
Eau . . . .   10.000 parties.

où on les laisse séjourner, à l'abri de la lumière, jusqu'à ce qu'elles aient pris une teinte rouge ou rouge violet. Dès cette coloration obtenue, au bout de 48 heures ou plus, les coupes sont susceptibles d'être soumises à l'examen.

Il n'est pas bon, pour le but que l'on poursuit, de faire usage de solutions fortes, de 1/4 à 1/2 0/0 par exemple, du sel d'or, et de hâter, par suite, le traitement de la coupe. Le lavage préalable avec l'acide chromique dilué n'est certes pas une condition *sine quâ non* du succès ; mais il y contribue essentiellement. L'examen des coupes se fait dans la glycérine acidulée par l'acide chlorhydrique sur le porte-objet.

575. Cette méthode qui permet l'emploi du microtome à congélation (*P. Rothe*) a aussi, dans certaines circonstances, pour résultat, la mise en évidence des *cellules étoilées* de *Kupffer*.

576. Des fragments du tissu conjonctif du foie apparaissent aussi si l'on fait séjourner des morceaux de foie bien frais, d'un volume de 1 cc. mais pas au-dessus, pendant 2 à 3 fois 24 heures dans une solution à 1/2 0/0 d'acide chromique, pour les porter ensuite pendant 1 à 2 jours dans une solution à 1/2 0/0 de nitrate d'argent. Ces morceaux, après avoir été lavés quelques minutes à l'eau distillée, peuvent être durcis dans l'alcool et être coupés. Ce réseau intralobulaire apparait, à la lumière transmise, d'un noir se détachant sur le fond qui est incolore. *Bœhm* A., v. Kupffer (89).

577. Voici une méthode plus sûre. Oppel (90 et 91) : Plonger pendant 24 heures des fragments de foie fixés par l'alcool, dans une solution aqueuse à 1/2 0/0 de bichromate de potasse ; les laver dans une solution très faible de nitrate d'argent, dans laquelle quelques gouttes seulement d'une solution à 3/5 0/0 sont mélangées avec 30 cc. d'eau distillée ; les plonger dans une seconde solution à 3/4 0/0 de ce même sel. Au bout de 24 heures, les réseaux fibreux intralobulaires, qui enveloppent les capillaires, se sont colorés dans le foie. On fait séjourner les morceaux, quelques heures, dans l'eau distillée, puis, dans l'alcool. Il est loisible d'opérer l'inclusion dans la paraffine ; mais il vaut mieux faire les coupes à main levée. Ces dernières même relativement épaisses (30-40 μ) peuvent être utilisées pour l'étude des réseaux fibreux intralobulaires. Un fait constant est que les bords seuls se colorent. Aussi faut-il opérer les coupes parallèlement à un des bords du morceau dans le voisinage de sa surface.

578. La méthode des coupes au pinceau, ou la méthode des secousses dont nous avons parlé à propos des ganglions lymphatiques, permet de mettre en évidence le tissu conjonctif interlobulaire, ainsi qu'une partie du tissu intralobulaire.

579. Voir aussi la méthode de *Mall* (§ 531).

580. Voici comment *Ranvier* procède à l'étude du *glycogène* du foie : il nourrit un chien pendant 2 jours avec des pommes de terre bouillies, qu'une addition de graisse rend savoureuses, puis, il le tue, et coupe avec un microtome à congélation de petits fragments de son foie. Il plonge les coupes dans le sérum iodé (V. § 73), et les y examine. Le glycogène s'y montre tout d'abord à l'état de diffusion dans la cellule hépatique ; mais il se pelotonne plus tard en masses irrégulières. Plus tard encore, il se présente à la surface des cellules hépatiques.

Ces coupes offrent la réaction du glycogène sur l'iode que trahit sa teinte rouge de vin ; on peut, alors, les enfumer dans les vapeurs de l'acide osmique, et les fixer, ainsi, au bout de 24 à 48 heures. La coloration rouge de vin disparaît totalement plus tard.

581. Pour mettre en évidence les *Nerfs* dans le *foie*, *Berkley* (93) recommande la méthode suivante :

Des bandes de 1/2 à 1 mm. de largeur de l'organe frais séjournent de 15 à 30 minutes dans une solution aqueuse d'acide picrique allongée de son volume d'eau très chaude ; puis, elles passent dans une solution de bichromate de potasse et d'acide osmique à 2 0/0 (100 : 16) et y restent, à l'obscurité, pendant 48 heures à une température de 25° C. — (Cette solution doit être exposée quelques jours au soleil avant d'être employée.) — Les objets sont alors traités pendant 5 à 6 jours par une solution aqueuse à 1/4 — 3/4 0/0 de nitrate d'argent. — On les lave ensuite et on les débite en coupes (inclusion dans la celloïdine) que l'on soumet enfin à l'essence de bergamote et au baume de Canada.

XIIIᵉ CHAPITRE

Organes de la respiration. Glande thyroïde et Thymus.

582. **Le larynx** et la **trachée**, pris sur des animaux jeunes et aussi sains que possible, sont excellemment fixés par la liqueur de Flemming ; mais celle-ci n'est pas la seule : le sublimé, l'acide chromique et l'alcool, par exemple, donnent, eux aussi, des images tout à fait satisfaisantes.

Les cartilages du larynx et ceux de la trachée d'animaux âgés, sont souvent calcifiés, et, partant, difficiles à couper en entier. Dans ce cas, on commence par fixer la muqueuse, puis, on l'enlève avec précaution, on l'inclut et on la coupe isolément ; ou bien encore, on commence par inclure en masse le larynx dans la paraffine et on coupe ensuite avec un couteau les parties cartilagineuses, qui offrent de la résistance. Ce dernier procédé est préférable.

Les fragments préparés avec la liqueur de Flemming (V. § 99) sont coupés, et colorés par la safranine. Indépendamment de la coloration des noyaux par la safranine, on obtient celle en brun des cellules caliciformes, et celle en rouge brun des réseaux élastiques du stratum proprium de la muqueuse et de la sous-muqueuse.

Après le sublimé, l'acide chromique et l'alcool, on peut, avec succès, employer la coloration en masse avec le carmin boraté.

583. Si l'on a spécialement en vue l'étude des

glandes, on colore avec l'hématoxyline, dont on peut combiner l'action avec celle de l'éosine (V. § 275).

584. Il va de soi que l'épithélium vibratile et l'épithélium pavimenteux des voies respiratoires peuvent être examinés, aussi bien à l'état frais qu'après macération (V. § 301 et suiv.). (L'alcool au tiers de Ranvier doit être préféré.)

585. Le choix de matériaux pour l'étude du **poumon** est extrêmement délicat, les cas de rapports anormaux étant nombreux. Pour saisir les relations des plus petites bronches du conduit alvéolaire avec l'infundibule, on doit pratiquer des coupes perpendiculaires à la surface de la plèvre.

586. On réussit à rendre visible l'**épithélium respiratoire** si difficilement observable d'ordinaire, en injectant le poumon avec une solution de nitrate d'argent, que l'on introduit par les bronches. Voici comment on s'y prend (F. E. Schultze [71] et Kœlliker [81]) : On injecte une solution à 0,05 0 0 de nitrate d'argent, et on plonge ensuite le poumon ainsi injecté dans une solution à 1/2 0/0 du même sel. Au bout d'une heure à peu près, on fait des coupes de cet organe et on les conserve dans l'alcool à 80 0/0 environ. On peut aussi déposer le poumon tout entier dans l'alcool, et ne le couper que plus tard. On inclut dans la paraffine de petits fragments de poumon, et on les coupe ; on évitera le collage à l'albumine à cause de la propriété qu'a cette substance de s'obscurcir avec le temps. On expose les coupes à la lumière, et elles ne tardent pas à montrer, sous l'aspect de lignes noires dues à la réduction du sel d'argent, les épithéliums des alvéoles, aussi bien que les conduits alvéolaires. On pourra colorer les noyaux (hématoxyline ou safranine).

587. Les **fibres élastiques** des alvéoles pulmonaires s'étudient sur des préparations fraîches, et traitées par la lessive de potasse (V. § 364) ; mais, on obtient aussi de bons résultats de la macération d'alvéoles pulmonaires dans l'alcool au tiers, que l'on peut colorer après coup, sur le porte-objet, par le picrocarmin.

588. Les vaisseaux du poumon se laissent injecter avec une facilité relative par un mélange composé de gélatine et de carmin, ou de bleu de Prusse ; mais chez les amphibiens, par exemple, on peut observer, sur le vif, les vaisseaux sanguins remplis de leur liquide (V. circulation du sang, § 354 et suiv.).

589. On fixe de tout petits fragments de la **glande thyroïde** dans la solution de Flemming (V. § 99) ; on les y laisse de 1 à 3 heures : puis, on les lave pendant 24 heures dans de l'eau distillée souvent renouvelée, et on les traite par l'alcool graduellement concentré (70 0/0, 90 0 0. 96 0 0).

On coupe et on colore, soit en masse avec l'hématoxyline de Heidenhain (V. § 255), soit, et cela avec grand succès, avec la liqueur d'Ehrlich-Biondi (V. § 287) (Langendorff 89).

Grâce à cette méthode, l'auteur a réussi à établir l'existence, dans les alvéoles, de deux espèces de cellules : les cellules capitales (Hauptzellen), et les cellules colloïdes (Kolloidzellen) (V. § 590) : les premières, claires à noyaux verts. les secondes, rouges à noyaux également verts.

590. La *substance colloïde* a un aspect homogène ; elle ne se trouble pas sous l'action de l'alcool et de l'acide chromique ; contrairement au mucus, elle ne se coagule pas par l'acide acétique ; enfin, elle se laisse colorer par beaucoup de colorants. par exemple par l'hématoxyline.

La substance colloïde se gonfle dans l'acide acétique, et revient à son volume primitif par un lavage dans la solution physiologique de sel. Elle se gonfle aussi dans l'acide chlorhydrique à 1/5 0/0, mais à un degré moindre.

La lessive à 33 0/0 de potasse caustique, ou bien une lessive concentrée de soude, amène dans la colloïde un gonflement moins sensible ; mais une simple addition d'eau la fait se décomposer, avant même que le tissu conjonctif ne soit dissous ; elle se dissout lentement dans la lessive à 10 0/0 de potasse caustique, et se ratatine légèrement sous l'action de l'acide nitrique.

591. La technique du **Thymus** se relie étroitement à celle des ganglions lymphatiques. Comme matériaux d'étude, on choisira particulièrement des thymus de fœtus.

XIVᵉ CHAPITRE

Reins et voies urinaires. Capsules surrénales.

592. Des reins durcis par un procédé quelconque, et coupés au microtome, ou simplement à la main, suivant une direction convenable, donnent des images très suggestives au point de vue de la distribution de la **substance médullaire** et de la **substance corticale**.

593. Si on n'a pour objectif que le **système vasculaire** des reins, l'injection et la fixation du rein devront précéder tout examen. Chez les animaux de petite taille, l'injection se pratique par l'aorte descendante ; chez les sujets plus gros, par l'artère rénale ; la masse d'injection est un mélange de gélatine et de carmin ou de bleu de Prusse (V. § 521 et suiv.). Une fois injectés, les reins sont fixés dans l'alcool et ensuite coupés. Les coupes non colorées et éclaircies dans le baume de Canada, ne montrent que le trajet des vaisseaux. La coloration permettra de voir, en outre, les canalicules urinifères dans un état de conservation qui, d'ailleurs, laisse à désirer.

594. Pour isoler les **canalicules urinifères**, on emploie l'acide chlorhydrique pur dont le poids spécifique est de 1,12, qu'on laisse agir pendant 15 à 20 heures, et dans certaines circonstances, durant 4 à 6 heures seulement, sur de petits fragments de rein mesurant environ 0,50 cm. de côté. Nous avons ici en vue un rein qui n'est pas de première fraîcheur, que l'on a, par exemple, enlevé 24 heures après la mort de l'animal.

Au bout du délai indiqué, les fragments sont lavés à l'eau distillée, dissociés sur le porte-objet, et examinés dans la glycérine diluée (Schweigger-Seidel [65]). Il importe de verser, avec beaucoup de précaution, la glycérine sur les morceaux ainsi isolés, pour les empêcher de s'emmêler, ou de se rompre sous un courant trop rapide.

595. C'est toujours avec succès que nous avons, pour obtenir isolément les canalicules urinifères, plongé durant 2 à 4 heures de petits morceaux frais de rein dans une solution forte d'acide azotique fumant (pouvant atteindre 10 0/0); nous les lavions ensuite à l'eau distillée.

De légères secousses imprimées à un verre de montre suffisent, dans certaines circonstances, pour isoler des fragments très longs.

L'application de cette méthode paraitrait devoir se faire très bien au rein de la tortue, comme aussi, d'ailleurs, à celui de la souris ; en effet, il y a plusieurs années, nous avons vu, dans bien des cas, et, sans difficulté aucune, dans leurs rapports normaux, les glomérules, les canalicules contournés, les tubes de Henle, les canaux de communication, et le tube collecteur jusqu'à son point de réunion avec son homologue le plus voisin. Une fois les préparations bien lavées, il convient de colorer, après coup, par la fuchsine acide, dont on verse quelques gouttes dans l'eau qui sert à laver les fragments en macération. On examine et on inclut les préparations dissociées dans la glycérine diluée dans de l'eau, et on substitue la glycérine à cette eau, avec précaution.

596. Une méthode plus rapide, mais moins bonne que les deux précédentes, consiste dans l'emploi de la potasse caustique concentrée. On plonge de petits fragments d'un rein bien frais, pendant 1 h.-1 h. 1/2 dans la potasse caustique concentrée ; après ce traitement, on les dissocie et on les examine dans ce liquide. On doit bien se garder d'y ajouter de l'eau.

Comme dans le foie, les capillaires biliaires, ainsi dans le rein, les canalicules urinifères peuvent être mis en lumière sur des coupes, au moyen du carmin d'indigo (Chrzonszczewsky, v. § 570).

597. Les imprégnations par le nitrate d'argent (méthode de *Golgi* ou de *Cox*, V. § 488) permettent de se rendre compte des rapports qui existent entre les cellules de l'épithélium des canalicules urinifères. Bœhm et v. Davidoff (95).

598. Pour mettre en évidence la striation fibrillaire des « cellules striées ou à bâtonnets » (membranes propres et plateaux colorés en rouge intense), *Sauer* (95) recommande le mélange suivant :

Alcool absolu. 60
Chloroforme. 30
Acide acétique. 10

ou bien le liquide de Perenyi, 3-5 heures ; puis, alcool absolu ; passage progressif dans la paraffine (par le mélange intermédiaire de xylol et de paraffine). Colorer pendant 1 à 2 heures dans une solution à 1,5 0/0 d'alun de fer ; laver à l'eau ; Hématoxyline (100 p. d'hématoxyline à 0,5 0/0 + 5 cc. d'une solution à 1 0/0 de permanganate de potasse) pendant 3 heures ; solution d'alun de fer ; eau ; alcool à 90°, Rubine S (2 à 3 gouttes pour 15 cc. d'alcool à 90°) pendant quelques minutes.

599. Si l'on veut étudier de plus près les **épithéliums** des canalicules urinifères, on fixe de très petits fragments de rein dans le sublimé ou dans la liqueur de Flemming.

On dirige les coupes, soit parallèlement à l'axe longitudinal de ces canalicules, soit aussi, en certaines de leurs régions, perpendiculairement à cet axe.

Le rein de la souris se prête fort bien, d'après Benda, à l'examen de l'épithélium des capsules de Bowman, et permet de se rendre compte de leur passage dans le canalicule contourné.

600. Pour isoler les épithéliums, il convient de faire macérer de petits fragments dans l'alcool de Ranvier (V. § 303), ou suivant Heidenhain, dans une solution à 5 0/0 de chromate neutre d'ammoniaque ; ces liquides mettent en parfaite lumière les structures en bâtonnets des cellules de certaines régions des canalicules urinifères.

601. On consacrera quelque temps à l'examen de **l'uretère** et de la **vessie**, notamment pour l'étude de l'épithélium ; on examine, en effet, ces organes, d'abord à l'état de contraction, puis, à l'état de dilatation. On provoque ce dernier en injectant fortement, dans l'urèthre ou la vessie, le liquide dans lequel on se propose, après ligature, de les fixer. Dans ce cas, l'épithélium apparaît extraordinairement bas : il est sensiblement étiré, mais continu. (On peut observer ce même allongement des épithéliums dans tous les tubes épithéliaux.) London (81) et Kann (89).

602. Capsules surrénales. L'acide chromique, les chromates et leurs mélanges employés à la manière ordinaire, colorent la substance médullaire des capsules surrénales en un brun caractéristique. Le même effet se produit aussi chez les animaux chez lesquels la substance médullaire et la substance corticale sont séparées l'une de l'autre (Eberth 71/72 ; v. aussi Rabl II. 91).

XVe CHAPITRE

Organes reproducteurs et Notions de technique embryologique.

603. Les matériaux pour l'étude des *ovaires* varient suivant que l'on veut examiner des follicules et des œufs mûrs ou en voie de développement.

On aura égard, pour se guider, à l'époque du rut, de la ponte, etc.

604. En dehors de l'époque du rut, on a peu de chance de trouver des œufs mûrs ou en phase de maturation. Si l'on veut étudier le développement des follicules et des œufs, on choisira des sujets embryonnaires dont l'âge sera, dans chaque cas déterminé, établi par des registres, etc.

605. Pour faire des préparations d'œufs à l'état frais, on a recours aux œufs non encore mûrs des vertébrés inférieurs : poissons, grenouilles, reptiles et oiseaux. Il suffit de chercher les parties de l'ovaire non mûres, d'une teinte parfaitement claire, situées généralement sur la partie dorsale de l'ovaire, de les étendre sur le porte-objet dans un liquide indifférent, et de les examiner sous un faible grossissement.

Un grossissement plus fort exigera qu'on isole les œufs avec précaution, qu'on les recouvre d'un couvre-objet muni d'un cadre de protection, ou porté sur de petits pieds de cire ; après quoi on n'a plus qu'à observer.

606. Mais on réussit aussi à isoler sans difficulté les œufs beaucoup plus petits des *Mammifères* ; pour cela, on pratique, avec un rasoir tranchant, une coupe dans un ovaire frais ; on en humecte la surface avec un peu de liquide indifférent, et on la râpe avec un scalpel ou avec la lame même du rasoir. La légère pression qu'on exerce de cette manière sur les follicules non mûrs, provoque la sortie des œufs et leur chute dans le liquide ; si, alors, on transporte ces derniers sur le porte-objet, et qu'on les observe sous un faible grossissement, on trouve de nombreux exemplaires de ce que l'on désire.

On jettera les yeux sur quelques-uns de ces œufs, et on placera les autres, avec le liquide, sur un second porte-objet, pour les étudier plus tard, ou bien, on mettra à part œufs et liquide. On recouvrira, avec précaution, la préparation d'un couvre-objet qu'on pourra munir d'un cadre de protection ; l'observation avec un fort grossissement est alors rendue possible.

607. On peut fixer sur le porte-objet les œufs que l'on a ainsi isolés, en employant, par exemple, l'acide osmique en vapeurs ou à l'état liquide, et, dans ce dernier cas, on en verse quelques gouttes sous le couvre-objet, mais on est tenu à des précautions extraordinaires pour le transport de ces œufs ainsi fixés dans la glycérine ou l'alcool ; on devra commencer par les solutions les moins concentrées de ces liquides, pour les élever très graduellement jusqu'au degré voulu.

608. Les *œufs mûrs* qui, chez les poissons, les amphibiens et les reptiles, sont relativement volumineux et opaques, peuvent être examinés directement par réfraction ; maints détails sont aussi nettement perceptibles, à la lumière incidente, et par conséquent, observables, soit à la loupe, soit au moyen des plus faibles objectifs du microscope composé.

609. Les œufs mûrs des mammifères se prêtent

bien mieux à cet ordre de recherches ; on les trouve dans les ovaires des animaux adultes, immédiatement avant, ou pendant l'époque du rut.

On pique, avec une aiguille pointue, les plus grands follicules mûrs, qui paraissent très tendus au toucher ; il en sort, sous forme de jet, un liquide dans lequel l'œuf, avec la zone radiée, se trouve, d'ordinaire, renfermé ; on le recueille dans un verre de montre. On examine le contenu à la loupe, avec précaution, et on ne tarde pas, le plus souvent, à y découvrir l'œuf avec la zone radiée ; on le porte, avec grand soin, au moyen d'une spatule mince, sur le porte-objet, et on le recouvre d'un couvre-objet muni, dans ce cas, de toute nécessité, d'un cadre de protection. On observe alors.

610. L'absence de cadre de protection aurait pour conséquence une pression exercée par le couvre-objet sur les œufs, dont le volume est toujours assez considérable, et déterminerait, ainsi, dans le champ optique de la zone pellucide, la production d'une fente linéaire ; celle-ci s'accroîtrait insensiblement sous l'action de la pression croissante en raison même de la direction suivant laquelle elle s'exercerait.

611. Dans ces conditions, les œufs peuvent, aussi bien que ceux qui ne sont pas mûrs, être fixés sur le couvre-objet ; mais le cas exige plus de patience et de pratique pour aboutir à des préparations de quelque profit.

612. Les images d'ensemble d'ovaire s'obtiennent par l'une quelconque des méthodes indiquées dans la partie générale de ce traité ; mais la préférence est due à la liqueur de Flemming qui, entre autres avantages, présente celui de conserver tout particulièrement la zone pellucide, ainsi que les structures complexes du protoplasma.

La safranine, comme colorant, donne ici de très bons résultats.

Le sublimé et l'acide chromique donnent également des images très instructives : on colore, de préférence, avec le carmin ou l'hématoxyline ; cette dernière fournit, par sa combinaison avec l'éosine, des images démonstratives.

613. Il y a grande commodité à choisir comme objets d'étude, des ovaires de petits animaux tels que souris, chauves-souris, rats, etc. ; ils se laissent fixer beaucoup plus facilement et sont bien plus aisés à se procurer.

Les gros ovaires, comme ceux de la vache ou de la femme, ne se laissent pas fixer uniformément dans le liquide précédent. Si l'on tient, pourtant, à les étudier eux aussi, on devra les fixer en petits fragments comme nous venons de le voir, ou bien, recourir aux sels chromiques (V. § 87 et suiv.).

614. L'épithélium ovarique, très visible sur la coupe, peut aussi être mis de face en évidence par la méthode de l'argent (V. § 314). L'ovaire est traité après coup par l'alcool, et une coupe mince et tangentielle montre les lignes argentées de l'épithélium ovarique.

De tous petits ovaires de jeunes souris, chauves-souris, etc., peuvent, après avoir subi l'action de l'argent, s'inclure en masse, et les lignes argentées sont alors suffisamment mises en lumière pour être observées.

615. Les oviductes (trompes) sont soumis au même traitement que l'intestin. Toutefois, comme l'oviducte est très fortement et plusieurs fois replié sur lui-même, il est nécessaire, au cas où il est question de coupes exactement transversales, de commencer par l'étendre avant de le fixer. Pour cela, on écarte, avec des ciseaux courbes, l'enveloppe péritonéale, le plus près possible du point d'attache de cet organe ; cette opération sur de petits oviductes, tels que ceux de la chauve-souris, réclame une certaine habitude.

616. On fera bien aussi d'injecter l'oviducte avec le liquide fixateur, et de le plonger ensuite dans ce même liquide ; on voit alors de très nombreux plis s'effacer.

617. On traite aussi l'**utérus** par la méthode indiquée au chapitre de l'intestin. On peut, également, commencer par injecter avec le liquide fixateur les utérus d'animaux jeunes et de petite taille, tels que souris et aussi chats, chiens, moutons ; on les plonge ensuite dans ce même liquide ; par ce moyen, on peut, si l'on veut, traiter simultanément les trompes.

Le traitement ultérieur se fait à la manière ordinaire : celui du vagin est le même que celui de l'œsophage ou de la peau.

618. L'épithélium vibratile de l'oviducte et de l'utérus peut être, après excision de l'organe, enlevé par raclage ; on peut, aussi, en détacher de petits lambeaux, que l'on examine à l'état frais (V. § 286).

619. On a souvent l'occasion de se procurer des **embryons** ou des **œufs fécondés pondus** ; cela nous engage à faire connaître ici, à leur sujet, quelques faits et quelques pratiques :

620. Pendant le printemps et l'été, on a l'occasion de récolter dans les eaux stagnantes et dans les ruisseaux à débit lent, des frais en grande quantité, et de nombreux cocons de divers **invertébrés**, et surtout de gastéropodes. Quand les œufs ne sont pas trop développés, ils fournissent des matériaux d'étude généralement intéressants. On peut, par exemple, se rendre compte, sur l'œuf vivant des planorbes, de l'expulsion des globules polaires, et, plus tard, du phénomène de la segmentation.

621. L'Ascaris megalocephala, parasite que l'on trouve, principalement en hiver, dans l'intestin du cheval, offre à bon marché un élément très précieux d'étude pour les phénomènes de fécondation, et pour ceux de la division des œufs en voie de segmentation. Les différentes régions de son oviducte présentent, en grand nombre, les stades les plus variés : pénétration du spermatozoïde, formation du noyau mâle, genèse des globules polaires, etc., jusqu'à celui de la segmentation. Il existe deux variétés de l'ascaris du cheval : les cellules somatiques possédant dans l'une 4 chromosomes (var. bivalens), et dans l'autre seulement 2 (var. univalens).

Voici comment on procède : On incise les téguments du ver, on enlève son oviducte (sans le tirailler !), et, on le plonge, pendant 24 heures, dans une solution d'acide picro-acétique (V. § 643) ; on le lave ensuite, pendant le même temps, dans un courant d'eau, et, pendant deux jours, dans l'alcool à 70 0/0. On le colore, durant 24 heures, par le carmin boraté alcoolique, puis, on le traite, pendant un temps égal, par l'alcool acidulé (1 p. d'acide chlorhydrique pour 100 cc. d'alcool à 70 0/0). On fait, enfin, un dernier lavage dans l'alcool à 70 0/0.

Après ces différentes opérations, on plonge les œufs dans un mélange composé de : 1 partie de glycérine pour 3 parties d'alcool absolu ; cet alcool s'évaporant, les œufs se trouvent graduellement en glycérine pure (*Boveri*, 87).

622. On a l'occasion de se procurer des **œufs de poissons** tout le courant de l'année. Chez la plupart, le germe peut s'observer et s'examiner à l'état frais par la surface.

Voici à quelle époque de l'année correspond la *saison du frai* de quelques poissons : l'*ombre* : mars, avril ; le *barbeau* : mai, juin ; la *perche* : mars, avril, mai ; la *loche franche* : mars, avril ; la *vandoise* : mai, juin ; la *truite* : octobre, novembre ; le *carassin* : juin ; le *goujon* : mai, juin ; le *brochet* : avril, mai : la *carpe* : mai, juin ; la *petite perche de rivière* : avril, mai ; le *saumon* : septembre, octobre, novembre ; le *gardon* : avril, mai ; la *tanche* : mai, juin ; le *silure* : juin.

623. La méthode la plus simple, pour obtenir des images d'ensemble des germes et des embryons, consiste à fixer pendant 12-24 heures les œufs frais dans l'acide chromique au tiers, et à les porter ensuite dans un courant d'eau. Au bout de quelques heures, la coque de l'œuf se détache, ce qu'on peut toujours provoquer en exerçant une pression faible sur l'œuf. Lorsque cette enveloppe s'est complètement détachée, on peut, en tenant l'œuf avec la main gauche, enlever, au moyen d'un rasoir bien tranchant, la région de cet œuf qui contient le disque germinatif. Les segments ainsi enlevés sont de nouveau lavés dans l'eau, jusqu'à ce que la teinte jaune ait complètement abandonné embryons et germes. (Le vitellus reste toujours un peu coloré.)

624. L'acide picro-nitrique de Paul Mayer (V. § 113) donne de meilleurs résultats ; il peut aussi servir pour les stades les plus jeunes. Les œufs qui se segmentent ou qui renferment de jeunes germes sont fixés, environ une heure et demie ou deux heures, dans ce liquide, puis maintenus, pendant le même temps, dans l'alcool à 70 0/0 ; avec un rasoir, on coupe, ras du germe, les segments qui contiennent les germes ou les embryons ; la coque de l'œuf se laisse généralement enlever sans difficulté ; il suffit de secouer l'œuf dans de l'alcool à 70 0/0, en s'aidant même, s'il le faut, d'aiguilles.

Les segments ainsi obtenus sont alors transportés, avec précaution, dans de l'alcool à 70 0/0 bien pur, que l'on renouvelle, jusqu'à ce que la couleur jaune, celle notamment des embryons et des germes, ait complètement disparu.

625. L'emploi du mélange de *sublimé-acide acétique* présente de plus grands avantages encore (nous visons ici les œufs de truite). On fait agir, pendant 30 à 45 minutes, 80 cc. d'une solution aqueuse concentrée de sublimé et 20 cc. d'acide acétique. Les œufs ainsi fixés sont plongés dans l'alcool à 70 0/0, et, au bout d'une heure, on coupe, comme dans le cas précédent, les germes avec le rasoir. Le traitement ultérieur s'effectue comme pour les préparations faites au sublimé (V. § 106); il faut toutefois, comme liquide conservateur, ne jamais faire usage d'alcool au-dessus de 85 0/0.

626. Henneguy (88) recommande le procédé suivant: 1) On place les œufs pendant quelques minutes dans l'acide osmique à 1 0/0 ; on ouvre alors l'œuf avec de petits ciseaux dans le liquide de Müller ; le vitellus qui se coagule dans l'eau se dissout dans ce liquide et le germe fixé par l'acide osmique peut être facilement extrait. Les œufs demeurent quelques jours dans le liquide de Müller ; on les lave ensuite et on les traite par la série des alcools. Si les embryons sont épais, l'acide osmique ne les pénétrera naturellement pas complètement.

2) Voici une méthode préférable: 10 à 20 minutes dans le liquide de Kleinenberg + 10 0/0 d'acide acétique; l'œuf est ouvert dans une solution à 10 0/0 d'acide acétique, dans laquelle se dissout le vitellus ; le germe ou l'embryon est alors retiré de ce bain et placé dans du liquide de Kleinenberg pur. Au bout de quelques heures, on le traite par les alcools à 70°, 80° etc.

627. On doit prendre pour règle générale d'activer le plus possible le traitement de tous matériaux empruntés aux poissons ; quand, en effet, les œufs séjournent trop longtemps dans l'alcool, si faible qu'on ait choisi ce dernier, le vitellus devient si dur et si cassant, qu'il n'est guère plus susceptible d'être coupé, du moins après l'opération habituelle de l'inclusion dans la paraffine. L'inclusion dans la celloïdine ou le collodion ne permet pas, à elle seule, d'atteindre la finesse de coupe voulue pour les études d'embryologie : on l'obtient quelquefois, en combinant, comme Apathy l'a proposé, la méthode de la celloïdine et celle de la paraffine.

Mais si les œufs restent, durant deux ans, dans l'alcool, une main très experte pourra détacher, à l'aide d'aiguilles à cataracte et de pointes de scalpel, les germes et les embryons, et les couper ensuite ; mais il sera trop tard pour le vitellus.

628. Il est très facile d'opérer, chez les poissons, ce que l'on appelle la *fécondation artificielle* des œufs ; pour cela, on choisit l'époque où les produits sexuels sont mûrs, ce qu'on reconnaît à ce qu'il suffit d'une pression légère de la main sur la face ventrale, pour faire écouler dehors ces produits : œufs et sperme (laitance) ; on opère de la façon suivante : On recueille dans un plat bien propre les œufs d'un poisson œuvé que l'on fait sortir en comprimant le corps, de la tête à l'ouverture anale, légèrement et à plusieurs reprises ; on s'arrête à la première goutte de sang aperçue à l'anus.

On obtient ensuite, de la même façon, la laitance, et on la répand, aussi uniformément que possible, sur les œufs : on n'a plus qu'à agiter le tout, avec la barbe d'une plume d'oie, par exemple ; on attend cinq minutes, et on ajoute de l'eau pure, c'est-à-dire de l'eau dans laquelle fraient les animaux en liberté, et, autant que possible, à la même température, ou, ce qui est préférable, à une température plus basse de deux degrés ; l'eau devra recouvrir amplement les œufs. On attend de nouveau quelques minutes, dix environ, puis on verse l'eau troublée par la laitance d'aspect blanchâtre, et on la remplace par de l'eau fraîche, jusqu'à ce que le trouble ne soit plus visible, même à l'œil nu. L'ensemencement est alors terminé, et l'on peut porter les œufs dans un courant d'eau fraîche, pour qu'ils continuent à s'y développer.

Ce développement ultérieur se fera dans des appareils tout spéciaux, dont on fait usage, en particulier, dans les établissements de pisciculture, mais que l'on peut, si on dispose d'eau courante, remplacer, avec succès, par de plus simples, et cela, aisément, et à très bon compte. Les œufs de truite, fécondés artificiellement, peuvent être fixés, suivant les indications du § 625, soit immédiatement après l'ensemencement, soit toutes les dix minutes, jusqu'au moment où on voit survenir la première segmentation : il ne faut pas chercher à enlever l'enveloppe de l'œuf. Ces œufs ainsi fixés, coupés dans la paraffine, et colorés par l'hématoxyline de Delafield, par exemple, offrent la matière la plus favorable pour l'étude, chez les vertébrés, et plus particulièrement chez la truite, des phénomènes de la fécondation : entrée du spermatozoïde, formation des globules polaires, du noyau œuf, du noyau de segmentation, etc. Voici le procédé suivi par H. Blanc : Des œufs de truite, fécondés par la méthode russe (ou par voie sèche), sont fixés dans l'acide picro-sulfurique et l'acide acétique (600 vol. d'eau ; 2 vol. d'acide sulfurique ; 100 vol. d'acide picrique concentré et 8 vol. d'acide acétique). Ces œufs restent pendant quelques heures dans ce liquide : un séjour plus long ne nuirait d'ailleurs nullement.

On les ouvre, alors, dans l'acide acétique à 10 0/0 ; cet acide dissout le vitellus, et permet l'extraction du germe à l'aide d'une lancette et d'un pinceau.

Les disques germinatifs sont traités par l'alcool à 80-90 0/0, puis par l'alcool absolu : on les colore avec le carmin boraté, et on les monte en masse dans le baume de Canada ou la glycérine.

Dans les stades peu avancés, on peut détacher, en le coupant, le pôle animal de l'œuf, de manière à obtenir le disque germinatif et la membrane enveloppante.

629. Amphibiens. De la fin de mars au milieu d'avril, on trouve dans les étangs, les flaques d'eau et les ruisseaux, des frais de grenouille et de crapaud ; les premiers ont la forme de pelote ; les seconds présentent l'aspect de cordons.

Ces œufs peuvent, sans autre préparation, être examinés à l'état frais ; on peut aussi, à la lumière incidente, par exemple, étudier chez eux le phénomène de la segmentation.

Voici une liste des *saisons d'accouplement* de quelques amphibiens : le *triton* alpestris de mars à mai ; le *triton* cristatus d'avril à juin ; le *triton* tœniatus en mai ; *Rana* esculenta, mai et commencement de juin ; *Rana* temporaria, mars ; *Pelobates* fuscus, commencement d'avril ; *Bombinator* igneus, mai et juin ; *Alytes* obstetricans, deux fois par an (au printemps et en automne) ; *Bufo* vulgaris et variabilis, en avril (V. aussi A. Franke, 81).

630. Pour s'approvisionner d'objets d'étude à la fois observables particulièrement à la loupe, et susceptibles de se couper plus tard au microtome, on place un petit nombre d'œufs, y compris leur enveloppe glaireuse, dans une grande quantité d'acide chromique au tiers.

Au bout de 24 heures, on les soumet au lavage dans un courant d'eau, durant aussi 24 heures : les enveloppes glaireuses perdent alors toute leur cohésion, et l'on peut ainsi, avec une pince, les saisir et les détacher.

631. On peut, aussi, se procurer souvent, de cette manière, une masse d'œufs qui n'ont plus d'autre enveloppe que la membrane vitelline. Cette membrane n'adhère pas directement à l'œuf, mais en est séparée par un espace rempli d'eau ; elle est très tendue : aussi vient-on à la piquer, surtout avec une aiguille rougie au feu, on la voit aussitôt se fendre, et faire de petits plis ; ces plis peuvent se saisir, se déchirer, et s'enlever à l'aide de pinces fines.

Les œufs, ainsi mis à nu, seront, avec beaucoup de précaution, soumis aux traitements ultérieurs ; et l'on peut les porter, successivement, dans les alcools à 50, 60, 70 et 80 0/0. Ils fournissent des images très nettes à la lumière incidente ; mais ils se prêtent beaucoup moins aux préparations en coupes.

632. Voici une seconde méthode : On soumet les œufs, pendant environ 5 minutes, à l'action de l'eau chauffée à 90° C. On les refroidit alors rapidement en versant de l'eau froide dans l'eau chaude ; puis, on en saisit l'enveloppe glaireuse avec une pince, et on la coupe au ras de l'œuf avec de bons ciseaux.

Avec une certaine habitude, on réussit souvent, dès la première ou la seconde incision, à ouvrir la cavité où est l'œuf ; celui-ci tombe alors, de lui-même, au dehors. L'œuf, ainsi préparé, est alors successivement traité par une série d'alcools, graduellement de plus en plus concentrés — Hertwig O. (83).

633. *Witmann* (88) procède à l'enlèvement de l'enveloppe au moyen d'une solution à 10 0 0 d'hypochlorite de soude additionnée de 5 à 6 parties d'eau, dans laquelle on fait séjourner les œufs. tués par la chaleur ou autrement, jusqu'à ce qu'ils se mettent d'eux-mêmes à nu.

634. Les œufs fixés, par exemple avec les acides chromique, osmique, acétique, peuvent aussi, après avoir été bien lavés dans l'eau, être plongés dans une solution d'eau de Javel délayée dans 3 à 4 fois son volume d'eau ;

on les y laisse de 15 à 30 minutes, en ayant soin de secouer quelquefois le vase ; les œufs, délivrés de leur couche de gélatine, tombent au fond ; on les lave avec précaution, dans l'eau, et on les porte dans des alcools graduellement de plus en plus concentrés (Blochmann).

On peut, avec succès, fixer et traiter aussi de la même manière, les œufs des tritons que l'on rencontre isolés sur les brins d'herbe, etc. La fixation des œufs d'amphibiens mis à nu se fait très bien avec le mélange de sublimé et d'acide chromique (V. § 110).

635. *Fick* R. (93) indique la manière suivante d'opérer : on fixe pendant 24 heures les œufs avec leur enveloppe dans un mélange chromo-acétique (25 cc. d'acide chromique à 1 0/0 + 70 cc. d'eau + 0,1 d'acide acétique ; on les débarrasse de leur enveloppe glaireuse pour les faire séjourner 24 heures dans l'eau courante, et les déshydrater au moyen des alcools à 60° et à 80° dans chacun desquels ils restent aussi 24 heures. On les colore pendant le même temps dans une solution alcoolique de carmin boraté ; on les lave dans l'alcool à 70° acidulé par l'acide chlorhydrique ; puis, on les traite successivement par l'alcool à 90°, l'essence de bergamote (de 2 à 4 heures, mais pas plus longtemps), la paraffine (ayant son point de fusion à 50°) pendant 1/2 heure à 1 heure, mais pas davantage, car les œufs deviendraient alors durs et cassants. Opérer les coupes à 10, 15 μ d'épaisseur.

Voir O. Schultze, 87.

636. *Barfurth* (93) recommande le séjour des œufs pendant quelques minutes, dans une eau portée à 80° C. ou dans un mélange chromo-acétique (Flemming) d'égale température. Avec la dernière méthode, on lave pendant 24 heures les œufs fixés dans l'eau, et on les secoue de manière à les débarrasser de leur couche de gélatine. On peut aussi les traiter par l'eau de Javel que l'on étend de trois fois son volume d'eau ; l'opération marche plus vite dans l'étuve qu'à la température du laboratoire. En agitant *avec beaucoup de précaution* le verre, on voit l'enveloppe glaireuse se séparer complètement. Le traitement ultérieur est le même que celui que font subir aux œufs Fick et Schultze (V. § 635).

Le liquide suivant : alcool, 125 ; glycérine, 25 ; eau, 350, permet de conserver les œufs dans leur enveloppe après les avoir tués dans l'eau à 80° C. Ainsi conservés, les œufs se prêtent merveilleusement aux dessins et aux démonstrations pour les travaux pratiques.

637. Méthode de *Wilhelm Roux*. Ce savant est arrivé à produire des demi-embryons de grenouilles, et cela, en piquant, après la première segmentation, l'un des deux blastomères avec une aiguille fortement chauffée. Le blastomère piqué était tué ; l'autre demeurait sain et sauf. Voir pour de plus amples détails Roux (94).

638. **Reptiles**. Dans les mois de mai, de juin et même plus tard, on trouve des femelles de lézard et de serpents qui sont pleines. Leurs œufs sont pondus à un stade encore peu avancé ; ceux du lézard des murailles, notamment, présentent, fort souvent, des stades très jeunes.

	ACCOUPLEMENT	SAISON DE L'ACCOUCHEMENT ET DE LA PONTE
Lacerta agilis....	Mai à Juin	
— muralis..	Avril	Juillet
— vivipara..	Fin Avril	Milieu de Juillet
Anguis fragilis...	Mai	Août (et Octobre)
Pelias berus.....	Commencement d'Avril à Mai	Fin Août au commencement de Septembre
Coronella austriaca.........	Milieu d'Avril	Fin Août au commencement de Septembre
Tropidonotus natrix..........	Milieu de Mai	Milieu de Juillet à fin Août

(Voir à ce sujet Franke A. [81]).— Il faut naturellement tenir compte de la région d'où on a reçu ces animaux.

639. On obtient les meilleurs résultats en enlevant à l'état frais la coque de l'œuf dans la solution physiologique de sel ; cette opération s'effectue sans trop de difficulté, en saisissant l'œuf avec une pince pointue, de façon à produire un pli profond. On le détache au moyen d'une incision aussi longue que possible. Si l'ouverture pratiquée est par trop petite, une partie de l'œuf fait saillie ; la membrane vitelline se crève alors d'ordinaire, et le vitellus s'écoule au dehors ; l'œuf est, par suite, perdu.

640. Une fois que l'on a ainsi dégagé l'œuf de sa membrane, on le transporte avec une cuiller en corne appropriée, dans le liquide fixateur ; comme liquides d'un emploi avantageux, se présentent : une solution d'acide chromique à 1 3 0/0, où l'œuf devra séjourner 24 heures ; l'acide picro-sulfurique, dont l'action exige 5 heures, ou bien le mélange de sublimé et d'acide acétique qui agira en 1 heure ou 1 heure 1/2 (V. §§ 112 et 625), ou bien enfin, le mélange de sublimé et d'acide chromique, exigeant un séjour de 2 heures (V. § 110). Après ces délais, les œufs sont portés dans l'eau distillée, et, si on ne poursuit aucun but particulier, l'aire embryonnaire et l'aire vasculaire sont coupées et détachées, au moyen de ciseaux pointus et bien aiguisés, pour être ensuite portées, avec une cuiller en corne, dans l'alcool, après l'emploi du sublimé additionné d'iode.

641. Dans les stades ultérieurs du développement, alors que les feuillets blastodermiques sont déjà différenciés, le germe se détache de lui-même après qu'on a enlevé l'enveloppe de l'œuf, ce qui se fait d'ordinaire aisément chez les reptiles.

642. Dans les stades plus jeunes, on enlève le germe en même temps qu'une couche de vitellus qui se trouve placée au-dessous de lui ; on fait subir au tout les traitements ultérieurs. Après que l'acide chromique a agi, on lave les germes pendant longtemps, jusqu'à 24 heures, dans de l'eau souvent renouvelée ; à l'acide picrique et au sublimé, succède l'alcool qu'on emploie à la manière ordinaire.

643. Voici une méthode très commode (notamment pour les débutants), et qui, d'ailleurs, ne donne pas de mauvais résultats :

On porte les œufs, pourvus de leur coque, dans l'acide picro-sulfurique, où ils restent de 5 à 6 heures ; on peut, encore, les mettre, pendant 24 heures, dans l'acide picro-acétique ; on emploie une solution aqueuse concentrée d'acide picrique que l'on allonge de deux parties d'eau ; à cette solution, on ajoute une quantité d'acide acétique à 1 0/0, égale au volume total du mélange précédent.

Les œufs sont ensuite plongés dans l'eau distillée, et on enlève leur coque très facilement, au moyen d'une pince et de ciseaux. On enlève la coque et on extrait, à l'aide d'une incision, l'embryon ou le germe, que l'on traite après, comme il a été dit plus haut.

644. On trouve quelquefois réunis en tas, des œufs

pondus par des lézards, et notamment par des serpents. L'œuf du serpent possède toujours des stades plus avancés de développement : on y trouve, en effet, des embryons repliés en tire-bouchon, chez lesquels on perçoit les battements du cœur, etc. Les œufs sont généralement contractés quand ils ont subi une faible dessiccation ; mais il ne s'ensuit pas, pour cela, que leurs embryons soient morts ; replacés dans la mousse humide ou dans tout autre milieu analogue, les coques reprennent leur tension primitive, et, plongés dans la solution de sel, se laissent détacher aisément à l'aide d'une pince et de ciseaux.

Les embryons ont pris alors, sensiblement, plus de consistance et peuvent, par des incisions convenables, s'isoler et se traiter ensuite de la manière indiquée plus haut.

645. On trouve parfois, dans l'oviducte des reptiles, de *jeunes* œufs aux premiers stades de la fécondation ou de la segmentation, reconnaissables à ce que leurs enveloppes minces se laissent aisément enlever avec deux pinces ; on les fixe comme précédemment après les avoir dépouillés de leur coque, et on plonge ensuite le tout dans l'alcool à 70 0/0. Au bout de 24 heures, on place les œufs dans l'alcool à 80 0/0, où ils séjournent de 2 à 4 heures ; après quoi, on détache avec le rasoir le disque germinatif du vitellus, en saisissant avec précaution les œufs avec les doigts. Ces disques peuvent être ensuite soumis aux traitements ultérieurs, être inclus dans la paraffine, coupés, et enfin colorés en masse ou en coupes (V. § 663).

646. Voici une méthode qui, pendant l'été de 1893, nous a donné de très bons résultats ; nous avons expérimenté sur des orvets et des lézards : séjour des œufs durant 2 à 3 heures dans le mélange sublimé-acide acétique (5 0/0) ; puis, pendant 8, 12, 24 heures dans une solution aqueuse saturée à froid d'acide picrique ; on les dépouille ensuite de leur membrane dans l'eau et on transporte alors dans l'alcool à 70° soit l'œuf en totalité soit les embryons isolés. On leur fait enfin subir le traitement ordinaire. Avec un peu d'habitude, on réussit presque à coup sûr ; la coloration en masse s'effectue toujours avec succès dans le carmin boraté et l'hémalun ; la conservation est parfaite.

Ajoutons que l'on peut traiter de la même façon de très jeunes stades.

647. L'étude des œufs des **Oiseaux** ne saurait se faire ailleurs plus commodément que dans les œufs de poule. La segmentation s'y effectue parallèlement à la formation de l'albumine et des enveloppes de l'œuf (et des coques), dans la section inférieure de l'oviducte, et dans l'utérus, etc. L'œuf, au moment de la ponte, se trouve arrivé au stade du premier sillon vertical, stade dans lequel les feuillets blastodermiques commencent également à se former. Le développement ultérieur normal se fait en dehors du ventre de la mère, au moment de la ponte, à une température élevée (37-40°, température de l'incubation). Cette incubation peut indifféremment être confiée à la poule, ou s'effectuer dans une chambre chauffée. On peut, pour cette fin spéciale, employer, en guise de couveuse, une étuve quelconque (V. § 133) chauffée à la température voulue ; de cette manière, on obtient très facilement tous les stades possibles du développement.

648. Les disques germinatifs correspondant au troisième jour d'incubation sont les plus faciles à préparer. Tout d'abord, on casse la coque de l'œuf par le gros bout, où se trouve la chambre à air ; on incise la membrane coquillère avec une pince, et on fait écouler l'albumine, tandis que l'on enlève la coque au moyen de forts ciseaux. On doit faire attention aux chalazes, les couper d'abord d'un côté, et ensuite de l'autre, et les faire sortir avec l'albumine, en inclinant et faisant tourner l'œuf d'une manière convenable.

On a soin d'enlever la coque assez profondément pour arriver tout près de la membrane vitelline. Il ne reste à ce moment presque plus d'albumine ; alors, avec beaucoup de précaution, on verse le vitellus, soit dans un liquide indifférent, par exemple dans une solution de sel chauffée à la température de l'incubation, soit directement dans le liquide fixateur.

Dans le premier cas, on enlève, avec grande attention, à l'aide d'une pince, le reste de l'albumine dans la région du disque germinatif ; on examine, à ce moment, à l'œil nu, ce qui est susceptible d'être observé : la pulsation du cœur, etc., et l'on coupe le germe, avec de forts ciseaux, autour du sinus terminal.

Si la membrane vitelline ne s'est pas détachée d'elle-même, on la saisit délicatement avec la pince, et on l'écarte ; on étale le germe sur une spatule ou dans un verre de montre ; on fait le plus possible écouler la solution de sel, et on verse enfin, goutte à goutte, le liquide fixateur sur l'embryon même.

649. Comme liquides fixateurs, on peut, avec les embryons d'oiseaux, employer avec succès, l'acide chromique, l'acide nitrique, l'acide picrosulfurique, etc.

Toutefois, il est une autre méthode que l'on peut suivre : on plonge le vitellus avec le moins d'albumine possible dans le liquide fixateur; ce qui en reste s'y coagule peu à peu ; on l'enlève avec une pince ou un pinceau, de manière à laisser absolument à nu, dans la région de l'embryon, la membrane vitelline lisse et brillante.

Le temps que devra y séjourner l'œuf dépendra de la nature du fixateur ; son séjour sera, par exemple, de 24 heures dans l'acide chromique, de 2 à 3 heures dans l'acide nitrique de 3 à 5 0/0, et de 3 à 4 heures dans l'acide picrosulfurique.

Au bout de ce temps, on découpe les germes dans leur totalité, ou bien, dans le cas de stades plus avancés, tout autour du sinus terminal, et on enlève la membrane vitelline, soit en imprimant des secousses au germe dans un verre de montre, soit en la tirant légèrement avec la pince.

À leur sortie de l'acide chromique, les objets sont lavés dans l'eau ; quand la fixation s'est faite dans les acides nitrique et picrosulfurique, ils sont plongés dans l'alcool à 70 0/0 d'après les règles connues.

650. Les germes peuvent être d'abord colorés, puis coupés ; on peut, aussi, commencer par les couper pour les coller et les colorer ensuite.

651. On peut toutefois, quand ces germes ont été préalablement colorés, les inclure aussi en entier comme préparations d'ensemble ; on commence par déshydrater ces disques germinatifs colorés ; puis, on les porte dans le baume en les faisant passer par le xylol. Il ne faut jamais manquer d'employer des cadres de protection dont l'épaisseur réponde à celle du germe ; sans cette précaution, les disques germinatifs sont fortement pressés, jusqu'à être même aplatis, et les organes déplacés.

652. On obtient des images tout à fait instructives en ajoutant, pour un volume de 100 cc. à l'acide nitrique employé en concentration de 3 à 5 0/0, comme précédemment, 5 à 10 cc. d'une solution aqueuse à 1 0/0 de nitrate d'argent. On fait ainsi apparaître des bordures argentées très nettes.

Les procédés, cités plus haut, doivent subir quelques modifications, quand il s'agit d'embryons plus gros ou de stades tout à fait jeunes.

653. Pour ces derniers, on ne peut éviter l'emploi du sublimé. On débarrasse autant que possible les vitellus de l'albumine, et on les plonge ensuite, pendant environ deux heures, dans une solution concentrée de sublimé ; on coupe rapidement le disque germinatif et la partie du vitellus située au-dessous de lui, et on les enlève avec précaution dans une cuiller. Le traitement ultérieur est celui des préparations au sublimé.

On ne saurait trop, dans ce dernier cas, recommander la coloration en masse par le carmin boraté.

654. Il est facile de se procurer des œufs d'autres oiseaux, etc. Il en est certains qui sont, par contre, très difficiles à préparer, à cause de la nature particulièrement visqueuse et filante de leur albumine ; c'est, par exemple, le cas du vanneau, dont les œufs partagent cette propriété avec ceux des tortues.

655. Mammifères. Les embryons que l'on se procure le plus aisément pour une étude systématique sont ceux du lapin et du cobaye. Les œufs qui exigent pour être fixés le plus d'habitude et de précaution sont ceux qui sont encore en liberté dans l'utérus. On prend ce dernier organe chez une femelle pleine : on l'incise délicatement, plongé dans un liquide indifférent ou fixateur, et on l'étend, avec des épingles, sur le fond d'une soucoupe contenant de la cire ; quand on a affaire à des stades peu avancés, ou à des œufs de faible dimension, on examine avec le plus de soin possible à la loupe la surface de l'épithélium.

Une fois les œufs ainsi découverts, on soutire avec une pipette le liquide indifférent, et on le remplace par un fixateur ; ou bien encore, on retire avec une cuiller les petits œufs eux-mêmes, et on les plonge dans le liquide fixateur.

656. Comme solution fixatrice, on emploie l'acide picro-sulfurique pour les stades jeunes (lignes primitives ; quelques protovertèbres) ; on le fait agir de une à deux heures ; après quoi, les œufs, à l'instar d'autres objets, subissent les traitements ultérieurs. Mais comme la vésicule germinative se ratatine d'ordinaire, il convient, dès après l'apparition du trouble, d'enlever la zone embryonnaire avec des ciseaux pointus et bien aiguisés.

657. L'acide osmique faible, employé environ au tiers, ou le mélange d'acide osmique (V. § 99) satisfait au même besoin.

Les stades plus avancés, alors que l'embryon est nettement visible à l'œil nu, sont d'un traitement plus facile, étant supposé que l'on connaît les rapports anatomiques qui existent entre la position de l'embryon et ses enveloppes. On doit seulement s'habituer à les préparer toujours dans un liquide indifférent, ou dans un liquide fixateur.

658. De petits utérus de femelles pleines, telles que : souris, chauves-souris, etc., sont, avec leur contenu, fixés de préférence dans l'acide picro-sulfurique, et aussi, dans le sublimé, d'après les règles connues On procède à l'inclusion en masse des protubérances de l'utérus correspondant aux embryons, et on fait des coupes ; celles qui conviennent ici le mieux sont les coupes perpendiculaires à l'axe longitudinal de l'utérus.

La musculature de ce dernier organe étant très résistante, on pourra l'enlever avec un scalpel ou un rasoir bien tranchant, immédiatement avant de couper le bloc de paraffine.

659. L'oviducte (trompe) des souris, et surtout celui des chauves-souris, est doué d'une grande transparence ; quand on vient à observer un corps jaune bien frais, et qu'on ne trouve rien de suspect à l'utérus, on ne doit pas négliger d'aplanir les petits plis de l'oviducte d'après le procédé connu (V. § 615), et de les examiner avec soin dans un liquide indifférent sous un grossissement moyen (environ 70 fois).

Si on a la bonne chance de rencontrer un œuf très jeune, vers son stade de segmentation, on fait en sorte de le retirer de l'oviducte et, pour cela, on coupe ce dernier en petits fragments.

Déjà les muscles, en se contractant, suffisent à les rejeter au dehors sans lésion aucune, mais on peut aussi y aider en exerçant sur chacun des petits fragments de l'oviducte une pression, d'une extrémité à l'autre ; de cette manière, les œufs sont mis en liberté. On peut alors, mais l'opération n'est pas facile, les soumettre au traitement des œufs mûrs du follicule, et les inclure ensuite définitivement.

660. Très aisé est le traitement des œufs des cobayes, et, en particulier, des œufs de dix ou quinze jours et plus. On tend, au moyen d'aiguilles, le renflement de l'utérus dans lequel se trouve l'embryon ; on incise longitudinalement les muscles sur le côté opposé au mesometrium ; on sépare alors, avec précaution, par une section longitudinale, la caduque molle dans le liquide fixateur ; on réussit ainsi à en faire sortir intacts l'embryon et ses annexes ; après quoi, on peut fixer immédiatement.

Les renflements plus jeunes et plus petits de l'utérus peuvent être, en même temps que les œufs, traités comme ceux des souris par l'acide picrique.

Il n'est pas difficile de se procurer dans les abattoirs des stades plus avancés du mouton ; il faut toutefois les prendre tout de suite après la mort de l'animal, car, au bout de quelques heures déjà, ils s'altèrent très fortement ; il y a plus, les stades plus jeunes sont détruits et ne peuvent plus servir.

661. On mettra plus facilement la main sur de petits œufs libres qui, à l'état frais, sont très peu résistants et ont absolument la transparence de l'eau, en procédant ainsi : avant d'inciser l'utérus, on y injecte une solution à 3 0/0 de bichromate de potasse ; une fois que les œufs auront été fixés et seront devenus opaques, on coupera avec précaution l'utérus dans la même solution, et on fera subir aux œufs les traitements ultérieurs.

662. Ce que nous avons dit à propos des poissons, nous le répétons à propos des autres classes d'animaux. Quand on n'a pas le temps d'examiner, sur le champ, œufs, disques germinatifs et embryons, il est de la dernière importance de les colorer au plus tôt, et, après les avoir convenablement orientés, de les inclure dans la paraffine. Sinon, on risque de voir les objets devenir cassants au point de n'être plus utilisables, et, en outre, de n'être plus susceptibles de se colorer.

663. Pour ce qui est de la *coloration des matériaux embryologiques*, les meilleurs colorants pour les noyaux sont généralement l'hématoxyline et le carmin (carmin boraté et aluné), les couleurs d'aniline ne donnant pas ici de bons résultats. On se trouve aussi très bien de la double coloration par l'hématoxyline et l'éosine ou l'acide picrique, et par les carmins et ce dernier acide ; pour les stades de la fécondation, on essaie la double coloration par le carmin (en masse), et par l'hématoxyline (en coupes).

664. Les **spermatozoïdes** et leurs mouvements sont susceptibles d'être examinés à l'état frais. On retire une petite quantité de liqueur séminale soit des canalicules séminifères, soit, au moyen d'une incision, de l'épididyme : on l'additionne d'une goutte de la solution physiologique de sel et on l'examine directement, par exemple sur la platine chauffante.

Les spermatozoïdes de la Salamandra atra et de la Salamandra maculosa montrent nettement, à un grossissement moyen, toutes leurs parties décrites jusqu'à ce jour (la coiffe, la tête, le segment moyen, la queue, la membrane ondulante, le filament marginal, etc.). Il ne faut pas oublier d'ajouter de l'eau ; ce liquide met bientôt fin aux mouvements ; les acides et les alcalis faibles exercent sur les spermatozoïdes la même action que sur le mouvement des cils vibratiles.

665. Dans les spermatozoïdes, on obtient, par le réactif des centrosomes (hématoxyline à l'alun de fer), le segment moyen et lui seul coloré en noir. Cette coloration réussit avec d'autres **sels de fer** que le sulfate double de fer et d'ammoniaque : avec des sels ferreux comme avec des sels ferriques ; on peut aussi employer des sulfates, des chlorures, ou même d'**autres sels métalliques**, tels que les sels de cuivre, etc. Fick R. (93).

666. Des spermatozoïdes empruntés à des cadavres et qu'on a fait séjourner dans l'eau avec des précautions particulières, montrent les fibrilles du « filament axile ». Ballowitz E. (93).

667. **Testicules.** Si on désire étudier la spermatogénèse, on doit se préoccuper beaucoup du choix des matériaux. Il faut tenir compte de l'âge et de la grosseur des éléments sans négliger la question de la saison. Les testicules ne doivent pas être réduits en fragments avant d'être fixés ; cela pourrait avoir des inconvénients sérieux et amener une véritable dislocation dans leur structure. Hermann (93).

668. On se procurera des préparations qui permettent de s'orienter dans la structure de l'organe, en fixant, suivant le procédé ordinaire, dans le sublimé ou l'acide picrique, de petits testicules ou de petits morceaux de plus gros. Les détails d'histogénie plus intime réclament l'emploi de la liqueur de Flemming sous la forme indiquée au § 99. On colore après coup sur le porte-objet avec la safranine.

669. On obtient de très bons résultats avec la liqueur suivante due à *Hermann* (93) :

Pour les mammifères :

Chlorure de platine à 1 0/0. . . .	15 grammes
Acide osmique à 2 0/0.	4 —
Acide acétique	1 —

Pour la salamandre :

Chlorure de platine à 1 0/0. . . .	15 grammes
Acide osmique à 2 0 0.	2 —
Acide acétique	1 —

On soumet à l'action de ce liquide, pendant 24 h., et mieux, plus longtemps encore (comme avec la liqueur de Flemming), des fragments de dimension moyenne. On lave dans l'eau, et on déflegme dans l'alcool de plus en plus concentré (50°, 70°, 90°).

670. On inclut les coupes de testicules dans la paraffine, on les colle sur le porte-objet, et on les colore ensuite en 24 ou 48 heures dans la safranine seule, dont voici la formule :

1 gr. de safranine.
10 cc. d'alcool absolu.
90 cc. d'eau d'aniline.

On les lave dans l'eau, et on les traite par l'alcool acidulé et l'alcool absolu (V. § 264).

On peut aussi les colorer de nouveau, après cette première coloration par la safranine, d'après la méthode de *Gram* ; on les plonge pendant 3 à 5 minutes dans une solution de violet de gentiane formée de 5 parties d'une solution alcoolique saturée pour 100 d'eau d'aniline ; cette eau d'aniline se prépare en ajoutant

4 parties d'aniline dans 100 cc. d'eau distillée ; on agite le tout et on filtre. On lave ensuite légèrement les coupes dans l'alcool, et on les traite pendant 1 à 3 heures par une solution double d'iodure de potassium, composée d'une partie d'iode, de 2 parties d'iodure de potassium et de 300 parties d'eau, jusqu'à ce qu'elles soient devenues complètement noires. A ce moment, on les plonge dans l'alcool où elles séjournent tant qu'elles ne présentent pas une teinte violette tirant sur le brunâtre. Le réseau de chromatine des noyaux au repos, ou même des noyaux au stade de spirème et de dispirème, apparaissent en bleu-violet ; les vrais nucléoles sont teints en rouge.

Dans les stades d'aster et de diaster, au contraire, la chromatine se colore en rouge, etc.

Les éléments d'origine protoplasmique se montrent également avec une grande netteté ; ils sont colorés en jaune brun. Les têtes, les segments moyens, les queues, les filaments spiralés, etc., apparaissent clairement, et sont diversement colorés : rouge-bleu, violet-bleu, etc.

Hermann (94) opère de la manière suivante sur de petits testicules, comme par exemple des testicules de Proteus : il les met dans un mélange de 1 gr. d'hématoxyline, 70 p. d'alcool absolu et 30 p. d'eau, pendant 12-18 heures dans l'obscurité. Il lave dans l'alcool à 70° dans l'obscurité. Puis il fait les coupes dans la paraffine et les lave dans le permanganate de potasse rose clair jusqu'à ce qu'elles deviennent couleur d'ocre. Il continue à décolorer avec le mélange de Pal allongé 5-10 fois, et termine par la safranine pendant 3-5 minutes.

Ce procédé se recommande surtout pour mettre en évidence les éléments achromatiques, les centrosomes, etc.

671. Pour conserver des spermatozoïdes, on peut faire des préparations par la méthode de la dessiccation comme pour le sang (V. § 336), et colorer alors, avec la safranine, par exemple, les spermatozoïdes ainsi collés. On peut encore exposer le sperme à l'état frais aux vapeurs de l'acide osmique (V. § 95).

Les spermatozoïdes qui sont complètement développés montrent une grande résistance vis-à-vis des différents réactifs, et sont en conséquence d'une conservation facile.

672. Voici le procédé que *Benda* recommande pour l'étude de la spermatogénèse : on coupe des morceaux de testicules conservés dans la liqueur de Flemming, puis, on les colle, et on les soumet pendant 24 heures à l'action d'une solution très forte d'oxyde de cuivre, dans l'étuve chauffée à 38-40°. On lave avec soin ces coupes dans l'eau, et on les plonge dans une solution aqueuse à 1 0/0 d'hématoxyline, jusqu'à ce qu'elles deviennent d'un noir intense ; l'opération exige environ 5 minutes. Elles séjournent ensuite dans une solution aqueuse d'acide chlorhydrique au tiers, d'où on les retire quand elles ont pris une teinte jaune : on les plonge à nouveau dans la solution de cuivre, et on les y laisse jusqu'à ce qu'elles aient acquis une couleur bleu-violet.

Alors, on les lave dans l'eau distillée, on les traite par l'alcool, et on les porte dans le baume de Canada.

XVIᵉ CHAPITRE

Peau, poils et terminaisons des nerfs sensitifs dans la peau.

673. La peau de l'homme et du singe doit être, pour l'étude, préférée à celle des autres mammifères. Comme on attend généralement plusieurs heures après la mort de l'individu pour procéder à l'examen, on a peu à se préoccuper du procédé de fixation ; on emploiera, si l'on veut, le liquide de Müller ou l'alcool à degré croissant de concentration.

Il est très difficile d'effectuer des coupes dans la peau et on doit avoir recours à la celloïdine ou au collodion s'il s'agit de gros fragments ; les petits morceaux se laissent couper dans la paraffine, mais encore faut-il avoir toujours en vue les précautions suivantes : la peau doit être aussi rapidement que possible incluse dans la paraffine, c'est-à-dire ne séjourner que très peu de temps dans le xylol, l'alcool. etc. On emploie pour les coupes une paraffine fondant à 50° environ.

Pour obtenir de bonnes coupes à la paraffine de la peau, *Barlow* (95) opère de la manière suivante : les fragments fixés dans l'acide osmique ou la liqueur de *Flemming* sont conservés dans l'alcool à 96° ; puis, pendant 24 heures au maximum, dans l'alcool absolu et ils sont enfin transportés dans la paraffine après avoir été traités par le chloroforme : ils restent dans ce dernier pendant 1 heure, ainsi d'ailleurs que dans le mélange chloroforme-paraffine et que dans la paraffine pure. On fera bien de mélanger 2/3 de paraffine à 42-45° avec 1/3 de paraffine à 45-50°. On élève à 50° la température de l'étuve.

On colle sur le porte-objet les coupes non pas avec l'albumine, mais avec l'eau, car, si l'on chauffe ou si l'on traite par les acides, les coupes débarrassées de la paraffine se plissent très souvent.

674. On peut enlever, en les râclant, les *cellules épidermiques* de la couche cornée, et les examiner suivant les instructions du § 301.

675. Dans tout épiderme frais, qui a été fixé par l'acide osmique et ensuite coupé, la *couche cornée* se différencie en 3 zones : celle placée à l'extérieur est noire ; la médiane, incolore ; et la plus profonde, également noire.

676. La *zone lucide* observée sur des préparations fixées dans l'alcool, l'acide chromique, et bien lavées, ou encore dans le liquide de Müller, prend, sous l'action du picrocarmin, une teinte jaunâtre.

677. Les granulations de la *couche granuleuse* se colorent par le carmin ou le picrocarmin, par la safranine, l'hématoxyline etc., ce sont les **granulations de kératoyaline** dont il faut bien distinguer les *gouttes d'Éléidine* que colorent de nombreux réactifs de la graisse (alkanna, acide osmique) ainsi que la nigrosine soluble dans l'alcool, mais qui sont insensibles à l'action des hématoxylines (V. Buzzi in Ledermann et Ratkowski. 94).

678. Nous empruntons aux recherches de Waldeyer (82) la notion de quelques propriétés que présente cette matière si importante pour la production de la substance cornée :

Le carmin et l'hématoxyline la colorent vivement. Dans une solution de 1 à 5 0/0 de potasse caustique, les granulations se gonflent sous l'action du froid, et deviennent alors claires. Sous l'action de la chaleur, elles se dissolvent en même temps que les cellules en fer à cheval qui les renferment. L'ammoniaque ne les altère pas, et on peut employer ce réactif avec avantage pour établir la présence de la kératohyaline, la plupart des tissus devenant transparents dans l'ammoniaque. Les acides nitrique et chlorhydrique agissent comme les alcalis. Dans l'acide acétique ordinaire, et dans l'acide acétique cristallisable, les granulations de kératohyaline demeurent longtemps sans la moindre altération.

L'acide acétique provoque rapidement le gonflement des épithéliums qu'il éclaircit en même temps, ce qui fait que l'on peut, avec avantage, faire usage de cet acide, comme on l'a fait de l'ammoniaque, pour établir l'existence de la kératohyaline. Le carbonate de soude à 1 0/0 rend transparentes les plus grandes plaques et les fait gonfler. Les grandes granulations sont généralement moins résistantes que les petites. Dans l'alcool et l'éther, les granulations ne s'altèrent pas ; l'extrait de pepsine glycérinée, au contraire, les dissout.

679. Les rapports réciproques des épines des cellules du réseau (muqueux) de Malpighi demandent, pour être aperçus, des *coupes minces* (V. § 318).

680. Pour *isoler* les cellules de l'épiderme, et notamment celles du réseau de Malpighi, il est bon de faire subir au tissu un court traitement à la trypsine. On fait macérer un épiderme frais dans une solution aqueuse et saturée à froid de pancréatine sèche préalablement filtrée, qu'on laisse pendant deux heures dans une chambre chauffée à 46°. Les fragments ainsi traités peuvent être longtemps conservés dans un mélange à parties égales de glycérine, d'eau et d'alcool ; il est alors possible d'en dissocier des lambeaux qui montrent des images très instructives de cellules épineuses (Schiefferdecker).

681. Le derme et ses papilles s'étudient sur des préparations fixées dans la liqueur de Flemming, dans l'acide osmique et dans le sublimé, et colorées ensuite par le carmin boraté (Voir § 701 pour la mise en lumière des terminaisons nerveuses dans les papilles).

Ces mêmes préparations montrent avec netteté les glandes sudoripares (ainsi que leurs muscles lisses !) ; ces glandes sont très volumineuses dans la région du creux de l'aisselle de l'homme. Le *tissu conjonctif du derme* est mis en évidence par la méthode qui a été donnée au § 366.

682. Voici quelques méthodes auxquelles on a recours pour mettre à jour les éléments *élastiques* du derme :

La *méthode de l'Orcéine* (*Taenzer*) d'après *Unna* (91) ;

1° :

Orcéine.	0 gr. 1
Alcool à 95°.	20 gr.
Eau distillée	5 gr.

2° :

Acide chlorhydrique concentré.	0 gr. 1
Alcool à 95°	20 gr.
Eau distillée	5 gr.

Il faut opérer le mélange de ces 2 liquides par parties égales : les fibres élastiques doivent devenir d'un brun saturé sur fond plus clair. L'opération dure 24 heures ; après quoi, la différenciation s'effectue en 1/2 minute dans l'alcool à 95° acidulé (coloration du noyau par l'hématoxyline ou le bleu de méthylène) ; alcool absolu, xylol, baume de Canada.

683. *Stœhr* et *O. Schultze* emploient encore la safranine, suivant la méthode due à Flemming, pour la coloration du noyau, pour colorer en rouge les fibres élastiques de la peau et celles des vaisseaux.

684. Martinotti place pendant vingt-quatre heures des fragments de tissus frais de 2 à 3 cc. dans une solution d'acide arsénique, puis, pendant 5 à 15 minutes, dans le liquide de Müller et, de là, les transporte dans une solution formée de 2 gr. de nitrate d'argent dissous dans 3 cc. d'eau distillée, additionnée de 15 à 20 cc. de glycérine pure.

Au bout de 24 heures, il lave ces fragments dans l'eau distillée ; puis, les porte dans l'alcool dans lequel il les coupe. Après un très court séjour dans la solution physiologique de sel marin, les coupes passent successivement dans l'alcool, la créosote et le baume de Canada.

685. Pour obtenir, après la coloration par la méthode de Martinotti, les fibres élastiques absolument noires sur un fond incolore, Ferria recommande de traiter rapidement les coupes par une solution de potasse caustique, ou bien de les laisser séjourner jusqu'à 24 heures dans l'alcool absolu.

686. Les **poils** de l'homme et ceux des animaux peuvent être directement portés sous le microscope et examinés sous l'eau.

Les rongeurs possèdent une substance médullaire très développée et une cuticule qui saute à l'œil. Pour isoler les cellules du tissu cortical et celles de la cuticule, il est bon de faire macérer dans la potasse ou dans la soude caustique ; on obtient, d'ailleurs, de semblables résultats avec l'acide sulfurique concentré ou allongé.

687. L'étude des **poils** et des **gaines** de leurs **racines** se fait sur des objets fixés dans le liquide de Müller ou dans l'alcool, colorés à volonté, et coupés suivant une section du poil exactement transversale ou longitudinale (l'orientation présente souvent quelques difficultés).

688. Mais si l'on veut mettre en évidence différentes parties des poils et des gaines de la racine, au moyen de divers colorants, rien ne convient mieux que l'emploi de la solution de carmin d'indigo de *Norris* et *Shakespeare* (V. § 272).

On obtient, dans ces conditions, une image ainsi différenciée : la gaine externe de la racine est colorée par le carmin ; la gaine de *Henle* apparaît d'un vert clair brillant ; celle de *Huxley*, d'un violet bleu foncé ; la couche externe de la gaine interne de la racine et celle du poil se distinguent aussi l'une de l'autre par leurs teintes respectives ; la dernière est verdâtre. Les cellules de la substance médullaire du poil sont vivement colorées par le carmin.

Le violet de méthyle iodé colore très bien la gaine interne de la racine (Unna).

« Il n'existe vraiment pas de tissu qui se prête mieux au traitement de la riche gamme des couleurs d'aniline que le poil et son follicule. » Fr. Merkel, Ergebnisse B. I., p. 226 (92).

689. **Terminaisons des nerfs sensitifs de la peau.**

Nous nous bornons ici à la mise en évidence des terminaisons d'un petit nombre d'appareils nerveux : corpuscules de *Meissner*, de *Herbst*, de *Grandry*, de *Vater* et de *Pacini*, nerfs de l'épiderme et nerfs des disques tactiles. Nous les avons choisis entre tous ceux en si grand nombre que nous connaissons aujourd'hui, parce qu'ils sont facilement accessibles, susceptibles d'être mis en évidence sans grande difficulté, et propres à donner une idée de tous les types des terminaisons des nerfs sensitifs.

690. Les **corpuscules de Meissner** apparaissent directement sous forme de corps ovalaires, striés transversalement, sur des coupes transversalement pratiquées au travers des papilles de la peau, dans les régions où ils sont en grande quantité, comme dans la pulpe de l'extrémité des doigts ; ces coupes peuvent se fixer et se colorer d'une manière quelconque.

691. Voici une méthode déjà ancienne, mais toujours bonne :

On fait bouillir pendant quelques minutes (jusqu'à 10') la peau d'une phalangette d'un doigt de la main ou du pied. On laisse refroidir l'eau et le fragment de peau, après quoi on les retire. L'épiderme se laisse alors détacher, et sur le derme, on voit, à la loupe, des papilles intactes que l'on peut enlever avec un rasoir.

Ces papilles sont placées sur un porte-objet, puis traitées par une solution aqueuse à 3 0/0 environ d'acide acétique glacial, et recouvertes avec un couvre-objet.

Au bout d'une heure, on voit déjà, dans beaucoup d'entre elles, des corpuscules de Meissner sous la forme de corps ovales et striés, et, quelquefois aussi, le nerf qui s'y rend.

692. Si l'on veut se rendre compte de l'étendue de la gaine médullaire des fibres nerveuses qui entrent dans les corpuscules de Meissner, on prend un petit fragment de peau, et on le traite par l'acide osmique (V. § 94) ; après quoi, on fait des coupes perpendiculaires à la surface de la peau, de manière à rencontrer les papilles suivant leur longueur.

693. Pour étudier les rapports des fibrilles nerveuses avec les corpuscules, on traite les fragments de peau par l'or, en suivant la méthode de Lœwit (§ 461).

694. Les **corpuscules** de **Herbst** et de **Grandry** se rencontrent dans la membrane ciroïde du bec du canard domestique, et aussi dans la voûte palatine du même oiseau.

Ils se laissent reconnaître pour tels par n'importe quel procédé de fixation et de coloration.

695. Des fragments traités par l'acide osmique permettent de voir le nerf entrer en rapport avec les corpuscules, tout autant du moins que ce nerf contient de la myéline.

Comme champ admirable d'observation des corpuscules de Herbst, nous recommandons la langue du pic (Prince Dr Louis Ferdinand de Bavière, 84).

696. Si l'on veut poursuivre encore plus loin le parcours des nerfs, on appliquera la méthode suivante, recommandée par Carrière (82) : On détache, avec un rasoir, du bec d'un canard, des fragments de membrane ciroïde, bien fraîche, comprenant le derme et s'étendant jusqu'au périoste : on les plonge pendant vingt minutes dans l'acide formique à 50 0/0 ; on les lave superficiellement dans l'eau distillée, et on les fait séjourner pendant le même temps (20') dans une petite quantité d'une solution à 1 0/0 de chlorure d'or.

Ces fragments sont de nouveau lavés, pendant quelques secondes, dans l'eau distillée, et plongés enfin dans une grande quantité (300 cc. environ) de la solution de *Prichard*, formée de 1 partie d'alcool amylique, de 1 partie d'acide formique, et de 98 parties d'eau distillée. Ils y restent, dans l'obscurité, de 24 à 36 heures ; puis, on les lave à l'eau, on les durcit dans l'alcool, et on les coupe.

697. Les corpuscules les plus gros et les mieux connus sont ceux de **Vater-Pacini** ; ils sont très répandus. Nous signalons le mésentère du chat, comme une vraie mine en cet ordre d'éléments ; on peut les y observer à l'œil nu.

698. Les corpuscules, portés à l'état frais sous le microscope, livrent à l'œil beaucoup de traits de leur structure. On les examine dans la solution physiologique de sel marin.

699. On se convaincra que les lamelles sont formées de cellules endothéliales, si on traite les corpuscules par l'argent, suivant les indications du § 311.

700. Nerfs de l'épiderme. L'étude de ces nerfs se fait par la méthode de l'or (V. § 461), ou bien, en procédant ainsi :

701. On soumet à l'acide arsénique à 1/2 0/0 de petits fragments de peau ; on les plonge ensuite pendant une demi-heure dans une solution de 1 à 2 0/0 de chlorure d'or ; on les transporte finalement dans l'acide arsénique à 1 0/0, où s'opère la réduction (décomposition de l'or) (objet : les papilles de la peau).

702. Les **disques tactiles** se rencontrent dans le groin du cochon. On les étudie par la méthode de Lœwit (V. § 461), ou par celle de *Bonnet* (V. § 703).

703. *Bonnet* opère en modifiant une méthode due à Weigert : il fixe les fragments de peau dans l'acide chromique à 1/3 0/0 ; puis, il les coupe, les colore en excès par l'hématoxyline, et les traite enfin par une solution alcoolique de sel marin, de ferricyanure de potassium, jusqu'à ce qu'il ait obtenu une différenciation bien tranchée.

XVIIe CHAPITRE

L'œil.

704. Le **globe de l'œil** bien frais et débarrassé, jusqu'à la sclérotique, des muscles et du tissu conjonctif lâche, est fixé dans le liquide de Müller (V. § 88).

Un globe de l'œil de la grosseur de celui de l'homme doit y séjourner au moins trois semaines. Le bulbe est alors lavé avec soin dans l'eau courante, et passe ensuite à travers les alcools de concentration graduellement croissante ; si l'œil est petit, on peut le colorer en masse, et puis, le couper.

705. Il faut bien se garder d'inclure cet organe dans la paraffine ; car la sclérotique, et notamment le cristallin, y durcissent par trop ; on a, en conséquence, recours à l'inclusion dans la celloïdine. Quand on a affaire à des yeux de grande dimension, on les ouvre (V. § 143) sous l'alcool, en y faisant, avec des ciseaux bien tranchants, une section équatoriale. On éloigne le corps vitré, et, par incision, on détache des fragments des différentes régions qui contiennent toutes les couches de l'œil.

Ces fragments sont ensuite soumis aux traitements ultérieurs.

706. La liqueur de Flemming peut, également, être recommandée comme milieu fixateur pour l'œil entier.

707. Les coupes, pratiquées à travers toute l'épaisseur de l'œil, permettent à l'histologiste de s'orienter en gros dans les rapports de structure ; mais elles ne conviennent pas pour l'étude des détails délicats ; aussi doit-on recourir, dans ce dernier cas, à des procédés spéciaux.

708. On peut examiner les **cornées** de petits animaux, fraîchement enlevées, soit dans des liquides indifférents, soit dans l'humeur vitrée obtenue en introduisant, dans le globe de l'œil, un tube capillaire bien effilé, et protégée contre l'évaporation.

709. L'étude de l'**épithélium antérieur** se fait sur des coupes pratiquées dans une cornée que l'on traite par le liquide de Müller ou par la liqueur de Flemming.

710. Comme *liquide macérateur*, on emploie l'alcool au tiers (V. § 303).

711. L'**endothélium de la membrane de Descemet** peut être mis en évidence par la méthode de l'argent et la coloration après coup (V. § 311).

712. Pour l'examen de l'endothélium de la cornée, Nuel, dès les premiers moments qui suivent la mort de l'animal (lapin ou oiseau), commence par faire écouler au dehors l'humeur aqueuse, et injecte ensuite de l'acide formique à 1-2 0/0 dans la chambre antérieure de l'œil.

Il pratique ensuite l'énucléation de l'œil, et le place de 3 à 5 minutes dans l'acide osmique à 1 0/0. On peut, à ce moment, détacher la cornée et l'examiner soit immédiatement, soit après l'avoir colorée par le carmin.

713. Nuel recommande, en outre, de fixer l'œil pendant deux jours dans la liqueur de Hænsel (acide chromique à 1 0/0, 25 vol. ; acide picrique saturé, 10 vol. ; eau distillée, 65 vol. ; acide acétique cristallisable, quelques gouttes). Avant de le couper, on enlève, avec un rasoir, l'épithélium antérieur de la cornée, de manière à rendre cette dernière aussi mince que possible.

L'examen se fait dans la glycérine avec addition de picrocarmin. Nuel et Cornil (90).

714. Le tissu propre de la cornée se décompose en lamelles et en fibrilles, par macération dans l'eau de chaux par exemple, ou encore, dans le permanganate de potasse.

Pour mettre en évidence, sur des coupes, cette structure fibrillaire de la cornée, il est *très important* de la soumettre à la dessiccation, puis, d'en faire, avec le rasoir, des coupes minces, de les faire à nouveau gonfler dans l'eau, et de les colorer avec le picrocarmin. Ranvier (81).

715. L'étude des **corpuscules de la cornée** peut

se faire de bien des manières. On cautérise, avec le crayon de nitrate d'argent chez un animal vivant (grenouille), la cornée qu'on a débarrassée de l'épithélium antérieur. On la détache ensuite, et on la plonge dans l'eau ; aussitôt les corpuscules de la cornée apparaissent, avec leurs prolongements de teinte claire, sur un fond d'un brun foncé (*imprégnations négatives de la cornée par le nitrate d'argent*).

716. Les cornées plus épaisses de plus gros animaux sont traitées de la même façon ; on doit, toutefois, les étudier sur des coupes horizontales, faites à la main.

Après un séjour dans l'eau, pendant 48 heures, de ces cornées traitées par le nitrate d'argent, les espaces intercellulaires se décolorent, et les corpuscules deviennent d'un brun foncé (Images *positives*).

717. *Leber* (68) traite pendant quelques minutes la cornée d'une grenouille par une solution de 1/2 à 1 0/0 *d'un sel de fer* ; il la trempe un instant dans l'eau distillée, et la plonge, immédiatement après, dans une solution à 1 0 0 de ferricyanure de potassium.

Au bout de quelques minutes, les corpuscules de la cornée avec leurs prolongements, se colorent quelquefois dans l'épaisseur entière de cette membrane.

718. Les corpuscules de la cornée peuvent aussi être mis en évidence par la *méthode de l'or*, qui permet également de colorer les **nerfs de la cornée** (V. § 730).

719. Ranvier recommande la solution de chlorure double d'or et de potassium à 1 pour 100, pour le cas spécial de la cornée.

On soumet une cornée de grenouille, durant 5 minutes, à l'action du jus de citron (V. § 463) ; puis, on la porte pendant 1/4 d'heure environ, dans la solution d'or précédemment citée : la réduction s'opère en un ou deux jours, à la lumière, dans de l'eau acétifiée (2 gouttes d'acide acétique pour 30 cc. d'eau).

720. Les corpuscules de la cornée avec leurs prolongements peuvent aussi être mis en évidence par la méthode d'Altmann (V. § 524). V. aussi Ranvier (81).

721. La **sclérotique** est traitée suivant les méthodes données pour l'étude du tissu conjonctif (§ 366 et suiv.).

722. La **choroïde** et l'iris s'étudient, au mieux, chez les lapins albinos. On doit avoir le soin de faire des coupes horizontales de l'iris sur des objets très bien orientés.

723. Les vaisseaux lymphatiques de la choroïde peuvent être observés au moyen de la méthode d'Altmann (V. § 524).

724. Les yeux pigmentés déjà fixés demandent à être débarrassés de leurs pigments; il faut employer pour cela l'eau oxygénée.

Ce réactif donne, d'après Unna, des résultats multiples : le blanchiment de tous les pigments, la décoloration des préparations à l'acide chromique et à l'acide osmique, et de celles qui ont été colorées avec excès par l'hématoxyline. Il n'a aucune action sur les précipités d'or ou d'argent, mais il réduit immédiatement, et d'une manière absolue, les préparations fraîches au chlorure d'or ; employé en solutions faibles ou fortes, il agit de la même manière, à la différence de temps près.

Solger (83) est arrivé aux mêmes résultats. (Duval [78] a mentionné une méthode analogue de blanchiment comme étant déjà ancienne et indiquée par Pouchet.)

725. Le blanchiment des pigments et des préparations à l'acide osmique devenues trop foncées, peut s'obtenir au moyen du *chlore naissant* (P. Mayer [81]). Les objets à blanchir sont placés dans un verre plein d'alcool, au fond duquel se trouvent des cristaux de chlorate de potasse. On ajoute alors de l'acide chlorhydrique (jusqu'à 1 0/0), et on couvre le verre.

726. Le **cristallin** des animaux adultes, à quelque traitement qu'on l'ait soumis antérieurement, se laisse mal couper : on y parvient à peine dans la paraffine. On réussit mieux dans la celloïdine.

727. Les *fibres du cristallin* se laissent aisément isoler sur des cristallins macérés dans l'acide nitrique fort (jusqu'à 30 0/0).

728. *Dissociation des fibres du cristallin par l'alcool au tiers.*

On place, pendant deux heures, des cristallins frais dans l'alcool au tiers ; puis, on pique la capsule cristalline et on l'ouvre : on laisse les cristallins séjourner encore 24 heures dans l'alcool au tiers : après quoi, on opère la dissociation sur le porte-objet dans la glycérine, on ajoute du picrocarmin, on les inclut et on les borde.

C'est chez les poissons et chez les mammifères, de préférence, que l'on étudiera les différentes formes des fibres du cristallin.

729. Les **rétines** de gros animaux ne sont, d'ordinaire, qu'imparfaitement fixées, quand les yeux ont été traités en masse ; cela tient, probablement, à ce qu'elles ont le temps de s'altérer, pendant que le liquide fixateur traverse la sclérotique. En pareil cas, on doit rapidement isoler cette membrane avec la choroïde sous une solution de sel, d'après les règles connues, et les fixer ensuite ; ou bien encore, on coupera l'œil en deux parties par une coupe équatoriale ; on enlèvera l'humeur vitrée, et on traitera l'organe par un liquide fixateur.

730. A ce titre, on recommande : le liquide de Müller (dont l'action dure une à deux semaines), l'acide nitrique, la liqueur de Flemming et, avant tout, l'acide osmique.

731. Voici comment Ranvier (89) emploie l'acide osmique : il enlève les yeux de petits animaux, tels que souris, triton, grenouille, etc., avec précaution et sans exercer de pression sur le bulbe ; il les débarrasse de leurs muscles au moyen de ciseaux, et les expose, pendant 1/4 d'heure à 1 2 heure, aux vapeurs d'acide osmique (V. § 95).

S'il s'agit de gros bulbes, il faut commencer par les ouvrir avant de les exposer aux vapeurs de l'acide, et l'on soumet alors à leur action l'humeur vitrée et la rétine.

Ainsi traitée, la rétine se trouve suffisamment fixée ; on peut alors, sous l'alcool au tiers, inciser l'œil, suivant une coupe équatoriale, et le laisser de trois à quatre heures dans ce liquide. On colore, pendant quelques heures, par le picrocarmin, la moitié postérieure de l'œil (avec le nerf optique) ; on la plonge ensuite dans une solution à 1 0/0 d'acide osmique, où elle séjourne douze heures, et où s'effectue la fixation définitive des éléments. On lave à l'eau, puis on traite par l'alcool, et on coupe dans la paraffine.

732. Si la sclérotique est trop résistante, on peut, suivant le besoin, l'enlever avec un couteau tranchant sur des fragments inclus dans la paraffine.

733. Dans l'étude de la rétine, il ne faut jamais se contenter de coupes transversales ; on doit faire aussi des *coupes horizontales* bien orientées.

W. Krause insiste, avec raison, sur cette recommandation, et fait remarquer que les coupes transversales ne permettent *absolument pas* demettre convenablement en évidence la structure de la couche granuleuse intermédiaire, par exemple.

734. Un autre fixateur à signaler, très propre à conserver les segments externes, et très précieux aussi pour la dissociation des cellules de soutènement (fibres de Müller), est la solution à 10 0/0 d'hydrate de chloral (Krause) (84).

735. Les rétines se laissent généralement bien colorer, et les colorations combinées donnent des images très riches en teintes variées ; les préparations à l'acide osmique font toutefois exception.

736. Dogiel colore les éléments nerveux de la rétine par la méthode du bleu de méthylène d'Ehrlich. Il injecte du bleu de méthylène dans le système vasculaire d'un animal vivant ou qui vient d'être tué ; ou bien, il traite la rétine par le colorant directement sur le porte-objet. Pour pratiquer des coupes, il fixe et durcit la rétine ainsi traitée, dans un mélange de picrate d'ammoniaque et d'acide chromique et dans l'alcool (V. §§ 495 et 496).

737. En enlevant le corps vitré, et en soumettant la face interne de la rétine à l'action du sel d'argent, on obtient des images argentées très nettes des limites des pieds des cellules de soutènement ou de Müller.

Ramon y Cajal (94) recommande, pour la rétine (1), la méthode suivante (c'est la méthode de Golgi modifiée) :

1) Après avoir enlevé le cristallin, on fait tremper la région interne du bulbe dans :

    Bichromate de potasse 3 0/0 . . 20 cc.
    Acide osmique 1 0/0. . . . . . 5-6 cc.

pendant 1-2 jours.

2) On égoutte avec soin et on fait sécher les fragments de rétine au moyen de papier filtre : puis, on les met pendant 24 heures dans le nitrate d'argent (0,75 à 1 0 0).

3) On replace les morceaux dans le mélange osmiobichromique originel pendant 24-36 heures. Le mélange doit être un peu modifié (Bichr. de pot. à 3 0/0 = 20 cc. + ac. osmique à 1 0/0 : 2-3 cc.).

4) Second séjour dans le bain de nitrate pendant 1 jour au moins.

5) Alcool, quelques minutes ; enrobage superficiel à la paraffine ; coupes.

Pour empêcher des précipités de se former, il est bon d'enrouler les rétines isolées avant de leur faire subir tout traitement. Pour prévenir tout déroulement, on verse dans le rouleau ainsi formé du collodion ou de la colloïdine peu épaisse.

738. La bile a une action spéciale sur les segments externes des cônes et des bâtonnets ; elle les dissout (Kühne, Dreser, 86).

XVIIIe CHAPITRE

L'oreille.

739. Le débutant qui entreprend l'étude des organes de l'appareil de l'ouïe n'en connaît généralement pas, d'une manière bien précise, la situation dans l'in-

---

(1) Voir à la note du § 497, l'exposé de la méthode récente de Cajal pour « l'étude histologique de la rétine ».

térieur du rocher. chez les différents groupes d'animaux. Aussi, doit-il, de préférence, commencer par des objets qui, n'exigeant pas une dissection minutieuse, peuvent être traités avec le rocher une fois dégagé de toute partie molle.

Les canaux demi-circulaires et le canal cochléaire offrent, chez tous les rongeurs, des saillies très nettement indiquées dans la caisse du tympan, ce qui permet de s'orienter exactement avant de procéder à la coupe.

Chez les rongeurs de grande taille. il est possible, avant ou après la fixation, de couper le limaçon avec des ciseaux, ou de l'enlever avec des pinces, et de ne le soumettre qu'alors aux traitements ultérieurs.

740. Dans ces conditions, on fixe le rocher dans le liquide de Müller ou dans la liqueur de Flemming ; après quoi, on peut le décalcifier.

741. Comme liquide décalcifiant, celui qui mérite la préférence est le mélange d'acide nitrique à 3 0/0 et d'acide picrique saturé. Les limaçons de grands animaux seront ouverts sous le liquide fixateur, et ensuite décalcifiés. Les coupes se pratiquent dans la celloïdine.

742. *Retzius* (84) recommande d'ouvrir le limaçon, de le fixer pendant 1/2 heure dans une solution à 1/2 0/0 d'acide osmique, et le maintenir, pendant le même temps, dans une solution à 1/2 0/0 de chlorure d'or. On ne le décalcifie pas davantage, mais on extrait l'organe de Corti, on le prépare et on l'examine ; on peut aussi l'extraire de l'os et le couper.

743. *Ranvier* (89) ouvre le limaçon avec un scalpel sous un mélange d'acide osmique (2 0/0 de cet acide dissous dans la solution physiologique de sel) ; il l'abandonne à son action pendant 12 heures, et le décalcifie ensuite avec de l'acide chromique à 2 0/0, souvent renouvelé.

La décalcification, dans le cas du cobaye, n'exige pas moins d'une semaine.

744. On peut aussi traiter la membrane de Corti d'après le procédé cité au § 750 (alcool au tiers ; puis, acide osmique et vapeurs de cet acide, § 95).

745. *Labyrinthe de l'homme adulte.*

Nous donnons ici deux procédés qui ont fourni des résultats très satisfaisants. en ce qui concerne aussi la conservation de l'épithélium (A. Scheibe) :

On sépare la pyramide du rocher d'après les règles usuelles : puis, on ouvre le limaçon et le canal demi-circulaire supérieur. On les soumet pendant 3 semaines à l'action du liquide de Müller, que l'on renouvelle tous les jours, une fois, pendant la première semaine, et ensuite tous les 2 jours. On les lave alors pendant 24 heures dans l'eau courante ; on les place pendant 15 jours dans l'alcool à 80° ; puis, pendant 2 jours, dans l'alcool à 96°, et on les porte alors dans le liquide décalcifiant (acide nitrique à 5 0/0). que l'on doit changer chaque jour, § 393. Ils y séjournent de 10 à 15 jours. Après quoi, on les lave encore pendant deux jours dans un courant d'eau de conduite, et on les place, pendant 24 heures, dans l'alcool à 80 0/0 et, de là, dans celui à 96 0 0 ; ils restent dans ce dernier de 6 à 8 jours, et sont enfin inclus dans la celloïdine (V. § 143) et coupés.

746. La méthode suivante n'a pas donné de moins bons résultats :

On enlève la pyramide avec le limaçon et le canal demi-circulaire supérieur qui ont été ouverts, et on traite le tout, pendant deux jours, par le liquide de Müller à la température du laboratoire. On l'enferme alors dans une étuve à 33° C., on le plonge et on le maintient, pendant trois semaines, dans le même liquide qu'on a soin de changer à plusieurs reprises ; au bout de ce temps, on le lave pendant 48 heures dans l'eau courante, et après un séjour de 15 jours dans l'alcool à 80°, et d'une semaine dans l'alcool à 96°, on le décalcifie, etc., comme au § 745 ; on l'inclut enfin dans la celloïdine et on le coupe (V. § 143).

Voir aussi pour ce chapitre : Politzer A. (89).

XIXe CHAPITRE

Le nez.

747. On obtient des préparations permettant de s'orienter dans la structure de la **muqueuse nasale,**

en pratiquant des coupes transversales de fragments empruntés, naturellement, à la région respiratoire aussi bien qu'à la région olfactive, et en les fixant dans la liqueur de Flemming.

C'est dans l'acide osmique pur (1 0/0 ; v. § 194), qu'il convient de fixer les fragments de la muqueuse de cette dernière région, parce que les fibrilles du nerf olfactif y brunissent, se distinguant ainsi des fibres de Remak (V. § 457).

748. On dissocie les épithéliums de la région respiratoire dans l'alcool au tiers (V. § 303).

749. Les épithéliums de la région olfactive se laissent également macérer dans l'alcool au tiers, mais les cellules, qui sont très longues, une fois isolées, s'y déforment et y subissent toutes sortes d'altérations.

750. Pour remédier à ces inconvénients, Ranvier recommande un procédé tout ensemble simple et excellent. Il consiste à faire macérer des lambeaux d'épithélium pendant 1 à 2 heures dans l'alcool au tiers, et à les traiter, ensuite, pendant 5 minutes ou même 1/4 d'heure, par l'acide osmique. Dans ces conditions, on peut les dissocier dans l'eau : les cellules conservent leur forme et peuvent être incluses dans la glycérine.

751. La méthode de *Golgi*, appliquée à l'étude de la muqueuse nasale des animaux jeunes et des fœtus, a permis de démontrer ce fait très intéressant, à savoir que les cellules de la région olfactive sont des cellules ganglionnaires périphériques (Ramon y Cajal, 94).

AVERTISSEMENT

Les deux chiffres entre parenthèses à la suite du nom d'auteur désignent l'année de l'apparition de son Mémoire : aucun travail cité n'est antérieur au siècle

BIBLIOGRAPHIE (1)

Abbe, E., 78. Ueber Blutkörper-Zählung. Sitzungsber. d. Jen. Ges. f. Med. u. Naturw.

Afanassiew, M., 84. Ueber den dritten Formbestandteil des Blutes im normalen und pathologischen Zustand etc. Arb. Med. Klin. Just. Univers. München. Bd. 1, 2. — Heft p. 556-592, Pl. 15.

Altmann, R., 79. Ueber die Verwertbarkeit der Corrosion in der mikroskopischen Anatomie. Archiv. f. mikr. Anat. 16. Bd. p. 471-507, Pl. 21-23.

— **92**. Ein Beitrag zur Granulalehre. Verh. anat. Ges. 6, Vers. p. 220-223.

— **94**. Die Elementarorganismen und ihre Beziehungen zu den Zellen, p. 1-160, 9 Fig. et 35 Pl. 2e édition, Leipzig.

Ambronn, H., 92. Anleitung zur Benutzung des Polarisationsmikroskops bei histologischen Untersuchungen, Leipzig.

Arnstein, C., 87. Die Methylenblaufärbung als histologische Methode. Anat. Anz. Bd. 2.

Azoulay, L., 95. Méthode de coloration de la myéline. Soc. de biol. + Anat. Anz.

Balbiani, E. G. (83). Le noyau vitellin. Zool. Anz. VI, p. 659.

Balbiani et Henneguy (81). Sur l'emploi et les propriétés du vert de méthyle en histologie. C. r. Soc. de Biologie, 1881, p. 131.

Ballowitz, E., 88. Untersuchungen über die Struktur der Spermatozoen. Arch. f. mikr. Anat. Bd. 32.

Barfurth, D., 91. Ueber Zellbrücken glatter Muskelfasern. Arch. f. mikr. Anat. Bd. 38.

— **93**. Die experimentelle Untersuchung über die Regeneration der Keimblætter bei den Amphibien. Anatomische Hefte 1. Abt. H. 9. (3. Bd., H. 2).

Barlow, R., 95. Mitteilungen über Reduktion der Ueberosmiumsäure durch das Pigment der menschlichen Haut D[II] Heft 5. Bibliotheca medica. Abt. D[II].

Bayerischer Kœnigskalender, 83. Gebr. Reichel in Augsburg.

---

(1) Ceux qui voudraient entrer plus avant dans l'étude de l'anatomie microscopique et de la technique, aimeront à trouver ici une liste des principaux traités et mémoires parus pendant ces dernières années.

Beale, L , **57**. How to work vith the microscope. London.

Behrens, W.. **Kossel**, A., **Schiefferdecker**, P., **89**. Das Mikroskop und die Methoden der mikroskopischen Untersuchung. Braunschweig. H. Bruhn.

Benda, C.. **87**. Ein interessantes Strukturverhältnis der Mäuseniere. Anat. Anz. Bd. 2.

— **87**. Untersuchungen über den Bau des funktionierenden Samenkanälchens einiger Säugetiere und Folgerungen für die Spermatogenese dieser Wirbeltierklasse. Arch. f. mikr. Anat. Bd. 30.

Berkley. H. J., **93**. Studies in the Histology of the Liver. Anat. Anzeiger, 8. Jahrg., p. 769-792. 22 Fig.

Bethe, A., **95**. Angaben über ein neues Verfahren der Methylenblaufixation. Arch. f. mikr. Anat. B. 44.

Blochmann. F., **84**. Ueber Einbettungsmethoden. Zeitschr. f. wiss. Mikr. Bd. 1.

— **89**. Eine einfache Methode zur Entfernung der Gallerte und Eischale bei Froscheiern. Zool. Anz.

Blum. F., **93**. Der Formaldehyd als Härtungsmittel. (Vorl. Mitt.). Zeitschr. f. wiss. Mikr. Bd. X.

— **96**. Ueber Wesen und Wert der Formolhärtung. Anat. Anz. Bd. 11.

Bœhm, A. A. und **v. Davidoff**, M., **95**. Lehrbuch der Histologie des Menschen einschliesslich der mikroskopischen Technik. 246 Fig. XV, 404 p. Wiesbaden.

Bœhmer, F., **65**. Zur pathologischen Anatomie der Meningitis cerebromedullaris epidemica. Ärztl. Intelligenzbl. f. Bayern. 12. Jahrg.

Bonnet, R., **78**. Studien über die Innervation der Haarbälge der Haustiere. Morph. Jahrb. Bd. 4, p. 329-398, Pl. 17-19.

Born, G., **83**. Die Plattenmodelliermethode. Arch. f. mikr. Anat. Bd. 22.

— **88**. Noch einmal die Plattenmodelliermethode. Zeitschr. f. wiss. Mikr. Bd. 5.

— **93**. Ein neuer Schnittstrecker. Zeitschr. f. wiss. Mikr. Bd. 10.

Boveri, Th., **87**. Zellen-Studien. Heft 1, Jena.

Bremer, L., **82**. Ueber die Endigungen der markhaltigen und marklosen Nerven im quergestreiften Muskel. Arch. f. mikr. Anat. Bd. 21.

Budge, A., **77**. Die Saftbahnen im hyalinen Knorpel. Arch. f. mikr. Anat. 14. Bd. p. 65-73. Pl. 5 b.

— **79**. Weitere Mitteilungen über die Saftbahnen im hyalinen Knorpel. Ibidem, 16 Bd., p. 1-15, Pl. 1.

Bütschli, O., **92**. Untersuchungen über mikroskopische Schäume und das Protoplasma. 234 p., 23 fig., 6 pl. Separat-Atlas de 49 microphotographies. Leipzig.

Cajal (**96**) Estructura del protoplasma nervioso ; *Revista trimestrial micrografica*, n° 1.

— (**96**) Nouvelles contributions à l'étude histologique de la rétine (Traduction Azoulay). Journ. de l'An. et de la Phys., n° 5, sept.-oct., p. 481-542. 4 pl.

Calberla, E., **77**. Ein Beitrag zur mikroskopischen Technik. Morph. Jahrb. Bd. 3.

Calleja (96). Histogenesis de los centros nerviosos. Thèse de doctorat.

Carrière, J., 82. Kurze Mitteilungen zur Kenntniss der Herbstschen und Grandryschen Körperchen in dem Schnabel der Ente. Arch. f. mikr. Anat. 21. Bd. ; p. 146-164. pl. 6.

Chabry, 87. Embryologie normale et tératologique des Ascidies. Thèse de Paris, 1887.

Chrzonszczewsky, N., 64. Zur Anatomie der Niere. Virchow's Arch. Bd. 31.

— **66**. Zur Anat. u. Physiol. d. Leber Virchow's Arch. Bd. 35.

Cohnheim, 67. Ueber die Endigungen der sensiblen Nerven in der Hornhaut. Virchow's Arch. Bd. 34. p. 606-622. pl. 14.

Cox. W. H., 90. Nederlandsch Tijdschrift for Geneeskunde. D.12.

— **91**. Imprägnation des centralen Nervensystems mit Quecksilbersalzen. Arch. f. mikr. Anat. 37 Bd. p. 16-21. pl. 2.

Czokor, J., 80. Die Cochenille-Karminlösung. Arch. f. mikr. Anat. Bd. 18.

Déjerine, J.. 95. Anatomie des centres nerveux. Tome I. Paris.

Dippel, L.. 82. Das Mikroskop und seine Anwendung, 1 Theil. Handb. d. allgemeinen Mikroskopie. 2ᵉ édition, Braunschweig.

Dogiel, A. S., 90. Methylenblautinktion der motorischen Nervenendigungen in den Muskeln der Amphibien und Reptilien. Arch. f. mikr. Anat. Bd. 35.

Dogiel (95). Ein besonderer Typus von Nervenzellen in der mittleren gangliosen Schicht der Vogelsretina. Anat. Anz., n° 23.

Dreser. 86. Zur Chemie der Netzhautstäbchen. Zeitschrift für Biologie. Bd. 22.

Duval, M., 78. Précis de technique microscopique et histologique. Paris.

— **79**. Méthode du Collodion, in Journal de l'Anatomie et de la Physiologie. Paris.

— **97**. Précis d'histologie. Masson et Cie. Paris.

Eberth. C. J., 71/72. Die Nebennieren. In Strickers : Handbuch der Lehre von den Geweben. Leipzig.

Ebner, V. v.. 75. Ueber den feineren Bau der Knochensubstanz. Sitz. Ber. Akad. Wien. Bd. 72. 3 Abt., p. 1-90, pl. 1-4.

— **91**. Histologie der Zähne mit Einschluss der Histogenese. In : Handb. d. Zahnheilkunde von J. Scheff jr.. 1 Bd. Wien.

Ehrlich, P.. 76. Beitraege zur Kenntnis der Anilinfærbungen und ihrer Verwendung in der mikroskopischen Technik. Arch. f. mikr. Anat., 13 Bd.

— **85**. Das Sauerstoffbedürfnis des Organismus. Eine farbenanalytische Studie. Berlin.

— **91**. Farbenanalytische Untersuchungen zur Histologie und Klinik des Blutes. 1 Theil (Dans ce mémoire sont contenus ses recherches personnelles et les travaux de ses élèves *Westphal, Spilling, Schwarze*).

Ewald, A. et W. Kühne, 74. Die Verdauung als histologische Methode. Verh. Naturhist. Ver. Heidelberg (N. F.) Bd. 1, p. 451-456.

Fick, R., 93. Ueber die Reifung und Befruchtung des Axoloteleies. Verhandl. d. anat. Gesellsch.

258   BIBLIOGRAPHIE

— **93**. Ueber die Reifung und Befruchtung des Axoloteleies. Zeitschr. f. wiss. Zoologie. Bd. 56.

Field, H. H. et **Martin**, J., **94**. Mikrotechnische Mitteilungen. Zeitschr. f. wiss. Mikr. und f. mikr. Technik. XI, p. 6-12.

Fischer, **75**. Eosin als Tinktionsmittel für mikroskopische Præparate. Arch. f. mikr. Anat. Bd. 12.

Fischer, A., **93**. Zur Kritik der Fixierungsmethoden und der Granula. Anat. Anz. 9. Bd.

Fischer, E., **76**. Ueber die Endigungen der Nerven im quergestreiften Muskel der Wirbeltiere. Arch. f. mikr. Anat. Bd. 13.

Flechsig, P., **76**. Die Leitungsbahnen im Gehirn und Rückenmark des Menschen. Leipzig.

Flemming. W., **82**. Zellsubstanz. Kern und Zellteilung. p. VIII et 1-424. 24 fig. et 8 pl. Leipzig.

— **86**. Surrogate f. Knochenschliffe. Zeitschr. f. wiss. Mikr. Bd. 3.

— **89**. Ueber die Löslichkeit osmierten Fettes und Myelins in Terpentinöl. Zeitschr. f. wiss. Mikr. 6 Bd., p. 39-40.

— **89**. Weiteres über die Entfærbung osmierten Fettes in Terpentin und anderen Substanzen. Ibidem. p. 178-181.

— **91**. Ueber Teilung und Kernformen bei Leukocyten, und über deren Attraktionsphæren. Archiv. f. mikrosk. Anat. Bd. XXXVII, p. 249-298.

— **91**. Neue Beitræge zur Kenntnis der Zelle. Arch. f. mikr. Anat. Bd. XXXVII, p. 685-751.

— **95**. Ueber die Wirkung von Chromosmiumessigsæure auf Zellkerne. Arch. f. mikr. Anatomie. Bd. 45.

— **95**. Ueber den Bau der Spinalganglien bei Sæugetieren, und Bemerkungen über den der zentralen Zellen. Arch. f. mikr. Anat. Bd. 46.

Fleischl, E., **74**. Ueber die Beschaffenheit d. Axencylinders. Beitræge Anat. Phys. Festgabe f. *Karl Ludwig*, p. 51-55. 1 Pl. Leipzig.

Flesch, M., **80**. Untersuchungen über die Grundsubstanz des hyalinen Knorpels. p. 1-102, 5 Pl. Würzburg.

Fol, H., **84**. Lehrbuch der vergleichenden mikroskopischen Anatomie etc., 1 Lief. Die mikroskopisch-anatomische Technik p. 1-208 : 84 fig. Leipzig.

Franke, Ad., **81**. Die Reptilien u. Amphibien Deutschlands. Leipzig.

Frey, H., **68**. Die Hæmatoxylinfærbung. Arch. f. mikr. Anat. Bd. 4.

Friedlænder, **82**. Mikroskopische Technik, Berlin.

Frommann, C., **64**. Ueber Færbung der Binde-und Nervensubstanz des Rückenmarkes durch arg. nitr. und über die Struktur der Nervenzellen. Virchow's Archiv. Bd. 31.

— **64**. Zur Silberfærbung d. Axencylinder. Virchow's Archiv. Bd. 31.

Froriep, A., **78**. Ueber das Sarcolemm und die Muskelkerne. Arch. f. Anat. und Physiol. Anat. Abt.

Gad, J., (*Chr. Sihler*), **95**. Ueber eine leichte und sichere Methode , die Nervenendigung an Muskelfasern und Gefæssen nachzuweisen. Verhandl. der Berliner Physiol. Gesellsch. in : Arch. f. Anat. und Physiol., physiol. Abt.

Garbini, A., 86. Di un nuovo metodo per doppia colorazione. Zool. Anz. 9 Jahrg.

Gasser, 78. Der Primitivstreif bei Vogelembryonen. Cassel.

Gerlach, J., 58. Mikroskopische Studien aus dem Gebiete der menschlichen Morphologie, p. VI et 1-72, 8 Pl. Erlangen.

— **71-72**. Von dem Rückenmark. Strickers Handbuch der Lehre von den Geweben p. 665-693. Fig. 217-229, Leipzig.

— **72**. Struktur der Gefæsshæute. Sitzungsber. d. phys. med. Soc. zu Erlangen.

Gierke, H., 84. 85. Færberei zu mikroskopischen Zwecken. Zeitschr. f. wiss. Mikr. Bd. 1 et 2.

Giesbrecht. W.. 81. Zur Schneide-Technik. Zool. Anz. 4 Jahrg.

Goldscheider, 86. Demonstration von Præparaten, betreffend die Endigung der Temperatur und Drucknerven in der menschlichen Haut. Verhandl. der Physiol. Ges. zu Berlin, 1885. Arch. f. Anat. und Physiol. ; Physiol. Abt.

Golgi, C.. 94. Untersuchungen über den feineren Bau des centralen und peripherischen Nervensystems. p. 1-272, 30 Pl. — (Dans ce mémoire se trouvent réunies toutes les recherches de Golgi concernant ce sujet depuis 1871.)

Grenacher. A., 79. Einige Notizen zur Tinktionstechnik, besonders zur Kernfærbung. Arch. f. mik. Anat. 16 Bd. p. 463-471.

Gescheidlen, R., 76. Physiologische Methodik. Braunschweig.

Hællsten, 86. Ein Compressorium für mikroskopische Zwecke. Zeitschr. f. Biologie. Bd. 22.

Halliburton, W. D., 95. Lehrbuch der chemischen Physiologie und Pathologie.

Hammer, Bernh., 91. Ueber das Verhalten von Kernteilungsfiguren in der menschlichen Leiche. Dissert. Berlin. 39, p.

Hannover, 40. Die Chromsæure, ein vorzügliches Mittel bei mikroskopischen Untersuchungen. Joh. Müller's Archiv.

Hansen, Fr. C. C., 95. Eine schnelle Methode zur Herstellung des Bœhmerschen Hæmatoxylins. Zool. Anz. Nr. 473.

Haug, R., 91. Die gebræuchlichsten Entkalkungsmethoden. Eine technisch-histologische Studie. Zeitschr. f. wiss. Mikr. Bd. 8.

— **91**. Ueber eine neue Modifikation der Phloroglucin-Entkalkungs-methode. Centralblatt f. allg. Path. und path. Anat. Bd. 2.

Heidenhain, R., 80. Physiologie der Absonderungsvorgænge. Handbuch der Physiol. von L. Herrmann. Bd. V, p. 1-420.

— **86**. Eine Abænderung der Færbung mit Hæmatoxylin und chromsauren Salzen. Arch. f. mikr. Anatomie. Bd. 27.

— **88**. Beitræge zur Histologie und Physiologie der Dünndarmschleimhaut. Arch. f. d. ges. Physiol. Pflüger 43 Bd. Suppl.

Heidenhain, M., 92. Ueber Kern und Protoplasma. Festschr. f. Kölliker-Leipzig, p. 109-166. Pl. 9-11.

Heidenhain, M., 94. Neue Untersuchungen über die Zentral-

Koerper und ihre Beziehungen zum Kern und Zellprotoplasma. Arch. f. mikr. Anat. 43 Bd. p. 423-758. Pl. 25-31.

Henle. J., 71. Handbuch der systematischen Anatomie des Menschen. Bd. 3. Abt. 2 (Préface).

Henneguy, F., 88. Recherches sur le développement des Poissons osseux (Embryogénie de la Truite). Journal de l'An. et de la Phys. 24e année, p. 416 et s.

— **96.** Leçons sur la cellule. Georges Carré, Paris.

Henneguy, F. (96). Nouvelle méthode de coloration à la safranine. C. r. sommaire des séances de la Soc. philomat. de Paris. n° 2, p. 4-5.

Hermann, 93. Technik. Methoden zum Studium des Archiplasmas und der Centrosomen tierischer und pflanzlicher Zellen. Ergebnisse der Anat. und Entwicklungsgeschichte. Voir F. Merkel und R. Bonnet. Bd. 2 ; Abt. 2.

Hertwig. O., 83. Die Entwicklung des mittleren Keimblattes der Wirbeltiere. Jena.

His, W., 61. Untersuchungen über den Bau der Lymphdrüsen. Zeitschr. f. wiss. Zoologie, 11 Bd. 24 p. Pl. 8, 9.

— **68** Untersuchungen über die erste Anlage des Wirbeltierleibes. Leipzig.

— **87.** Ueber die Methoden der plastischen Rekonstruktion und über deren Bedeutung für Anatomie und Entwicklungsgeschichte. Anat. Anz. 2 Jahrg.

Holmgren. F., 74. Methode zur Beobachtung des Kreislaufs in der Froschlunge. Beiträge zur Anatomie und Physiologie. Festgabe für Ludwig. Leipzig.

Hoppe-Seyler, F. und Thierfelder, H., 93. Handbuch der physiologisch — und pathologisch — chemischen Analyse. 6º Edition. Berlin.

Hoyer, H., 90. Ueber den Nachweis des Mucins in Geweben mittels d. Færbemethode. Arch. f. mikr. Anat. 36 Bd. p. 310-374.

Journal de l'anatomie et de la physiologie, fondé par Robin. Publié par Duval. Paris.

Journal de micrographie. Publié par J. Pelletan, Paris.

Kaes. Th., 91. Die Anwendung der Woltersschen Methode auf die feinen Fasern der Hirnrinde. Neurologisches Centralblatt.

V. Kahlden, 95. Technik der histologischen Untersuchung pathologisch — anatomischer Præparate. 4e édition, Jena. G. Fischer.

Kallius, E., 92. Ein einfaches Verfahren, um *Golgische* Præparate für die Dauer zu fixieren. Anat. Hefte 1 Abt. 5 Heft, p. 271-275.

Kann, H., 89. Ueber das Epithel des Ureters. Inaug. Diss. Munich. 26 p. 1 Pl.

Kastschenko, N., 86. Methode zur genaueren Rekonstruktion kleinerer makroskopischer Gegenstænde. Arch. f. An. u. Physiol. Anat. Abt.

— **87.** Die graphische Isolierung. Anat. Anz. Bd. 2.

— **88.** Ueber das Beschneiden mikroskopischer Objekte. Zeitschr. f. wiss. Mikr. Bd. 5.

Keibel, F., **94**. Ein kleiner Hilfsapparat für die Plattenmodelliermethode. Zeitschr. f. wiss. Zool. u. f. mikr. Technik. Bd. XI, p. 162-163.

Key, A. und **Retzius**, G.. **82**. Ueber die Anwendung der Gefrierungsmethode in der histologischen Technik. Biologische Untersuchungen, herausg. v. G. Retzius.
Voir aussi : Om frysningsmetodens anwændande vid histologisk teknik. Nordisk medicinsk Arkiv Bd. 6, 1874.

Klaatsch, H., **87**. Zur Færbung von Ossifikationspræparaten. Zeitschr. f. wiss. Mikr. Bd. 4.

Kleinenberg, N., **76**. Grundzüge der Entwickelungsgeschichte der Tiere. p. XX et 1-267-71 Fig. Leipzig.

Koch, G. V., **78**. Ueber die Herstellung dünner Schliffe von solchen Objekten, welche aus Teilen von sehr verschiedener Konsistenz zusammengesetzt sind. Zool. Anz. 1 Jahrg. p. 36-37.

Kœlliker, A.. **81**. Zur Kenntniss des Baues der Lunge des Menschen. Verh. d. Physik.-med. Gesellsch. in Würzburg. Bd. 16.

— **86**. Der feinere Bau des Knochengewebes. Zeitschr. f. wiss. Zool. Bd. XLIV. p. 1-37.

— **93**. Handbuch der Gewebelehre des Menschen. 6° édition. Bd. 2, 1ᵉ partie. Leipzig.

Kolossow, A., **92**. Ueber eine neue Methode der Bearbeitung der Gewebe mit Osmiumsæure. Zeitschr. f. wiss. Mikr. Bd. 9.

Kopsch, Fr., **96**. Erfahrungen über die Verwendung des Formaldehyds bei der Chromsilber. Imprægnation. Anat. Anz. XI Bd. p. 727.

Krause, C., **44**. Article *Peau* dans : Handwœrterb. d. Physiol., herausg. von R. Wagner. 2 Bd. Braunschweig.

Krause, W., **84**. Untersuchungsmethoden. Internation. Monatschrift f. Anat. und Histol. Bd. 1.

Krœnig, **86**. Einschlusskitt für mikroskopische Præparate. Arch. f. mikr. Anat. 27 Bd., p. 657-658.

Kühne, W.. **86**. Neue Untersuchungen über die motorische Nervendigung. Zeitschr. f. Biol. Munich. Bd. 23.

Kühne, W., et **Lea**, A., Sch., **74**. Uber die Absonderung des Pankreas. Verh. d. Naturhist. Ver. Heidelberg. (N. F.) Bd. 1.

Kultschizky, N.. **87**. Zur histologischen Technik. II Celloïdin — Paraffin. Einbettung. Zeitschr. f. wiss. Mikr. und f. mikr. T. Bd IV, p. 48-49.

— **87**. Zur Kenntnis der modernen Fixierungs — und Konservierungs — mittel. Zeitschr. f. wiss. Mikr. Bd. 4.

— **90**. Ueber Færbung der markhaltigen Nervenfasern in den Schnitten des Centralnervensystems mit Hæmatoxylin und Karmin. Anat. Anz. Jahrg. 5.

Kupffer, C., **76**. Ueber Sternzellen der Leber. Arch. f. mikr. Anat. 12 Bd., p. 353-358.

— **83**. Ueber den « Achsencylinder » markhaltiger Nervenfasern. Sitz. Ber. Akad. Munich. 13 Bd., p. 466-475. 1 Pl.

— **89**. Ueber den Nachweis der Gallenkapillaren und spezifischer Fasern in den leberlæppchen durch Færbung. Sitz. Ber. Ges. Morph. Phys. Munich. 5 Bd., p. 82-86.

Langendorff, O.. 89. Beitraege zur Kenntnis der Schilddrüse. Arch. f. Anat. Phys. — Phys. Abt. Suppl. p. 219-242, pl. 5.

Leber, T.. 68. Zur Kenntnis der Impraegnationsmethoden der Hornhaut und aehnlicher Gewebe. Arch. f. Ophthalmologie. Bd. 14.

Ledermann. R.. und Ratkowski, 94. Die mikroskopische Technik im Dienste der Dermatologie. Vienne et Leipzig. W. Braumüller.

Lee et Henneguy. 95. Traité des méthodes techniques de l'Anatomie microscopique. 2e édition. Paris.

Lenhossék, M., 96. Der feinere Bau des Nervensystems im Lichte neuester Forschungen. Berlin, 2e édition.

Lenhossek (96). Histologische Untersuchungen am Schlappen der Cephalopoden. Arch. f. m. A. Bd. 47.

Lepkowsky, W.. 92. Beitrag zur Histologie des Dentins mit Angabe einer neuen Methode. Anat. Anz. Bd. 7.

Lœwit. 75. Die Nerven der glatten Muskulatur. Wiener Sitzungsber. Bd. 71.

Ludwig Ferdinand. Dr.. Prinz von Bayern, **84.** Ueber Endorgane der sensiblen Nerven in der Zunge der Spechte. Münchener akad. Sitzungsber.

London, B.. 81. Das Blasenepithel bei verschiedenen Füllungszuständen der Blase. Arch. Anat. Phys. — Phys. Abt. p. 317 bis 330.

Mall, F.. 91. Das reticulierte Gewebe und seine Beziehungen zu den Bindegewebsfibrillen. Abh. Math. Physik. Class. Sæchs. Ges. Wiss. 17 Bd., p. 299-338.

Marchi et Alghieri, 85. Sulla degenerazioni discendenti consecutivi a lesioni della corteccia cerebrale. Rivista sperimentale di frenatria. Vol. XI.

Mayer, P.. 81. Ueber die in der zoologischen Station zu Neapel gebræuchlichen Methoden zur mikroskopischen Untersuchung. Mitt. zool. Stat. Neapel. Bd. 2, p. 1-27.

— 83. Einfache Methode zum Aufkleben mikroskopischer Schnitte. Mitt. Station Neapel. Bd. 2. p. 521-522.

— 87. Aus der Mikrotomtechnik. Internat. Monatsschr. f. Anat. und Physiol. Bd. 4.

— 91. Ueber das Færben mit Hæmatoxylin. Mitt. zool. Station zu Neapel. 10 Bd., p. 170-186.

— 92. Ueber das Færben mit Karmin, Kochenille und Hæmatein-Thonerde. Mitt. zool. Stat. Neapel. Bd. 10.

— 96. Ueber Schleimfærbung. Mitt. zool. Stat. Neapel. Bd. 12.

Mercier, A., 94. Die zenkersche Flüssigkeit, eine neue Fixierungsmethode. Zeitschr. f. wiss. Mikr. Bd. 11.

Merkel, F.. 83. Die Speichelröhren. Rectoratsprogramm *Rostock.*, p. IV et 1-28, 2 pl. Leipzig.

— 77. Eine neue Methode für Untersuchung des Centralnervensystems. Arch. f. mikr. Anat. Bd. 14.

Metzner, R.. 94. Beitræge zur Granulalehre. Arch. f. Anat. u. Physiol. Physiol. Abt. p. 309-348.

Meyer, S., 95. Die subkutane Methylenblauinjektion, ein

Mittel zur Darstellung der Elemente des Centralnervensystems von Sæugetiere, Arch. f. mikr. Anat. Bd. 46.

Moleschott, Jak., **59**. Ein Beitrag zur Kenntnis der glatten Muskeln. Untersuchungen zur Naturlehre d. Menschen u. d. Tiere. Bd. 6.

Moleschott, J., **Piso-Borme**, G., **63**. Ueber das Vorkommen gabelfœrmiger Teilungen an glatten Muskelfasern. Unters. zur Naturlehre d. Menschen n. d. Tiere. Bd. 9.

Müller. H. F., **92**. Die Methoden der Blutuntersuchung. Zusammenfassendes Referat. Centralbl. Allg. Path. Anat. 3 Bd. p. 801-820, 851-72.

Müller, H., **59**. Ueber glatte Muskeln und Nervengeflechte der Chorioidea im menschlichen Auge. Verhandl. d. Physik. med. Gesellsch. in Würzburg.
Aussi dans : *Heinrich Müller's* Gesammelte und hinterlassene Schriften zur Anatomie und Physiologie des Auges. 1 Bd., réunis et publiés par Otto Becker.

Neelsen und **Schiefferdecker**, P., **82**. Beitrag zur Verwendung der ætherischen Œle in der histologischen Technik. Arch. f. Anat. und Physiol. Anat. Abt.

Negro, C., **87**. Sur les terminaisons nerveuses motrices. Arch. ital. de biol., t. 9.

Neuhauss, **90**. Lehrbuch der Mikrophotographie, Braunschw. H. Bruhn.

Nissl, F.. **95**. Der gegenwærtige Stand der Nervenzellenanatomie und Pathologie. Zeitschr. f. Psychiatrie. Bd. 51.

Norris, W. F., and **Shakespeare**, E. O., **77**. A new method of double staining. American Journ. of the med. sc.

Nuel, J. P., et **Cornil**, F., **90**. De l'endothélium de la chambre antérieure de l'œil, particulièrement de celui de la cornée. Archives de biologie, t. 10.

Obersteiner, H., **96**. Anleitung beim Studium des Baues der nervœsen Centralorgane in gesunden und kranken Zustande. Leipzig et Vienne.

Obregia, A., **90**. Serienschnitte mit Photoxylin oder Celloidin. Neurologisches Centralbl. Bd. 9.

Oppel, A., **90**. Eine Methode zur Darstellung feinerer Strukturverhæltnisse der Leber. Anat. Anz. 5 Jahrg. p. 143-145.
— **91**. Ueber Gitterfasern der menschlichen Leber und Milz. Anat. Anz. 6 Jahrg. p. 165-173, 4 Fig.

Pal, J., **86**. Ein Beitrag zur Nervenfærbetechnik. Med. Jahrb. Vienne, p. 619-631.

Perenyi, J., **82**. Ueber eine neue Erhærtungsflüssigkeit, Zool. Anz. 5 Jahr..

Pfitzner, W., **80**. Die Epidermis der Amphibien. Morph. Jahrb. Bd. 6.
— **82**. Ueber den feineren Bau der bei der Zellteilung auftretenden fadenfœrmigen Differenzierungen des Zellkernes. Morph. Jahrb. 7 Bd.

Pleuge, H., **96**. Hærtung mit Formaldehyd und Anfertigung von Gefrierschnitten, eine für die Schnelldiagnose æusserst brauchbare Methode. Münchener med. Wochenschr. Nr. 4.

Podwissotzki, 87. Ueber die Beziehungen der quergestreiften Muskeln zum Papillarteil der Lippenhaut. Arch. f. mikr. Anat. Bd. 30, p. 527. Pl. 17.

Politzer, A., 89. Die anatomische und histologische Zergliederung des menschlichen Gehœrorgans im normalen und kranken Zustande. Stuttgart.

Prudden, J. M., 85. Fragekasten. Zeitschr. f. wiss. Mikroskopie, Bd. 2.

Rabl, C., 85. Ueber Zellteilung. Morph. Jahrb. 10 Bd. p. 214 bis 330, Pl. 7-13.

— **94**. Einiges über Methoden. Zeitschr. f wiss. Mikr. Bd. XI.

Rabl, H., 91. Die Entwicklung und Struktur der Nebennieren bei den Vœgeln. Arch. f. mikr. Anat. Bd. 38.

Ramon y Cajal, S., 94. Die Retina der Wirbeltiere. Untersuchungen mit der Golgi-Cajalschen Chromsilbermethode und der Ehrlichschen Methylenblanfærbung. Traduit en allemand par R. Greeff. Wiesbaden.

— **94**. Les nouvelles idées sur la structure du système nerveux chez l'homme et chez les vertébrés. Traduction de *L. Azoulay*, Paris.

Ranvier, 68. Technique microscopique. Journal de l'Anat.

— **75**. Des préparations du tissu osseux avec le bleu d'aniline insoluble dans l'eau et soluble dans l'alcool. Travaux lab. Histol., p. 16-21.

— **78**. Leçons sur l'histologie du système nerveux. Tome 1, p. III et 1-352, 4 Pl. 20 Fig. et tome 2, 380 p. 8 Pl.

— **80**. Leçons d'anatomie générale sur le système musculaire, p. 1-466, 99 Fig. Paris.

— **81**. Leçons d'anatomie générale. Terminaisons nerveuses sensitives. Cornée, p. XX, 447. 54 fig. Paris.

— **89**. Traité technique d'histologie. Paris, 2e édition.

Vom Rath, O., 95. Zur Konservierungstechnik. Anat. Anzeiger, 11° Bd.

Rauber, A., 76. Ueber die Stellung des Hünchens im Entwickelungsplan. Engelmann.

Rawitz, B., 95. Die Verwendung der Alizarine und Alizarincyanine in der histologischen Technik. Anat. Anz. Bd. 11.

— **95**. Ueber eine Modification in der substantiven Verwendung des Hæmateins. Anat. Anz. Bd. XI, p. 301-303.

Rehm, 92. Einige neue Færbungsmethoden zur Untersuchung des centralen Nervensystems. Münchener mediz. Wochenschrift, Jahrg. 39.

Reichert, K. B., 49. Die glatten Muskelfasern in den Blutgefæsswandungen. Müller's Archiv.

Aussi : Observationes microchemicæ circa nonnullas animalium telas. Dorpati. 1848. Paulsen.

— **49**. Beobachtungen über eine eiweissartige Substanz in Krystallform. Müller's Archiv, Jahrg. 1849.

Reinke, Fr., 93. Ueber einige Versuche mit Lysol an frischen Geweben zur Darstellung histologischer Feinheiten. Anat. Anz. p. 18-19.

— **95**. Die Japanische Methode zum Aufkleben von Paraffinschnitten. Zeitschr. f. wiss. Mikr. Bd. 12.

Renaut, J., **81**. Sur le mode de préparation et l'emploi de l'éosine et de la glycérine hématoxyliques en histologie. Arch. de Physiol.

— **93**. Traité d'histologie pratique. L. Battaille et Cie, Paris.

— **(97)**. Traité d'histologie pratique, tome II, fasc. 1 (Les épitheliums. L'ectoderme tégumentaire).

Retterer, Ed. Note sur la technique des fibres cellules. C. r. soc. Biol. 8e série ; t. IV, no 36, p. 645.

— **(94)**. Notes de technique sur les injections naturelles. Journ. de l'An. et de la Phys., t. XXX, p. 336.

Retzius, G., **84**. Das Gehœrorgan der Wirbeltiere. 2o Bd. (Reptilien, Vœgel und Sæger). Stockholm.

Riese, H., **91**. Ueber die Technik der Golgischen Schwarzfærbung durch Silbersalze etc. Centralbl. f. allg. Pathol. u. patholog. Anat. II Bd. p. 497-519.

Rœse, C., **92**. Ueber die v. Koch'sche Versteinerungsmethode. Anat. Anz. Jahrg. p. 512-519.

— **93**. Ueber die Zahnentwicklung der Krokodile. Morpholog. Arb. von G. Schwalbe. III Bd. 2e H. p. 195-228.

Rollett, A., **59**. Untersuchungen über die Struktur des Bindegewebes. Unters. z. Natur lehre d. Menschen u. der Tiere. Publiées par Moleschott. Giessen. Bd. 6.

— **71**. Von den Bindesubstanzen. Striker's Handbuch der Lehre von den Geweben. Leipzig.

— **72**. Ueber die Hornhaut. Handbuch der Lehre von den Geweben. Publié par Stricker.

— **85**. Untersuchungen über den Bau der quergestreiften Muskelfasern. Denkschr. Akad. Wien, math-naturw. Kl. Bd. 49 ; Abt. 1 : p. 82-132 et Bd. 51 : Abt. 1 : p. 23-68.

Roux, W., **94**. Die Methoden zur Erzeugung halber Froschembryonen und zum Nachweis der Beziehung der ersten Furchungsebenen zur Medianebene des Embryo. Anat. Anz. Bd. 9.

Sauer, H., **95**. Neue Untersuchungen über das Nierenepithel und sein Verhalten bei der Harnabsonderung. Arch. f. mikr. Anat. u. Entw. Bd. 46.

Schællibaum, H., **83**. Ueber ein Verfahren, mikroskopische Schnitte auf dem Objekttræger zu fixieren und daselbst zu færben. Arch. f. mikr. Anat. Bd. 22.

Schaffer, J., **88**. Die Færberei zum Studium der Knochenentwickelung. Zeitschr. f. wiss. Mikr. Bd. 5.

— **93**. Die Methode der histologischen Untersuchung des Knochengewebes. Zeitschr. f. wiss Mikr. Bd. 10.

Schiefferdecker, P., **82**. Ueber die Verwendung des Celloïdins in der anatomischen Technik. Arch. f. Anat. u. Phys. ; Anat. Abt.

— **86**. Methode zur Isolierung von Epithelzellen. Jahrb. f. wiss. Mikr. Bd. 3.

Schneider, A., **80**. Ueber Befruchtung. Zool. Anz.

Schultze, M., **64**. Die Anwendung mit Jod konservierter tierischer Flüssigkeiten als macerierendes und konservierendes

Mittel bei histologischen Untersuchungen. Virchow's Archiv. Bd. 30, p. 263-265.

— 65. Ein heizbarer Objekttisch und seine Verwendung bei Untersuchungen des Blutes. Arch. f. mikr. Anat. Bd. 1.

— 71. Essigsaures Kali zum Aufbewahren mikroskopischer Arch. f. mikr. Anat. Bd. 7.

Schultze, M.. **65** et **Rudneff**. M.. **65**. Weitere Mitteilungen über die Einwirkung der Ueberosmiumsaeure auf tierische Gewebe. Arch. f. mikr. Anat. Bd. 1.

Schultze, O.. **87**. Untersuchungen über Reifung und Befruchtung des Amphibieneies. Zeitschr. f. wiss. Zool. Bd. 45.

Schultze, F. E., **71**. Die Lungen. Stricker's Handb. d. Lehre von den Geweben. Leipzig.

Schweigger-Seidel, F.. **65**. Die Nieren des Menschen und der Saugetiere in ihrem feineren Baue, p. 1-92 ; 4 pl. Halle.

— **68** in : *Cyon*, Ueber die Nerven des Peritoneums. Ber. d. Saechs. Gesch. d. Wiss.

Solger, B., **83**. Ueber die Einwirkung des Wasserstoffsuperoxydes auf tierische Gewebe. Centralbl. f. d. med. Wiss.

— **89**. Kohlensaurer Ammoniak, ein Mittel zur Darstellung des Sarkolemmas. Zeitschr. f. wiss. Mikr. Bd. 6.

— **89**. Zur Struktur der Pigmentzelle. Zool. Anz. 12 Jahrg.

— **93**. Zur Kenntnis osmirten Fettes. Anat. Anz. Bd. 8.

Soulier, A., **91**. Sur quelques points de l'Anatomie des Annélides tubicoles de la région de Cette. Montpellier-Paris.

Spee, Graf F.. **85**. Leichtes Verfahren zur Erhaltung linear geordneter, lückenloser Schnittserien mit Hilfe von Schnittbaendern-Zeitschr. f. wiss. Mikr. und für mikroskop. T. Braunschweig. Bd. 2.

— **87**. Ueber die ersten Vorgaenge der Ablagerung des Zahnschmelzes. Anat. Anz. 2. Jahrg.

Stœhr, Ph., **94**. Lehrbuch der Histologie, 6e Edition. Jena. G. Fischer.

Stoss, A., **91**. Konstruktion eines Kühlmessers. Zeitschr. f. wiss. Mikr. Bd. 8.

Strasser, H., **86**. Ueber das Studium der Schnittserien und über die Hilfsmittel, welche die Rekonstruktion der zerlegten Form erleichtern. Zeitschr. f. wiss. Mikr. Bd. 3.

— **87**. Ueber die Methoden der plastischen Rekonstruktion. Zeitschr. f. wiss. Mikr. Bd. 4.

Strelzoff, Z., **73**. Ueber die Histogenese der Knochen. Unters. a. d. pathol. Institut Zürich. Leipzig.

Strœbe, H., **93**. Zur Technik der Achsencylinderfaerbung im centralen und peripheren Nervensystem. Centralbl. f. allgem. Path. u. path. Anat. IV. Bd. p. 49-57.

Tappeiner, H., **90**. Lehrbuch der Arzneimittellehre und Arzneiverordnungslehre. Leipzig.

Teichmann, L. K., **53**. Ueber Krystallisation der organischen Bestandteile des Blutes-Zeitschr. f. rationelle Medizin. Bd. 3.

V. Thanhoffer, **77**. Ueber die Entzündung nebst einigen Bemerkungen über die Struktur der Hornhaut und über die Eosin-Reaktion. Centralbl. d. med. Wiss.

V. Thanhoffer, L. (Krausz), **85**. Grundzüge der vergleichenden Physiologie und Histologie. Stuttgart.

Thoma, R., **91**. Eine Entkalkungsmethode. Zeitschr. f. wiss. Mikr., 8° Bd., p. 191-192.

Unna, P. G., **91**. Notiz, betreffend die Tænzersche Orceinfærbung des elastichen Gewebes. Monatshefte f. prakt. Dermatolog. XII Bd., p. 394-396.

Vialleton, L. (**92**. Sur l'origine des germes vasculaires dans l'embryon du poulet. Anat. Anz., Bd. VII, n°s 19, 20, p. 624-627.

Virchow, R., **47**. Die pathologischen Pigmente. Virchow's Archiv. Bd. 1.

— **50**. Einige neue Beobachtungen über Knochen-u. Knorpelkœrperchen. Verh. d. Physik.-med. Ges. Würzburg. Bd. 1, p. 192-197.

Waldeyer, W., **82**. Untersuchungen über die Histogenese der Horngebilde, insbesondere der Haare und Federn. Beitræge zur Anat. u. Embryol. als Festgabe f. J. Heule. Bonn.

Weigert, C., **78**. Bismarckbraun als Færbemittel. Arch. f. mikr. Anat. Bd. 15.

Weigert, C., **81**. Zur Technik der mikroskop. Bakterienuntersuchungen. Virchow's Archiv. Bd. 84.

— **85**. Ueber Schnittserien von Celloidinpræparaten des Centralnervensystems zum Zwecke der Markscheidefærbung. Zeitschr. f. wiss. Mikr. Bd. 11.

— **91**. Zur Markscheidenfærbung. Deutsch. med. Wochenschr. Nr. 42, 9 p.

— **94**. Technik. Ergebnisse der Anatomie und Entwickelungsgeschichte. Bd. 3.

— **95**. Beitræge zur Kenntnis der normalem menschl. Neuroglia. Festschr. zum fünfzigjæhr. Jubilæum des ærztl. Ver. zu Frankfurt a/M.

Weismann, A., **61**. Ueber das Wachsen der quergestreiften Muskeln nach Beobachtungen am Frosche. Zeitschr. f. ration. Med. 3° série. Bd. 10 ; p. 263-284, pl. 67.

Whitman, C. O., **88**. The eggs of amphibia. American Naturalist. Vol. 22.

Wissozky, N., **77**. Ueber das Eosin als Reagens auf Hæmoglobin etc. Arch. f. mikr. Anat. Bd. 13.

Wolters, M., **90**. Drei neue Methoden zur Mark-und Achsencylinderfærbung mittels Hæmatoxylin. Zeitschr. f. wiss. Mikr. Bd. 7.

— **91**. Zur Kenntnis der Grundsubstanz und der Saftbahnen des Knorpels. Arch. f. mikr. Anat. Bd. 37.

Zenker, K., **94**. Chromkali-Sublimat-Eisessig als Fixierungsmittel. München. med. Wochenschr. Jahrg. 41 ; p. 532-534.

Zimmermann, A., **95**. Das Mikroskop. Ein Leitfaden der wiss. Mikr. Leipzig et Vienne.

Tableau (1) des quantités d'eau en cc. à ajouter à 100 cc. d'un alcool donné pour obtenir un alcool plus faible.

	ALCOOLS FORTS A DILUER													
	100°	95°	90°	85°	80°	75°	70°	65°	60°	55°	50°	45°	40°	35°
95°	6.47													
90°	13.2	6.50												
85°	20.6	18.36	6.56											
80°	28.5	20.16	13.79	6.83										
75°	37.5	29.66	21.80	14.48	7.20									
70°	47.8	39.16	31.05	23.14	15.35	7.64								
65°	60.5	50.66	41.58	33.03	24.66	16.37	8.15							
60°	73.0	63.16	53.65	44.48	35.44	26.47	17.58	8.76						
55°	83.0	78.36	67.87	57.90	48.07	38.32	28.63	19.02	9.47					
50°	107.3	96.36	84.71	73.90	63.04	52.43	41.73	31.25	20.47	10.35				
45°	130.5	117.86	105.34	93.30	81.38	69.54	57.78	46.09	34.46	22.90	11.41			
40°	159.5	144.86	130.80	117.34	104.01	90.76	77.58	64.48	51.43	38.46	25.55	12.8		
35°	191.0	178.86	163.28	148.01	132.88	117.82	102.84	87.93	73.08	58.31	43.59	27.6	14.3	
30°	243.0	224.4	206.22	188.6	171.1	154.3	136.04	118.9	101.7	84.5	67.5	50.6	33.4	16.8

Exemple : On a un alcool à 90°, on veut en faire un alcool à 70° :

On cherche la colonne verticale de l'alcool à 90°, ou la suit en descendant et on s'arrête à la rencontre de la colonne horizontale de l'alcool à 70°; le chiffre trouvé à ce point de rencontre est 31.05 ; donc il faut ajouter 31 cc. 05 d'eau à 100 cc. d'alcool à 90° pour obtenir de l'alcool à 70°. Naturellement si on ne veut faire que 20 cc. d'alcool à 70° il faudra mélanger seulement des parties proportionnelles d'alcool et d'eau, calcul qui se fait avec une extrême rapidité. Dans ce cas, on a 15 cc. d'alcool et 4 cc. 8 d'eau.

La table s'arrête à l'alcool à 30° parce qu'on n'utilise guère d'alcool plus faible en histologie.

(1) Ce tableau m'a été obligeamment communiqué par M. le Docteur Azoulay.   (*Note du traducteur.*)

INDEX ALPHABÉTIQUE

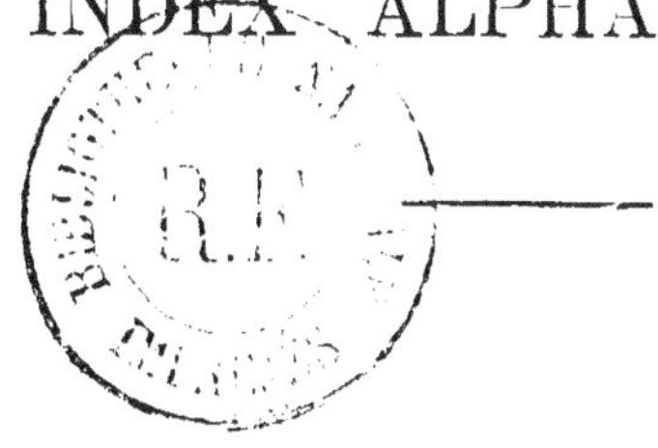

TABLE DES MATIÈRES

Imp. G. Saint-Aubin et Thevenot. — J. Thevenot, successeur, Saint-Dizier

9 782329 466880